Weißbuch Gelenkersatz

H.-H. Bleß
M. Kip
(Hrsg.)

Weißbuch Gelenkersatz

Versorgungssituation bei endoprothetischen Hüft- und Knieoperationen in Deutschland

Mit 46 Abbildungen

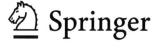

OPEN

Herausgeber
Hans-Holger Bleß
IGES Institut GmbH, Berlin

Dr. med. Miriam Kip
IGES Institut GmbH, Berlin

ISBN 978-3-662-52904-1   978-3-662-53260-7 (eBook)
DOI 10.1007/978-3-662-53260-7

Die Deutsche Nationalbibliothek verzeichnet diese Publikation in der Deutschen Nationalbibliografie; detaillierte bibliografische Daten sind im Internet über http://dnb.d-nb.de abrufbar.

Springer
© Der/die Herausgeber bzw. der/die Autor(en) 2017. Dieses Buch ist eine Open-Access-Publikation.
Open Access Dieses Buch wird unter der Creative Commons Namensnennung-Nicht kommerziell 4.0 International Lizenz (http://creativecommons.org/licenses/by-nc/4.0/deed.de) veröffentlicht, welche für nicht kommerzielle Zwecke die Nutzung, Vervielfältigung, Bearbeitung, Verbreitung und Wiedergabe in jeglichem Medium und Format erlaubt, sofern Sie den/die ursprünglichen Autor(en) und die Quelle ordnungsgemäß nennen, ein Link zur Creative Commons Lizenz beifügen und angeben, ob Änderungen vorgenommen wurden.
Etwaige Abbildungen oder sonstiges Drittmaterial unterliegen ebenfalls der genannten Creative Commons Lizenz, sofern sich aus der Abbildungslegende oder der Quellreferenz nichts anderes ergibt. Sofern solches Drittmaterial nicht unter der genannten Creative Commons Lizenz steht, ist eine Vervielfältigung, Bearbeitung oder öffentliche Wiedergabe nur mit vorheriger Zustimmung des betreffenden Rechteinhabers oder auf der Grundlage einschlägiger gesetzlicher Erlaubnisvorschriften zulässig.
Das Werk einschließlich aller seiner Teile ist urheberrechtlich geschützt. Jede kommerzielle Verwertung, die nicht ausdrücklich vom Urheberrechtsgesetz zugelassen ist, bedarf der vorherigen Zustimmung des Verlags. Das gilt insbesondere für Vervielfältigungen, Bearbeitungen, Übersetzungen, Mikroverfilmungen und die Einspeicherung und Verarbeitung in elektronischen Systemen.
Die Wiedergabe von Gebrauchsnamen, Handelsnamen, Warenbezeichnungen usw. in diesem Werk berechtigt auch ohne besondere Kennzeichnung nicht zu der Annahme, dass solche Namen im Sinne der Warenzeichen- und Markenschutz-Gesetzgebung als frei zu betrachten wären und daher von jedermann benutzt werden dürften.
Der Verlag, die Autoren und die Herausgeber gehen davon aus, dass die Angaben und Informationen in diesem Werk zum Zeitpunkt der Veröffentlichung vollständig und korrekt sind. Weder der Verlag, noch die Autoren oder die Herausgeber übernehmen, ausdrücklich oder implizit, Gewähr für den Inhalt des Werkes, etwaige Fehler oder Äußerungen.

Umschlaggestaltung: deblik Berlin
Fotonachweis Umschlag: © deblik Berlin

Gedruckt auf säurefreiem und chlorfrei gebleichtem Papier

Springer ist Teil von Springer Nature
Die eingetragene Gesellschaft ist Springer-Verlag GmbH Berlin Heidelberg

Vorwort

Das vorliegende Weißbuch Gelenkersatz hat das Ziel der neutralen Aufarbeitung und umfassenden Darstellung der aktuellen Versorgungssituation von Patienten mit endoprothetischen Hüft- und Kniegelenksoperationen in Deutschland.

Weißbücher stehen für unabhängige Informationen zu einem gesellschaftlich relevanten Thema. Eine umfassende Literatur- und Datenrecherche bildet die Grundlage für eine fundierte Darstellung relevanter Sachverhalte, die in Zusammenarbeit mit Experten der Endoprothetik auch bewertet werden. Darüber hinaus werden Handlungsbedarfe für die Optimierung der Versorgung identifiziert. Gesundheitsbezogene Weißbücher können so einen Beitrag zur gesundheitspolitischen Versorgungsgestaltung leisten. Vom IGES Institut liegen unter anderem Weißbücher zu den Themen Multiple Sklerose, Schlaganfallprävention bei Vorhofflimmern, Akutes Koronarsyndrom und Diabetes mellitus vor.

Der künstliche Gelenkersatz an der Hüfte und am Knie gehört zu den häufigen Operationen in deutschen Krankenhäusern. Ursachen dieser Eingriffe sind meist Gelenkverschleiß oder Knochenbrüche, die im Alter stark zunehmen. Die Verfahren werden kontinuierlich verfeinert und die Behandlungspfade müssen sich an gesteigerte Anforderungen anpassen.

Wie erfolgreich sind die derzeitigen chirurgischen Möglichkeiten? Wie haben sich die Zahlen der Hüft- und Knieeingriffe in den vergangenen Jahren entwickelt? Welche Versorgungsstrukturen brauchen wir in Zukunft, um einem steigenden Bedarf einer zunehmend alternden Bevölkerung gerecht zu werden? Was fordern renommierte Experten für die künftige Versorgung mit künstlichen Gelenken?

Mit diesen und weiteren Fragen setzen sich die Autoren und Experten in den folgenden Kapiteln auseinander.

Als Herausgeber dieses Buches bedanken wir uns bei allen Kapitelautoren und den Teilnehmerinnen und Teilnehmern des Expertenworkshops. Ganz besonders danken wir Herrn Prof. Karsten Dreinhöfer, Ärztlicher Direktor und Chefarzt der Orthopädie und Unfallchirurgie des Medical Park Berlin und Herrn Prof. Klaus-Peter Günther, Geschäftsführender Direktor des UniversitätsCentrums für Orthopädie und Unfallchirurgie des Universitätsklinikums Carl Gustav Carus an der Technischen Universität Dresden für die redaktionelle Überarbeitung des Manuskripts.

Darüber hinaus danken wir Sabine König und dem Springer-Verlag für die sorgfältige Durchsicht des Manuskripts.

Das Buch wurde beauftragt vom Bundesverband Medizintechnologie e.V. (BVMed).

Dr. Miriam Kip, Hans-Holger Bleß
Mitarbeiter des IGES Instituts
Berlin, im Juni 2016

Inhaltsverzeichnis

1	**Einführung in das Indikationsgebiet und Verfahren**	1
	Cornelia Seidlitz, Silvia Klein, Miriam Kip	
1.1	Definition	2
1.2	Ätiologie, Indikation und Therapieziel	2
1.2.1	Ätiologie	2
1.2.2	Indikation	7
1.2.3	Operationsziel	8
1.3	Materialien, Operationsverfahren und Risiken	8
1.3.1	Anforderungen an die Materialien	8
1.3.2	Operation	9
1.3.3	Einflussfaktoren auf den Behandlungserfolg und Komplikationen	11
	Literatur	14
2	**Häufigkeit endoprothetischer Hüft- und Knieoperationen**	17
	Florian Rothbauer, Ute Zerwes, Hans-Holger Bleß, Miriam Kip	
2.1	Datenbasis	18
2.2	Inanspruchnahme Ersteingriffe	21
2.3	Inanspruchnahme Wechseleingriffe und Revisionen	23
2.4	Regionale Verteilung	25
2.5	Mengenentwicklung	29
2.5.1	Ersteingriffe	29
2.5.2	Wechseleingriffe und Revisionen	31
2.6	Internationaler Vergleich	34
	Literatur	41
3	**Versorgungssituation**	43
	Michael Weißer, Ute Zerwes, Simon Krupka, Tonio Schönfelder,	
	Silvia Klein, Hans-Holger Bleß	
3.1	Studienbasis	44
3.2	Ambulante Versorgung	45
3.3	Stationäre Versorgung	47
3.3.1	Ersteingriffe	47
3.3.2	Wechseleingriffe	56
3.3.3	Begleitende Maßnahmen während des stationären Aufenthaltes	62
3.3.4	Komplikationen	65
3.4	Rehabilitation	68
3.4.1	Therapieempfehlungen und Therapiestandards	70
3.4.2	Versorgungsangebot	70
3.4.3	Inanspruchnahme	71
3.4.4	Umsetzung therapeutischer Maßnahmen	72
3.4.5	Wirksamkeit der Anschlussrehabilitation	74
3.4.6	Rehabilitationsnachsorge	74
3.4.7	Herausforderungen	75
3.4.8	Ausblick	75

3.5	Qualitätsaspekte in der Versorgung	76
3.5.1	Materialien	76
3.5.2	Operation und perioperatives Management	77
3.5.3	Chirurg	79
3.5.4	Klinik	80
3.5.5	Patient	80
3.5.6	Behandlungsergebnis nach Krankenhausentlassung	82
3.5.7	Indikationsstellung	85
3.5.8	Regionale Unterschiede	86
	Literatur	87
4	**Akteure der Versorgung**	**95**
	Hubertus Rosery, Tonio Schönfelder	
4.1	Staatliche Akteure	96
4.2	Gemeinsamer Bundesausschuss	97
4.3	Initiativen zur Qualitätssicherung	98
4.3.1	AQUA-Institut	98
4.3.2	Institut für Qualitätssicherung und Transparenz im Gesundheitswesen	99
4.3.3	Endoprothesenregister Deutschland	99
4.3.4	endoCert	100
4.3.5	Projekt Qualitätssicherung der stationären Versorgung mit Routinedaten	101
4.3.6	Qualitätssicherungsmaßnahmen in der Rehabilitation	102
4.3.7	Bestandsaufnahme zur Forschung in Orthopädie und Unfallchirurgie	103
4.4	Fachgesellschaften und Berufsverbände	104
4.5	Unterstützung und Beratung von Patienten	104
4.6	Bundesverband Medizintechnologie e.V.	105
4.7	Aus- und Weiterbildung medizinischen Personals	105
4.7.1	Ärztliche Aus- und Weiterbildung	105
4.7.2	Pflegerische Aus- und Weiterbildung	106
	Literatur	107
5	**Gesundheitsökonomische Aspekte**	**111**
	Michael Weißer, Hubertus Rosery, Tonio Schönfelder	
5.1	Kosten	112
5.1.1	Direkte Kosten	112
5.1.2	Indirekte Kosten	118
5.1.3	Intangible Kosten und Gesundheitslast	119
5.2	Finanzierung, Vergütung und Regularien	120
	Literatur	125
6	**Anforderungen an eine angemessene Versorgung von Patienten mit Gelenkersatz (Expertenkapitel)**	**127**
	Hans-Holger Bleß	
6.1	Häufigkeit endoprothetischer Hüft- und Knieeingriffe	128
6.1.1	Verankerungstechniken und Wechseloperationen	130
6.1.2	Regionalverteilung und internationaler Vergleich	131
6.2	Versorgungssituation Gelenkersatz von Hüfte und Knie	132
6.2.1	Medizinische Rehabilitation	134

6.2.2	Standzeiten und Revisionen	135
6.2.3	Indikationstreue	135
6.2.4	Mindestmengenregelung und Fallzahlsteigerung	136
6.3	**Gesundheitsökonomische Aspekte der Endoprothetik**	137

| **Serviceteil** | 139 |
| Stichwortverzeichnis | 140 |

Autorenverzeichnis und Teilnehmer des Experten-Workshops Weißbuch Gelenkersatz

Autoren

Dr. Hubertus Rosery
Florian Rothbauer
Michael Weißer
Ute Zerwes
AiM GmbH
Assessment in Medicine, Research and Consulting
Marie-Curie-Straße 8
79539 Lörrach

Hans-Holger Bleß
Dr. med. Miriam Kip
Dr. rer. medic. Silvia Klein
Simon Krupka
Dr. rer. medic. Tonio Schönfelder
Cornelia Seidlitz
IGES Institut GmbH
Friedrichstr. 180
10117 Berlin

Redaktionelle Bearbeitung

Univ.-Prof. Dr. med. Karsten Dreinhöfer
Charité Universitätsmedizin und Medical Park
Berlin Humboldtmühle
An der Mühle 2–9
13507 Berlin

Prof. Dr. med. Klaus-Peter Günther
Universitätsklinikum Carl Gustav Carus an der
Technischen Universität Dresden
Fetscherstraße 74
01307 Dresden

Teilnehmer des Experten-Worksshops

Univ.-Prof. Dr. med. Karsten Dreinhöfer
Vizepräsident des Berufsverbandes der Fachärzte
für Orthopädie und Unfallchirurgie e.V. (BVOU)
Professur für muskuloskeletale Rehabilitation,
Prävention und Versorgungsforschung,
Centrum für Muskuloskeletale Chirurgie (CMSC)
Charité Universitätsmedizin Berlin
Ärztlicher Direktor und Chefarzt Orthopädie und
Unfallchirurgie
Medical Park Berlin Humboldtmühle
An der Mühle 2–9
13507 Berlin

Prof. Dr. med. Klaus-Peter Günther
Past Präsident Deutsche Gesellschaft für
Endoprothetik (AE)
Past Präsident Deutsche Gesellschaft für Orthopädie und Orthopädische Chirurgie (DGOOC)
Geschäftsführender Direktor des Universitäts
Centrums für Orthopädie und Unfallchirurgie
Universitätsklinikum Carl Gustav Carus an der
Technischen Universität Dresden
Fetscherstraße 74
01307 Dresden

Dr. med. Dipl.-Ing. Hans Haindl
Öffentlich bestellter und vereidigter Sachverständiger für Medizinprodukte
Georgsplatz 1
30974 Wennigsen

Prof. Dr. med. Karl-Dieter Heller
Generalsekretär Deutsche Gesellschaft für
Endoprothetik (AE)
1. Vorsitzender Verband leitender Orthopäden
und Unfallchirurgen (VLOU)
Vizepräsident Berufsverband für Orthopädie und
Unfallchirurgie (BVOU)
Vorstandsmitglied Deutsche Gesellschaft für
Orthopädie und Orthopädische Chirurgie
(DGOOC)
Vizepräsident Deutsche Hüftgesellschaft (DHG)
Chefarzt Orthopädische Klinik Braunschweig
Herzogin Elisabeth Hospital
Leipziger Straße 24
38124 Braunschweig

Dr. med. Andreas Hey
Geschäftsführer
EPRD Deutsche Endoprothesenregister gGmbH
Straße des 17. Juni 106–108
10623 Berlin

Prof. Dr. Dr. Reinhard Hoffmann
Generalsekretär der Deutschen Gesellschaft für
Unfallchirurgie (DGU)
Generalsekretär der Deutschen Gesellschaft für
Orthopädie und Unfallchirurgie (DGOU)
Ärztlicher Direktor BG Unfallklinik Frankfurt am
Main gGmbH
Friedberger Landstraße 430
60389 Frankfurt am Main

Univ.-Prof. Dr. med. Rüdiger Krauspe
Präsident der Deutschen Gesellschaft für
Orthopädie und Orthopädische Chirurgie
(DGOOC) 2015
Direktor der Klinik für Orthopädie und Orthopädische Chirurgie
UKD Universitätsklinikum Düsseldorf
Moorenstraße 5
40225 Düsseldorf

Univ.-Prof. Dr. med. Georg Matziolis
Professor für Orthopädie am Universitätsklinikum
Jena, Campus Eisenberg
Klinik für Orthopädie und Unfallchirurgie
Ärztlicher Direktor Waldkrankenhaus »Rudolf
Elle« GmbH
Klosterlausnitzer Straße 81
07607 Eisenberg

Univ.-Prof. Dr. med. Henning Windhagen
Ärztlicher Direktor der Orthopädischen Klinik
der Medizinischen Hochschule Hannover
im DIAKOVERE Annastift
Anna-von-Borries-Straße 1–7
30625 Hannover
Past Präsident der Deutschen Gesellschaft
für Orthopädie und Orthopädische Chirurgie
(DGOOC) und der Deutschen Gesellschaft
für Orthopädie und Unfallchirurgie (DGOU)

Abkürzungsverzeichnis

[ACCP]	American College of Chest Physicians	FEISA	Forschungs- und Entwicklungsinstitut für das Sozial- und Gesundheitswesen Sachsen-Anhalt
ADL	Activities of Daily Living		
AE	Deutsche Gesellschaft für Endoprothetik e. V.		
AHB	Anschlussheilbehandlung	G-BA	Gemeinsamer Bundesausschuss
AOK	Allgemeine Ortskrankenkasse	G-DRG	German Diagnosis Related Groups
AQUA-Institut	Institut für angewandte Qualitätsförderung und Forschung im Gesundheitswesen GmbH	GKV	Gesetzliche Krankenversicherung
		GOÄ	Gebührenordnung für Ärzte
ARCO	Association Research Circulation Osseous	HIV	Humanes Immundefizienz-Virus
		HKK	Handelskrankenkasse
ASA	American Society of Anesthesiology	HV	Heilverfahren
AWMF	Arbeitsgemeinschaft der Wissenschaftlichen Medizinischen Fachgesellschaften e. V.	ICD	International Statistical Classification of Diseases and Related Health Problems
		IGeL	Individuelle Gesundheitsleistungen
BÄK	Bundesärztekammer	InEK	Institut für das Entgeltsystem im Krankenhaus GmbH
BfArM	Bundesinstitut für Arzneimittel und Medizinprodukte	IQTiG	Institut für Qualitätssicherung und Transparenz im Gesundheitswesen
BMG	Bundesministerium für Gesundheit		
BMI	Body-Mass-Index	IQWiG	Institut für Qualität und Wirtschaftlichkeit im Gesundheitswesen
BMWi	Bundesministerium für Wirtschaft und Energie	IRENA	Intensivierte Rehabilitations-Nachsorge
		IV	Integrierte Versorgung
BQS	Institut für Qualität und Patientensicherheit GmbH		
BVMed	Bundesverband Medizintechnologie e. V.	KHEntgG	Krankenhausentgeltgesetz
		KHG	Gesetz zur wirtschaftlichen Sicherung der Krankenhäuser und zur Regelung der Krankenhauspflegesätze
BVOU	Berufsverband der Fachärzte für Orthopädie und Unfallchirurgie e. V.		
		KSS Score	Knee Society Score
CC	Komplikationen oder Komorbiditäten	KTL	Klassifikation therapeutischer Leistungen
DAH	Deutsche Arthrose-Hilfe e. V.		
DALY	Disability Adjusted Life Years	LE	Lungenembolie
DGOOC	Deutsche Gesellschaft für Orthopädie und Orthopädische Chirurgie e. V.		
		MDD	Medical Device Directive
DGOU	Deutsche Gesellschaft für Orthopädie und Unfallchirurgie e. V.	Morbi-RSA	Morbiditätsorientierter Risikostrukturausgleich
DGU	Deutsche Gesellschaft für Unfallchirurgie e. V.	MPG	Medizinproduktegesetz
		MTPS	Medizinische Thromboseprophylaxestrümpfe
DGUV	Deutsche Gesetzliche Unfallversicherung		
DIMDI	Deutsches Institut für Medizinische Dokumentation und Information	NICE	National Institute for Health and Care Excellence
DRG	Diagnosis Related Groups	NIH	National Institutes of Health
DRV	Deutsche Rentenversicherung	NHP	Nottingham Health Profile
		NMH	Niedermolekulares Heparin
EBM	Einheitlicher Bewertungsmaßstab	NSA	Nichtsteroidale Antiphlogistika
EPRD	Endoprothesenregister Deutschland	NUB	Neue Untersuchungs- und Behandlungsmethoden
ESC	European Society of Cardiology		
ETM	Evidenzbasierte Therapiemodule		
EULAR	European League Against Rheumatism		

OECD	Organisation for Economic Co-operation and Development
OPS	Operationen- und Prozedurenschlüssel
OTA	Operationstechnischer Assistent
PROM	Patient-Reported Outcome Measures
QALY	Quality Adjusted Life Years
QSR	Qualitätssicherung mit Routinedaten
REDIA	Rehabilitation und Diagnosis Related Groups-Studie
RKI	Robert Koch-Institut
SGB	Sozialgesetzbuch
SVR	Sachverständigenrat zur Begutachtung der Entwicklung im Gesundheitswesen
TEP	Totalendoprothese
TK	Techniker Krankenkasse
TVT	Tiefe Venenthrombose
vdek	Verband der Ersatzkassen e. V.
VKA	Vitamin-K-Antagonist
VTE	Venöse Thromboembolie
WHO	World Health Organization
WIdO	Wissenschaftliches Institut der AOK
WIP	Wissenschaftliches Institut der Privaten Krankenversicherungen
WOMAC	Western Ontario and McMaster Universities Arthritis Index
YLD	Years Lived with a Disability
ZE	Zusatzentgelte
ZLG	Zentralstelle der Länder für Gesundheitsschutz bei Arzneimitteln und Medizinprodukten

Einführung in das Indikationsgebiet und Verfahren

Cornelia Seidlitz, Miriam Kip

1.1 Definition – 2

1.2 Ätiologie, Indikation und Therapieziel – 2
1.2.1 Ätiologie – 2
1.2.2 Indikation – 7
1.2.3 Operationsziel – 8

1.3 Materialien, Operationsverfahren und Risiken – 8
1.3.1 Anforderungen an die Materialien – 8
1.3.2 Operation – 9
1.3.3 Einflussfaktoren auf den Behandlungserfolg und Komplikationen – 11

Literatur – 14

H.-H. Bleß, M. Kip (Hrsg.), *Weißbuch Gelenkersatz*,
DOI 10.1007/978-3-662-53260-7_1, © Der/die Autor(en) 2017

Zusammenfassung

Der Gelenkersatz beschreibt den operativen Ersatz eines Gelenks mit künstlich hergestelltem Material. Totalersatz bedeutet der Ersatz aller beteiligten Gelenkflächen, wohingegen beim Teilersatz nur eine oder mehrere Flächen, nicht jedoch das gesamte Gelenk ausgetauscht werden. Am häufigsten wird das Hüft- oder Kniegelenk künstlich ersetzt. Die häufigsten Ursachen für einen künstlichen Gelenkersatz der Hüfte oder Knie sind die symptomatische Arthrose und Schenkelhalsfrakturen (Hüfte).
Bei erstmaligem (arthrosebedingtem) Einsatz einer Hüft- oder Knieendoprothese sind die Patienten in der Regel zwischen 60 und 70 Jahre alt. Gut zwei Drittel der Patienten mit endoprothetisch versorgten Schenkelhalsfrakturen sind über 85 Jahre alt. Der Ersteingriff beschreibt den erstmaligen Einsatz einer Hüft- oder Knieendoprothese; der Wechseleingriff einen Folgeeingriff am selben Gelenk. Die (komplikationsfreie) Zeit zwischen Ersteingriff und Wechseleingriff ist die Standzeit. Bei der symptomatischen Arthrose erfolgt der endoprothetische Gelenkersatz nach Ausschöpfung konservativer und gelenkerhaltender Therapieoptionen. Im Falle einer Schenkelhalsfraktur ist der Gelenkersatz in der Regel die primäre Therapieoption. Ziel der Operationen ist die verbesserte Lebensqualität, die Wiederherstellung einer größtmöglichen Funktionalität, Mobilität und Schmerzfreiheit, eine lange Standzeit bei guter Belastbarkeit der Endoprothese und die Vermeidung von (Folge-) Komplikationen als wichtige Voraussetzung für ein selbstbestimmtes Leben im Alter.

1.1 Definition

Der Gelenkersatz beschreibt den notwendigen operativen Ersatz eines Gelenks mit künstlich hergestelltem Material, das dabei im Körper verankert wird (künstlicher Gelenkersatz, Endoprothese, Alloarthroplastik) (Claes et al. 2012; Wirtz 2011). Totalersatz bedeutet der Ersatz aller beteiligten Gelenkflächen, wohingegen beim Teilersatz nur eine oder mehrere Flächen, nicht jedoch das gesamte Gelenk ausgetauscht werden. Am häufigsten wird das Hüft- oder Kniegelenk künstlich ersetzt, aber auch an anderer Stelle können Endoprothesen natürliche Gelenke in ihrer Funktion ersetzen, z. B. an der Schulter oder am Ellenbogen (Claes et al. 2012; Wirtz 2011).

Zu den häufigsten Ursachen für einen Gelenkersatz gehören die Zerstörung der Gelenkflächen aufgrund von Verschleiß des die Gelenkflächen auskleidenden Knorpels durch degenerative Erkrankungen wie Arthrose sowie Frakturen oder andere Veränderungen der knöchernen und bindegewebigen Strukturen. Diese führen unter Umständen zu einem dauerhaften Funktionsverlust der betroffenen Gelenke, Schmerzen, Einschränkungen der Mobilität und Verlust der Lebensqualität. Lassen sich die Beschwerden nicht anderweitig therapieren, ist ein künstlicher Gelenkersatz notwendig, um Folgekomplikationen zu vermeiden und eine Teilhabe am alltäglichen Leben wiederherzustellen.

Entsprechend den Ursachen ist das Risiko für einen Gelenkersatz stark altersabhängig. Im Durchschnitt sind die Patienten zwischen 60 und 70 Jahre alt, wenn sie erstmals ein künstliches Hüft- oder Kniegelenk erhalten.

1.2 Ätiologie, Indikation und Therapieziel

1.2.1 Ätiologie

Die häufigste Ursache, die zu einem Gelenkersatz der Hüfte führt, ist die symptomatische Arthrose (Claes et al. 2012; Wirtz 2011). Über 80 % der Erstoperationen an der Hüfte werden aufgrund symptomatischer arthrotisch bedingter degenerativer Veränderungen der Gelenkflächen durchgeführt (Koxarthrose) (Barmer GEK 2010). Weitere Gründe sind gelenknahe Frakturen wie die Schenkelhalsfraktur (Strohm et al. 2015), chronisch entzündlich rheumatische Erkrankungen, Fehlstellungen sowie pathologische Veränderungen der Knochensubstanz mit Gefahr von gelenknahen Frakturen aufgrund von Tumoren oder Metastasen oder im Rahmen einer Osteoporose (Claes et al. 2012).

Ursache für den Kniegelenkersatz ist in den allermeisten Fällen ebenfalls die Arthrose (Gonarthrose). Sie ist verantwortlich für 96 % der endoprothetischen Knieersteingriffe (Barmer GEK 2010). Andere Ursachen werden hier sehr viel seltener beobachtet (Wirtz 2011).

Tab. 1.1 Klassifikation und Risikofaktoren der Arthrose (Auswahl)

Klassifikation	Risikofaktoren	Beschreibung
Primär (idiopathisch)		lokalisiert (Hüfte, Knie) oder generalisiert (Polyarthrose, mehr als drei Gelenkregionen sind betroffen)
Sekundär	Angeborene und erworbene Gelenkschäden	z. B. bei Hüftdysplasie, Kniefehlstellungen
	Endokrine Erkrankungen	z. B. bei Diabetes mellitus
	Metabolische Störungen	z. B. bei Hämochromatose, Hypercholesterinämie, Hyperurikämie
	Posttraumatisch	z. B. nach Gelenkfrakturen, hüftnaher Fraktur, Kreuzbandverletzung am Knie
	Sonstige Ursachen	z. B. septische Erkrankung, entzündlich-rheumatische Erkrankung, Durchblutungsstörungen des gelenknahen Knochens bei avaskulärer Nekrose von Hüftkopf und Femurkondylus

Quelle: IGES – Günther et al. 2013

Arthrose

Für arthrotische Gelenkveränderungen gibt es eine Vielzahl möglicher Risikofaktoren (Tab. 1.1). Lassen sich solche nicht eindeutig nachweisen, spricht man von primärer oder idiopathischer Arthrose. Demgegenüber sind bei der sekundären Arthrose ein oder mehrere Risikofaktoren identifizierbar, die bei der Entstehung möglicherweise eine Rolle spielen. Zu allgemeinen Risikofaktoren gehören Alter, Geschlecht, genetische, biomechanische und entzündliche Faktoren. Auch Übergewicht, Osteoporose, kardiovaskuläre und Stoffwechsel-Erkrankungen können sich negativ auf den Knorpelstoffwechsel auswirken. Lokal wirkende Risikofaktoren sind Verletzungsfolgen, Durchblutungsstörungen, angeborene oder erworbene Fehlformen sowie die Über- und einseitige Belastung der Gelenke. Insgesamt werden deshalb mittlerweile multikausale gegenüber monokausalen Erklärungsmodellen bevorzugt herangezogen (Günther et al. 2013).

Leitsymptome der Arthrose sind Schmerzen und eine zunehmende Bewegungseinschränkung der betroffenen Gelenke. Die Erkrankung zeigt meist einen chronisch progredienten Verlauf, erste Anzeichen zeigen sich in Form von Gelenksteifigkeit – zunächst nur nach längerer Belastung des betroffenen Gelenks. Schmerzen treten anfänglich bei bestimmten Bewegungen oder nach längeren Ruhepausen (Anlaufschmerz) auf. Im späteren Stadium treten die Schmerzen unabhängig von Belastung dauerhaft auf (Ruheschmerz, Nachtschmerz) (Claes et al. 2012).

Die Arthrose ist gekennzeichnet durch ein gestörtes Gleichgewicht des Knorpelstoffwechsels, bei dem abbauende Prozesse überwiegen. Durch die Knorpeldegeneration kommt es zunächst zu einer reaktiven Neubildung von weniger widerstandsfähigem Knorpelmaterial, sodass die Gelenkfunktion zwar wieder hergestellt ist, jedoch Belastungen weniger standhält. Im Verlauf kann es zu einer vollständigen Zerstörung des Knorpelgewebes kommen, sodass darunter freiliegende Knochen mit Deformierungen und Verdickungen des Gelenks reagieren (Claes et al. 2012).

Im fortgeschrittenen Stadium, der aktivierten Arthrose, kommt es mit zunehmender Zerstörung des Knorpelgewebes und als Folge von Entzündungen der Gelenkinnenhaut zu akuten Schmerzepisoden, Bewegungseinschränkungen sowie zu Schwellungen, Überwärmung und Spannungsgefühlen. In dieser Phase sind auch Wetterfühligkeit und Empfindlichkeit gegen Hitze und Kälte typische Symptome. Insgesamt sind in diesem Erkrankungsstadium, das über mehrere Jahre andauern kann, Pha-

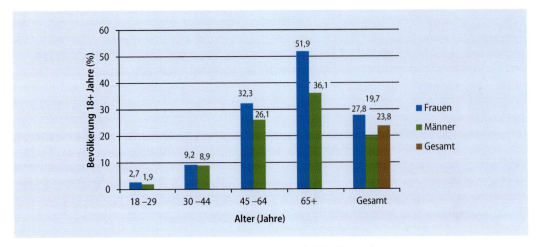

Abb. 1.1 Lebenszeitprävalenz der Arthrose in Deutschland in 2012. (IGES – RKI 2014)

sen mit und ohne Symptomen möglich (Claes et al. 2012).

Im Spätstadium (dekompensierte Arthrose) treten mit fortschreitender Zerstörung des Gelenks dauerhaft Schmerzen und Funktionseinschränkungen auf. Diese haben eine Einschränkung der Lebensqualität der Patienten zur Folge, da Aktivitäten des täglichen Lebens (z. B. Waschen, Ankleiden) oder die Fortbewegung beeinträchtigt sind. Die Schmerzen treten bei geringfügigen Bewegungen oder auch bereits in Ruhestellung auf. Mit der Zerstörung des Knorpels, der Sklerosierung und der Bildung knöcherner Auswüchse (Osteophyten) sowie der Schädigung angrenzender Strukturen wie Knochen, Muskeln, Kapseln und Bänder können auch chronische Schmerzen entstehen. Arthrose kann letztendlich zur Steifigkeit und Instabilität der betroffenen Gelenke und damit zur Unbeweglichkeit der Patienten und dadurch ausgelöste schwere Folgeerkrankungen führen (Claes et al. 2012).

Die Lebenszeitprävalenz der Arthrose lag dem Robert Koch-Institut (RKI) zufolge in der Wohnbevölkerung in Deutschland im Jahr 2012 bei 27,8 % (Frauen) bzw. 19,7 % (Männer). Die Häufigkeit der Erkrankung nimmt dabei mit dem Lebensalter deutlich zu: während in der Altersgruppe 30–44 Jahre 9,2 % (Frauen) bzw. 8,9 % (Männer) der Befragten von einer Arthrose berichteten, waren es in der Altersgruppe 45–64 Jahre 32,3 % bzw. 26,1 % und in der Altersgruppe ab 65 Jahren rund jede zweite Frau und 36 % der Männer (Abb. 1.1). Die Prävalenz einer symptomatischen Arthrose wird in ältere Untersuchungen in der Bevölkerung über 60 Jahre auf rund 10% geschätzt (Sun et al. 1997).

Aufgrund der zu erwartenden demographischen Veränderungen in Deutschland ist mit einer deutlichen Zunahme degenerativer Gelenkerkrankungen und damit auch von behandlungsbedürftigen Hüft- bzw. Kniearthrosen zu rechnen (RKI 2009). Entsprechende Berechnungen zum Anstieg des endoprothetischen Versorgungsbedarfes, die aus anderen Ländern dazu existieren (Culliford et al. 2015; Kurtz et al. 2007), sind zwar nicht unmittelbar auf Deutschland übertragbar, aber sowohl veröffentlichte Prognosen zur Entwicklung muskuloskelettaler Erkrankungen (Ewerbeck u. Dreinhofer 2009) als auch mittlerweile vorliegenden Berechnungen der Deutschen Gesellschaft für Orthopädie und Unfallchirurgie (DGOU) (Schmitt 2014) auf der Basis von Bevölkerungsentwicklung und Krankheitslast lassen einen weiteren Anstieg dieser altersassoziierten Erkrankungen erwarten. Am Kniegelenk dürfte dabei ein zusätzlicher Einfluss des wachsenden Anteils stark übergewichtiger Menschen in der Bevölkerung eine wichtige Rolle spielen (Derman et al. 2014).

Schenkelhalsfraktur

Neben der Arthrose ist die Schenkelhalsfraktur ein wichtiger Risikofaktor für einen Gelenkersatz der

Hüfte. Sie gewinnt insbesondere mit zunehmendem Alter der Patienten an Bedeutung (Claes et al. 2012; Strohm et al. 2015). Die Schenkelhalsfraktur zählt zu den gelenknahen Frakturen und muss in den meisten Fällen operativ versorgt werden. Lediglich bei stabiler, nicht eingestauchter Fraktur ist eine konservative Therapie möglich. Bei den operativen Verfahren stehen gelenkerhaltende sowie endoprothetische Verfahren zur Verfügung. Welches Verfahren gewählt wird, hängt unter anderem von der Art des Bruches und dem Alter der Patienten ab. Bei Patienten über 65 Jahre und bei vorbestehenden Gelenkarthrosen erfolgt in der Regel der Einsatz einer Endoprothese (Pfeifer et al. 2001). Versorgungsmöglichkeiten mit dem Ziel des Gelenkerhalts sind Osteosyntheseverfahren mittels Verriegelungsnägeln, kanüllierten Schrauben oder dynamischen Hüftschrauben, bestehend aus einer extramedullären Platte und einer Antirotationsschraube (Claes et al. 2012).

Die häufigste Ursache für eine Schenkelhalsfraktur ist der häusliche Sturz, dessen Hergang wiederum auf beispielsweise neurologische oder kardiologische Grunderkrankungen zurückgeführt werden kann.

Die Schenkelhalsfraktur zählt zu den häufigsten Spätkomplikationen der Osteoporose (Stöckle et al. 2005). Die Prävalenz der Osteoporose beträgt in der über 50-jährigen Bevölkerung rund 14 % (Frauen: 24 %; Männer: 6 %) (Hadji et al. 2013).

Begünstigt wird die Schenkelhalsfraktur durch die altersbedingte Abnahme der Knochenmineraldichte und durch das in höherem Lebensalter erhöhte Sturzrisiko. Zu den Risikofaktoren für Stürze zählen neben Vitamin-D-Mangel (durch Beeinträchtigung der Muskulatur) Koordinationsstörungen (z. B. durch Einnahme von Medikamenten), Schwindel, Fehlsichtigkeit, Schwäche, Multimorbidität oder bereits bestehende Erkrankungen des Bewegungsapparates. Aufgrund des durchschnittlich hohen Alters der Patienten mit Schenkelhalsfraktur ist hier eine schnelle Mobilisation von besonderer Bedeutung, um weitere Komplikationen zu vermeiden. Lediglich bei jungen Patienten steht die Erhaltung des Hüftkopfes im Vordergrund (Claes et al. 2012).

Schenkelhalsfrakturen sind bei jüngeren Patienten selten und dann meistens Folge sogenannter Rasanztraumen, d. h. Verkehrsunfälle oder Stürze aus großer Höhe. Auch maligne Erkrankungen, die mit einer Zerstörung des Knochens einhergehen, können zu einer Schenkelhalsfraktur führen (pathologische Frakturen).

Eine Schenkelhalsfraktur ist verbunden mit starken Schmerzen im Bereich der Hüfte, Bewegungseinschränkungen im Hüftgelenk sowie Geheinschränkungen. Häufig ist das betroffene Bein auffallend verkürzt und nach außen gedreht. Äußere Anzeichen der Verletzung können sich in Form von Hämatomen oder Schwellungen über dem Hüftgelenk zeigen. Im Fall von eingestauchten Frakturen können die klinischen Anzeichen sehr unauffällig sein, sodass die Patienten unter Umständen noch mehrere Tage trotz Fraktur laufen (Claes et al. 2012).

Das Lebenszeitrisiko für die Schenkelhalsfraktur wird für Frauen mit 11–23 % und für Männer mit 5–11 % angegeben (Stöckle et al. 2005).

Die Inzidenz steigt mit zunehmenden Lebensalter an. Insbesondere ab dem 75. Lebensjahr nimmt das Risiko deutlich zu (RKI 2009), sodass davon ausgegangen werden kann, dass mit dem stetig wachsenden Anteil der älteren Bevölkerung auch die absolute Anzahl von Schenkelhalsfrakturen ansteigt (Berufsverband der Fachärzte für Orthopädie e. V. 2004, Pfeifer et al. 2001). Für Europa wird aufgrund der demographischen Entwicklung angenommen, dass in den nächsten 60 Jahren eine Zunahme der Inzidenz von Femurfrakturen um das Vierfache erfolgt.

Zur Inzidenz für Schenkelhalsfrakturen in Deutschland liegen bisher nur wenige aktuelle Daten aus Studien vor. Eine epidemiologische Untersuchung anhand von Krankenhausstatistiken aus dem Jahr 2004 gibt eine Inzidenz von 140,9 je 100.000 Einwohner an. Entsprechend der Altersabhängigkeit waren die Inzidenzen in den höheren Altersgruppen über 65 Jahre deutlich größer (662 pro 100.000 Einwohner gegenüber 21,7 pro 100.000 Einwohner bei den unter 65-Jährigen) sowie unter Frauen signifikant höher als unter Männern (Icks et al. 2008).

Die neuesten Diagnosedaten der Krankenhäuser beziffern die Anzahl stationärer Krankenhausfälle im Jahr 2013 mit 144 pro 100.000 Einwohner (altersstandardisiert). In der Gruppe der über 65-jährigen

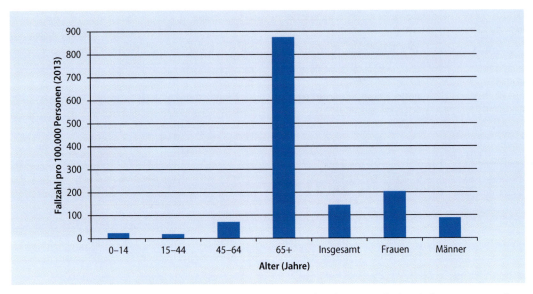

Abb. 1.2 Stationäre Fallzahl pro 100.000 Einwohner aufgrund einer Fraktur des Femurs (S72) nach Altersgruppen sowie altersstandardisiert nach Geschlecht (2013). (IGES – Statistisches Bundesamt 2014)

Personen gab es 875 Fälle pro 100.000 Einwohner, Frauen waren erwartungsgemäß mehr als doppelt so häufig betroffen wie Männer (Abb. 1.2).

Femurkopfnekrose

Bei der Femurkopfnekrose kommt es zu einem Absterben von Knochengewebe (Osteonekrose) des Hüftkopfes, ausgelöst durch eine Ischämie (Durchblutungsstörung) des betroffenen Areals (Meizer et al. 2007).

Die Minderdurchblutung kann traumatisch ausgelöst sein (posttraumatische Osteonekrose), z. B. durch Abriss oder Überdehnung nach Schenkelhalsfrakturen, oder durch verschiedene Risikofaktoren oder Grunderkrankungen begünstigt werden (nichttraumatische Osteonekrose). Für die nichttraumatische Osteonekrose kommen verschiedene Risikofaktoren oder Grunderkrankungen in Betracht. Zu den identifizierten Risikofaktoren, die in 50–80 % der Fälle beobachtet werden, zählen Alkohol- und Nikotinabusus, Fettstoffwechselstörungen sowie familiäre Blutgerinnungsstörungen wie Thrombophilie und Schwangerschaft. Zudem ist die Einnahme hoher Dosen von Kortikosteroiden (z. B. bei chronisch entzündlichen Erkrankungen) mit einem erhöhten Erkrankungsrisiko verbunden. Zu den Erkrankungen, bei denen ein vermehrtes Auftreten von Femurkopfnekrosen beobachtet wird, zählen u. a. systemischer Lupus erythematodes, HIV-Erkrankung, Malignome und entzündliche Darmerkrankungen.

Die Beschwerden bei einer Femurkopfnekrose sind individuell sehr unterschiedlich und unspezifisch (Hofmann et al. 2002). Insbesondere zu Beginn der Erkrankung, die in 30–70 % beidseitig auftritt, können Symptome wie Belastungsschmerzen oder Gehschwierigkeiten zunächst fehlen. Im weiteren Verlauf führt die Femurkopfnekrose zu Bewegungseinschränkungen und starken, intervallartigen Hüftschmerzen, die in Oberschenkel und Knie ausstrahlen. Mit Fortschreiten der Erkrankung können auch Ruheschmerzen entstehen, im Endstadium der Erkrankung und mit völliger Destruktion des Gelenks kann sich eine Hüftarthrose entwickeln (AWMF 2009b).

Entscheidend ist die frühe Diagnose der Femurkopfnekrose, um eine verbesserte Langzeitprognose mit gelenkerhaltender Therapie zu ermöglichen. Ohne Therapie schreitet die Erkrankung nach Erstdiagnose bei 85 % der Patienten innerhalb von zwei Jahren fort und führt bei mehr als der Hälfte zum Einbruch der Gelenkfläche mit einer völligen Zerstörung des Gelenks (Hofmann et al. 2002). Anhand der Kriterien der »Association Research Circulation

Osseous« (ARCO) wird die ideopathische Femurkopfnekrose (ohne bekannte Ursache) in fünf Stadien eingeteilt (0–IV), wobei der Ablauf der einzelnen Stadien individuell sehr unterschiedlich ist und jeweils über Tage oder Jahre dauern kann (ARCO-Klassifikation) (AWMF 2014).

Die Inzidenz der Hüftkopfnekrose wird für deutschsprachige Länder auf 0,01 % geschätzt, was etwa 5.000–7.000 Patienten jährlich entspricht (Hofmann et al. 2002). Die Erkrankung tritt vorwiegend im Alter zwischen 25 und 55 Jahren auf, wobei der Altersgipfel bei 35 Jahren liegt. Männer sind etwa viermal häufiger betroffen als Frauen. Gemäß einer Routinedatenanalyse der Barmer GEK wird für circa 3 % der Ersteingriffe bei Hüft-TEP eine Knochennekrose als relevante Entlassungshauptdiagnose aufgeführt (Barmer GEK 2010).

1.2.2 Indikation

Ersteingriff

Die Indikationsstellung für eine Hüft- bzw. Knieendoprothese wird neben einer umfassenden Anamnese anhand klinischer und radiologischer Kriterien patientenbezogen getroffen (Claes et al. 2012, Wirtz 2011).

Die klinische Diagnostik umfasst die Untersuchung des betroffenen Gelenks, gelenknaher Strukturen und Gewebe sowie die Durchführung von Funktions- und Schmerztests, wie beispielsweise der Ermittlung der schmerzfreien Gehstrecke. Die Beurteilung der Gelenkbeweglichkeit kann nur im Rahmen einer klinischen Untersuchung erfolgen, Schmerzen und weitere Beschwerden lassen sich zusätzlich mithilfe von standardisierten Patientenbefragungsinstrumenten erheben (AWMF 2009a, 2008; Claes et al. 2012; Wirtz 2011).

Neben dem Vorliegen objektivierbarer Kriterien tragen der zum Zeitpunkt bestehende persönliche Leidensdruck und der Wunsch des Patienten einen maßgeblichen Anteil zur Entscheidungsfindung für oder gegen eine endoprothetischen Versorgung des betroffenen Gelenkes bei. Beispielsweise ist ein endoprothetischer Eingriff nicht zu empfehlen, wenn radiologisch zwar ein arthrotisches Gelenk vorliegt, jedoch keine Arthrosesymptomatik oder der Leidensdruck des Patienten jedoch fehlen (AWMF 2009a, 2008; Claes et al. 2012; Wirtz 2011).

Einen Hüftersatz sehen Claes et al. (2012) dann als indiziert, wenn es zu einer starken Beeinträchtigung der Lebensqualität aufgrund von Schmerzen oder Funktionseinbußen kommt. Zusätzliche Faktoren sind die unzureichende Wirksamkeit der konservativen Therapie (Arzneimittel, Entlastung, Krankengymnastik, physikalische Therapie u. ä.) sowie das Vorhandensein radiologischer sichtbarer Veränderungen in Form von morphologischen Gelenkschäden, welche Ursachen für die Beschwerden sind und nicht durch gelenkerhaltende Eingriffe behoben werden können (Claes et al. 2012). Des Weiteren bestehen Indikationen zum Hüftgelenkersatz bei Schenkelhalsfrakturen bei Patienten über 60 Jahren oder bei Femurfrakturen aufgrund von pathologischen Knochenerkrankungen (z. B. Metastasen, Osteoporose) (Claes et al. 2012).

Wirtz (2011) beschreibt als Indikation für eine Knie-TEP eine primäre oder sekundäre Gonarthrose, welche starke Schmerzen und Bewegungseinschränkungen nach sich zieht und radiologisch nachweisbar ist (Wirtz 2011). Die Indikation für einen Kniegelenkersatz wird auch von der European League Against Rheumatism (EULAR) ebenso wie von dem amerikanischen National Institutes of Health (NIH) als vorhanden erachtet, wenn – verbunden mit dem radiologischen Nachweis einer Arthrose – Dauerschmerzen vorliegen, die sich medikamentös nicht erfolgreich behandeln lassen, oder wenn die Erkrankung mit erheblichen Funktionsbeeinträchtigungen einhergeht (EULAR 2002, NIH 2004).

Wechseleingriffe und Revision

Unter einer Wechseloperation wird die Entfernung und gegebenenfalls der Ersatz einer bzw. mehrerer Endoprothesenkomponenten an der Hüfte oder des Knies verstanden. Sie stellt somit einen Folgeeingriff einer endoprothetischen Hüft- bzw. Knieerstoperation am selben Gelenk dar.

Folgeeingriffe können jedoch bei nicht vollständiger Funktionstüchtigkeit einer Endoprothese auch ohne Wechsel oder Entfernung des (ganzen) Gelenkersatzes vorkommen (EPRD 2015), z. B. zur Ausräumung eines Hämatoms (Revision ohne Wechsel). Der Zeitraum zwischen dem Ersteingriff und dem Wechseleingriff ist die Standzeit (EPRD 2015).

In der Regel erfolgt ein Wechseleingriff nach Ablauf der »natürlichen« Standzeit der Endoprothese. In einigen Fällen ist aber auch ein vorzeitiger Wechseleingriff notwendig. Zu den Gründen für einen Wechseleingriff zählen die Lockerung des Implantats, die Instabilität des künstlichen Gelenks, ausgedehnte bakterielle Infektionen sowie fortschreitender Verschleiß in den bisher nicht ersetzten Gelenkanteilen. Auch eine stark beeinträchtigende Funktionseinschränkung des künstlichen Gelenks, oftmals verbunden mit einer deutlich ausgeprägten Schmerzsymptomatik, kann einen Wechsel erforderlich machen. Zudem können akute oder chronische Infektionen, ebenso wie traumatische gelenks- und endoprothesennahe Frakturen sowie Probleme des Implantats und Probleme bei der Implantation einen Endoprothesenwechsel bedingen. Weitere Ursachen sind lokale, entzündliche Reaktionen des Gewebes, Verschleiß (Mikroabriebpartikel) des Endoprothesenmaterials sowie die Qualität der Endoprothesenfixation. Auch die Compliance des Patienten und Patientencharakteristika, wie Alter und Körpergewicht, haben einen entscheidenden Einfluss auf die Standzeit einer Endoprothese (▶ Abschn. 1.3.3). Im Rahmen der Erfassung endoprothetischer Eingriffe im Endoprothesenregister Deutschland (EPRD) lässt sich diese Standzeit zukünftig zuverlässig ermitteln und bei entsprechender Ausgangsdokumentation auf unterschiedliche Ebenen beziehen, z. B. pro Operateur, pro implantierendem Krankenhaus, pro individueller Endoprothese oder pro Endoprothesentyp.

1.2.3 Operationsziel

Ziel der Gelenkendoprothesen-Erstimplantation ist die Herstellung größtmöglicher Funktionalität und die Verringerung eines (knie- oder hüftbedingten) Schmerzes bei Arthrose und anderen Erkrankungen sowie die Erreichung einer raschen Mobilisierbarkeit nach Schenkelhalsfraktur. Ziel ist außerdem eine lange Standzeit bei guter Belastbarkeit zu erreichen und (Folge-) Komplikationen zu vermeiden. Insgesamt soll die Lebensqualität des Patienten gesteigert und ihm zu mehr Mobilität verholfen werden (Claes et al. 2012, Wirtz 2011). Insbesondere für ältere Menschen ist die Mobilität eine Grundvoraussetzung zur Führung eines selbstbestimmten Lebens und stellt einen Schutz vor sozialer Isolation dar (Moon 2014).

1.3 Materialien, Operationsverfahren und Risiken

1.3.1 Anforderungen an die Materialien

Idealerweise sollte eine erstmalig eingesetzte Endoprothese eine lebenslange Verweildauer besitzen. Trotz enormer technischer Fortschritte und der Verfügbarkeit qualitativ hochwertiger Materialien kann dies nicht bei allen Patienten erreicht werden. Grundsätzlich sind sowohl Hüft- als auch Knieendoprothesen lasttragende Körperteile und müssen dementsprechend gestaltet werden, auch hinsichtlich der Materialauswahl (Claes et al. 2012, Wirtz 2011).

Die Implantate werden umfangreichen Tests unterzogen, in denen sie hinsichtlich Funktion, Qualität, Zuverlässigkeit und Sicherheit geprüft werden. Die Tests stellen eine notwendige Voraussetzung zur Prüfung der gesetzlichen Produktanforderungen dar. Die entsprechenden Anforderungen werden in internationalen Normen festgehalten, die in einem 5-Jahres-Zyklus einer Überarbeitung unterzogen werden (BVMed 2014).

Unabhängig vom Anwendungsgebiet muss eine möglichst hohe Haltbarkeit des Implantats erreicht werden, weshalb für Endoprothesen auf langlebige Werkstoffe zurückgegriffen wird, die auch in Kombination ein Minimum an Verschleiß aufweisen. Zudem müssen die Materialien vom Körper akzeptiert werden. Verwendet werden sollen Metalle (wie Kobalt-Chrom- oder Titan-Legierungen), welche mit dem Knochen verbunden werden sowie Kunststoffe (Polyethylene) oder Keramik als Gleitpaarung (NICE 2014).

Inzwischen gibt es viele verschiedene Variationen dieser künstlichen Gelenke. Daher wird im Folgenden ein kurzer Abriss über die Funktionsweise und die wichtigsten Merkmale gegeben.

Hüftendoprothesen bestehen heute in der Regel aus einer Pfanne und einem Schaft, auf den ein modularer Endoprothesenkopf aufgesetzt wird. Die Pfanne kann aus einem Stück (meist Polyethylen) oder aus einer Metallschale mit Inlay (modulare

Pfanne) bestehen. Bei Frakturversorgungen im hohen Lebensalter wird oft nur der Hüftkopf mit einer sog. »Hemiendoprothese« ersetzt und auf den Pfannenersatz verzichtet. In diesem Fall wird auf den Endoprothesenschaft ein (meist modularer) Kopf aufgesetzt, der in seiner Größe dem natürlichen Hüftkopf entspricht. Sonderformen wie der Oberflächenersatz haben am Hüftgelenk nur sehr untergeordnete Bedeutung (Claes et al. 2012).

Am Kniegelenk werden Teile oder die Gelenkfläche durch schalenförmige Implantate auf der Oberschenkelseite und einer Basisplatte am Schienbein ersetzt, die mit und ohne Stielführung im Markraum fixierbar sind. Die Gleitfläche zwischen Oberschenkel und Schienbein kann mit der Basisplatte verbunden sein oder mobil gleiten. Die Rückfläche der Kniescheibe kann, muss aber nicht zwingend, mit einem Implantat ersetzt werden (Wirtz 2011).

Die Kontaktstelle von Knochen und Implantat ist von großer Bedeutung für die Belastbarkeit des Gelenks nach der Operation. Diese Verbindung wird allgemein als Verankerung bezeichnet. Grundsätzlich kann ein Implantat zementiert oder zementfrei eingebracht werden – Mischlösungen werden als Hybrid-Verankerungen oder Teilzementierungen bezeichnet. Der verwendete Zement ist dabei ein spezieller Kunststoffzement (Polymethylmetacrylat). Zementfreie Endoprothesenbestandteile können mit einer speziellen Oberflächengestaltung oder Beschichtung (z. B. Titanspezifikationen oder Hydroxylapatit) versehen sein, um das sekundäre knöcherne Einwachsen zu unterstützen. Die primär stabile Verankerung erfolgt durch ein Verklemmen im Knochen (sog. »Presssitz« oder »Pressfit«) (Claes et al. 2012, Wirtz 2011).

Ziel ist es, dass die Endoprothese möglichst dauerhaft mit dem knöchernen Bett fest verbunden bleibt. Über die Vor- und Nachteile zementierter bzw. zementfreier Verankerung gibt es unterschiedliche Ansichten, und die Auswahl des Verfahrens ist von verschiedenen Einflussfaktoren (wie z. B. Alter oder Knochenqualität) abhängig (▶ Abschn. 1.3.3) (Claes et al. 2012, Wirtz 2011).

1.3.2 Operation

Vor der Operation erfolgt zunächst die Aufklärung des Patienten hinsichtlich der Komplikationen und Risiken durch den Arzt. Die konkrete Behandlungsplanung umfasst die Auswahl eines geeigneten Endoprothesentyps anhand klinischer und röntgenologischer Kriterien sowie die Auswahl des operativen Zugangs (◘ Abb. 1.3).

Bei einem künstlichen Hüftgelenk werden in der Regel die natürlichen Strukturen im Becken und Oberschenkel ersetzt. Betroffen sind die Hüftgelenkpfanne (Acetabulum) und ein Teil des Schafts (Os femoris oder Femur) sowie der Kopf des Oberschenkelknochens. Bei einem Ersatz dieser Strukturen wird von einem Totalersatz oder einer Totalendoprothese (TEP) gesprochen. Ebenfalls unter die Definition der Totalendoprothese fallen die Kurzschaft-Femurkopfprothesen, die zumeist jüngeren Patienten implantiert werden, sowie die Oberflächenersatzprothese.

Muss die Hüftpfanne nicht ersetzt werden, wird dies als Teilersatz, Hemiprothese oder Teilendoprothese bezeichnet. Beispiele hierfür sind die Duokopfprothesen, die vor allem bei Schenkelhalsfrakturen im hohen Alter eingesetzt werden (Claes et al. 2012).

Die Passgenauigkeit der Endoprothese wird während der operativen Vorbereitung des Gelenks mithilfe einer Probeprothese regelmäßig überprüft. Der Operateur muss darauf achten, dass Bänder und Weichteile ausreichend Spannung aufweisen, um das künstliche Gelenk optimal gleiten zu lassen und eine Auskugelung zu vermeiden. Die Implantation der eigentlichen Endoprothese erfolgt dann entweder zementiert oder zementfrei. Anschließend wird der operative Zugang verschlossen. Der Sitz der Endoprothese wird durch Röntgenaufnahme unmittelbar nach der Operation überprüft (Claes et al. 2012).

Die Lagerung und Positionierung des Patienten erfordert bei der Hüftendoprothesenoperation besondere Sorgfalt. Polstermaterialien werden zur Verhinderung von Druckstellen am Patienten eingesetzt sowie Wärmesysteme zur Vermeidung von Unterkühlungen. Der Patient kann sowohl in Seiten- als auch in Rückenlage positioniert werden. Die exakte Fixation des Patienten in der gewählten Lage

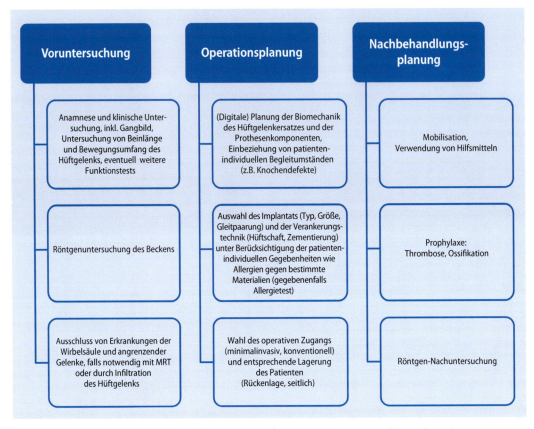

Abb. 1.3 Elemente der Behandlungsplanung am Beispiel der Hüftimplantation. (IGES – Wilken et al. 2014)

durch Stützen oder Gurte ist wichtig, um eine Positionsveränderung während der Operation zu vermeiden (Claes et al. 2012).

Bei der Implantation des künstlichen Kniegelenks werden Teile des Oberschenkels (distaler Femur) und des Unterschenkels (proximale Tibia) durch künstliche Materialien ersetzt. Abhängig von der Art und Schwere der zugrundeliegenden Erkrankung kommen auch hier verschiedene Implantatarten in Betracht. Grundsätzlich vom Austausch betroffen sind Teile des Oberschenkelknochens (Femurkomponente), um die defekte Knochenrolle (Kondyle) zu ersetzen, Teile des Unterschenkels (Tibiakomponente) im Bereich des Schienbeinkopfes sowie Menisken. Es ist zudem möglich, die Kniescheibe (Patella) zu ersetzen oder keinen Patellaersatz durchzuführen. Bei der Implantation eines künstlichen Knies wird auf der Tibiakomponente ein Kunststoffelement zur Minimierung der Reibung zwischen Tibia- und Femurkomponente eingelegt (»Inlay«) (Wirtz 2011).

Ist die Funktion des Kniegelenks durch zumeist einseitigen Knorpelabrieb noch nicht so sehr eingeschränkt und lediglich eine Seite des Kniegelenkes knöchern in Mitleidenschaft gezogen, kann lediglich auf einer Seite des Gelenks ein unikondylärer Oberflächenersatz implantiert werden. Meistens ist die mediale Seite (Innenseite) vom Austausch betroffen. Neben der Knorpel- und Knochenstruktur ist auch hier der Zustand der Bänder entscheidungsrelevant. Ein einseitiger Oberflächenersatz wird oft unikondyläre Schlittenprothese genannt, aber auch die Begriffe Hemi-Schlittenprothese oder Monoschlitten sind gebräuchlich (Wirtz 2012).

Bikondyläre- und Scharnierendoprothesen bilden die Totalendoprothesen beim Knieersatz. Zu unterscheiden ist dabei der Grad der Kopplung. Eine gekoppelte Prothese wird achsgeführt und besitzt ein Scharnier. Diese Prothesenform wird in der Regel gewählt, wenn der Bandapparat stark beeinträchtigt ist, denn durch das Scharnier wird die Beweglichkeit deutlich eingeschränkt. Häufiger kommen aber ungekoppelte oder teilgekoppelte Oberflächenersatzprothesen zum Einsatz. Diese Art der Endoprothesen erfordert eine ausreichende Funktionalität des patienteneigenen Bandapparates. Das künstliche Knie wird häufig zementiert verankert, aber auch hier ist die zementfreie oder hybride Fixation möglich (Wirtz 2011).

Die Lagerung bei der Knieendoprothesen-Implantation ist darauf ausgelegt, einen häufigen Lagewechsel des Beines zu ermöglichen, da die einzelnen Schritte die Beweglichkeit der Extremitäten erfordern. Daher kommen Rollen oder spezielle Halterungen zum Einsatz, mithilfe derer das Bein um 90° aufgerichtet werden kann (Wirtz 2011).

Zu den unterschiedlichen Zugängen sowohl am Hüft- als auch am Kniegelenk gibt es eine Vielzahl von Untersuchungen. Die substanzielle Überlegenheit einzelner Verfahren ist jedoch nicht bewiesen. Die in den vergangenen Jahren propagierten weniger-invasiven Zugänge an beiden Gelenken sollen das Ausmaß der notwendigen Weichteileröffnung reduzieren, sind aber hinsichtlich der tatsächlichen klinischen Effektivität umstritten und beinhalten zudem bei ihrer Einführung eine erhöhte Komplikationsgefahr. Bei Revisionseingriffen an der Hüfte beispielsweise wird häufig der bereits vorliegende Erstzugang verwendet. Zudem ist hier oft eine ausgedehntere Darstellung von Weichteilen bzw. knöchernen Strukturen erforderlich (Claes et al. 2012; Wirtz 2011).

Anästhesie

Sowohl bei endoprothetischen Hüft- als auch Knieeingriffen kann zwischen zwei Anästhesieverfahren unterschieden werden: der Allgemeinanästhesie und der Regionalanästhesie. Die Anxiolyse, Analgesie, Muskelrelaxation und die Sedation sind die wesentlichen Komponenten der Allgemeinanästhesie. Sie ist mit einer künstlichen Beatmung des Patienten verbunden. Die Regionalanästhesie kann rückenmarksnah oder als Blockade peripherer Nerven bzw. Kompartimente mittels einmaliger Injektion oder als fortgesetzte Applikation mittels Katheteranlage unter Umständen auch beim wachen Patienten erfolgen. Die Verfahren der Allgemein- und Regionalanästhesie können alleinig oder in Kombination durchgeführt werden. Ziel ist dabei, den Patienten schmerzfrei zu operieren sowie eine möglichst rasche Mobilisierung nach der Operation zu ermöglichen und in der frühen Rehabilitationsphase die Schmerzen möglichst gering zu halten (Claes et al. 2012, Wirtz 2011).

1.3.3 Einflussfaktoren auf den Behandlungserfolg und Komplikationen

Eine Reihe von Faktoren beeinflusst den Behandlungserfolg von Gelenkersatzverfahren (◘ Abb. 1.4). Neben dem Implantatdesign und dem Operationshergang bringt der Patient selbst eine Reihe von Faktoren mit, die Einfluss auf das Ergebnis nach Hüft- und Knie-TEP nehmen. Dazu gehören Alter, Geschlecht, präoperativer Arthrosegrad und Funktionsstatus. Auch Begleiterkrankungen (v. a. Übergewicht, kardiovaskuläre Erkrankungen, Diabetes mellitus und Störungen des Immunsystems) können zu peri- und postoperativen Komplikationen führen. Schließlich spielen die soziale Deprivation, psychologische Persönlichkeitsmerkmale und die Erwartung des Patienten an den Eingriff eine Rolle (Günther et al. 2015; Schäfer et al. 2010). Ein weiterer wichtiger Erfolgsfaktor für den langfristigen Erfolg eines Gelenkersatzes ist die Compliance des Patienten, d. h. der richtige, empfohlene Umgang des Patienten mit dem Implantat im täglichen Leben.

Vor dem Eingriff ist eine optimale präoperative Planung des Eingriffs (auch mit einer Prüfung, welche patientenseitigen Risikofaktoren ggf. modifizierbar sind) wichtig. Postoperativ trägt eine gut geplante Rehabilitationsmaßnahme (ambulant oder stationär durchführbar) zum Behandlungserfolg bei (Claes et al. 2012; Wirtz 2011) und spielt eine wichtige Rolle für das Erreichen einer hohen Implantatlebensdauer, Patientenzufriedenheit und Kosteneffizienz (Krummenauer et al. 2008; Krummenauer et al. 2006).

Gelenkersatzverfahren sind mit Risiken verbunden, die sich allgemein aus dem chirurgischen Eingriff bzw. dem Anästhesieverfahren ergeben können oder aber mit der Einbringung eines Im-

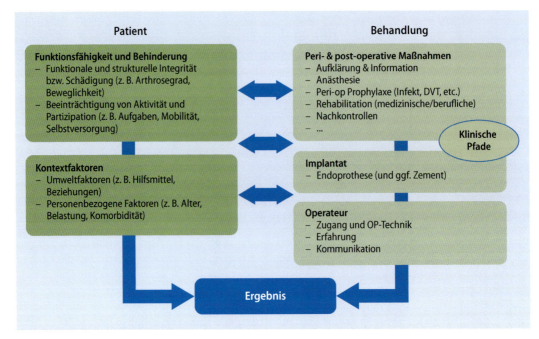

○ **Abb. 1.4** Einflussfaktoren auf den Behandlungserfolg. (IGES – Günther et al. 2015)

plantates in Zusammenhang stehen. Die wesentlichen Risiken beim Gelenkersatz sind (Anonym, Günther et al 2015):

- Entzündung und Vereiterung (periprothetische Infektion): Die Implantation von z. B. künstlichen Gelenken in den Körper ist stets mit einem erhöhten Risiko für eine Entzündung (Infektion) verbunden, da sich Krankheitserreger (Bakterien), die von außen in den Körper gelangen oder sich bereits im Körper befinden, vornehmlich auf der Oberfläche von Fremdkörpern ansammeln. Ab einem gewissen Ausmaß der Bakterienansammlung kann die Bildung von Eiter im Bereich des Implantats einsetzen. Entsprechende Infektionen können sowohl kurz nach dem Eingriff (»frühe Infektion«) oder erst im späteren Verlauf der Tragezeit auftreten (»späte Infektion«). Das Infektionsrisiko unterscheidet sich zwischen einzelnen Patientengruppen. So weisen vor allem Personen mit Erkrankungen, die mit einer Schwächung der Abwehrkräfte einhergehen, ein erhöhtes Infektionsrisiko auf. Zu diesen Erkrankungen zählen u. a. Diabetes mellitus oder rheumatische Erkrankungen. Darüber hinaus wird bei Patienten, die Entzündungsherde an anderen Körperstellen aufweisen oder an einer Adipositas erkrankt sind, von einem erhöhten Infektionsrisiko ausgegangen. Durch die Gabe von Antibiotika im Rahmen des Eingriffes wird eine Reduzierung des Infektionsrisikos angestrebt.
- Blutgerinnsel (Thrombose und Embolie): Die Bildung eines Blutgerinnsels stellt ein grundsätzliches Risiko bei operativen Eingriffen an Knie- und Hüftgelenken dar. Zur Vorbeugung einer Thrombose wird daher die Gabe antithrombotischer Arzneimittel empfohlen.
- Nervenschäden: Im Rahmen des operativen Eingriffs kann es durch unbeabsichtigte manuelle Kräfte an den beteiligten Stellen (Druck oder Zug) zu einer Schädigung der Nerven kommen. Auch im Rahmen einer Regionalanästhesie können Nerven geschädigt werden. Am Hüftgelenk ist die übermäßige Verlängerung des Beines bei angeborener Hüftluxation ein Risikofaktor.
- Verletzung von Blutgefäßen und Nachblutung: Operative Eingriffe an einem Hüft- oder Kniegelenk gehen mit dem grundsätzlichen Risiko

einer Verletzung von Blutgefäßen einher, die nahe am Gelenk verlaufen. Zudem kann es aufgrund der antithrombotischen Therapie trotz adäquater Blutstillung zu Nachblutungen kommen.
- Beinlängenunterschied und Auskugelung als spezifische Risiken beim Hüftgelenkersatz: Beim Hüftgelenksersatz wird stets eine gleiche Beinlänge angestrebt. Nichtsdestotrotz kann durch die Operation eine Verlängerung mitunter auch eine Verkürzung des betroffenen Beines auftreten. Darüber hinaus besteht im Anschluss an den Eingriff das Risiko für eine Auskugelung, da zum einen eine identische Abbildung des Gelenks durch das Implantat nicht realisiert werden kann. Zum anderen erfordert der Eingriff die Öffnung und teilweise die Entfernung der stabilisierenden Gelenkkapsel, was ebenfalls eine Auskugelung begünstigen kann.
- Knochenbruch: Durch den Druck, der im Rahmen eines solchen operativen Eingriffs notwendigerweise zu erbringen ist, kann es selten zu einem Knochenbruch kommen. Das Risiko eines Knochenbruchs ist bei zementlosen Verankerungen höher, da hierbei im Rahmen der Einbringung in den Körper ein höherer Druck notwendig ist.
- Kalkbildung in den prothesennahen Weichteilen: Nach dem Eingriff kann es in den ersten Monaten zu einer Ablagerung von Kalk in den Operationswunden kommen, welche zu einer verminderten Beweglichkeit sowie Schmerzen führen können. Um dies zu verhindern, wird innerhalb der ersten zwei Wochen nach dem Eingriff die Gabe entzündungshemmender Arzneimittel empfohlen. Alternativ ist eine Bestrahlung der betroffenen Bereiche möglich.
- Lockerung der Prothese und Materialverschleiß: Selten ist nach dem Eingriff das knöcherne Einwachsen der Prothese nicht erfolgreich. In diesen Fällen kann ein lockerer Sitz der Prothese einen frühzeitigen Austausch der Prothese nötig machen. Im Verlauf der Tragezeit können aufgrund von Verschleißerscheinungen des Materials Abriebpartikel freigesetzt werden, die eine Lockerung des Implantats begünstigen können. Bei derzeit eingesetzten Materialien ist jedoch nur von einem geringen Abrieb-Risiko auszugehen. Brüche einzelner Prothesenbestandteile, die in der Folge eines Abriebs entstehen können, treten mittlerweile dementsprechend selten auf und sind am ehesten auf eine Lockerung der Prothese zurückzuführen.
- Allergie: Zwar ist derzeit noch unklar, ob eine Allergie gegen Prothesenbestandteile das Auftreten von Komplikationen begünstigt, dennoch werden bei Vorliegen von Allergien im Idealfall entsprechende Materialien vermieden. Eine Allergie gegen z. B. Nickel liegt bei etwa zehn Prozent der Bevölkerung vor.
- Weiterbestehen von Beschwerden: Abseits der geschilderten Komplikationen können z. B. Schleimbeutelentzündungen oder Sehnenreizungen dazu führen, dass nach der Operation weiterhin Beschwerden bestehen. Ein entsprechendes Beschwerdebild wird jedoch nur bei vergleichsweisen wenigen Patienten beobachtet.

Aufgrund eingetretener Komplikationen kann eine neuerliche Operation bzw. Wechseloperation notwendig werden. Ein Implantatwechsel ist deutlich komplizierter als die Erstimplantation (Primärimplantation), da der Chirurg mit weniger Knochensubstanz auskommen muss, was Frakturen und andere Komplikationen wahrscheinlicher macht. Es gibt auch die Möglichkeit, dass ein Patient erneut operiert werden muss, ohne dass das Implantat gewechselt wird oder damit nur ein Teil des künstlichen Gelenks ergänzt wird (Reoperation mit Ergänzungen). Diese Revisionen erfolgen vor allem aufgrund von Wechsel der Gleitflächen bei Hüfte und Knie sowie wiederkehrende Luxationen (Ausrenkungen) bei der Hüfte. Jedoch können Luxationen auch den Austausch eines Implantats bedingen, sollten sie wiederholt auftreten (Claes et al. 2012, Wirtz 2011).

Open Access Dieses Kapitel wird unter der Creative Commons Namensnennung-Nicht kommerziell 4.0 International Lizenz (http://creativecommons.org/licenses/by-nc/4.0/deed.de) veröffentlicht, welche für nicht kommerzielle Zwecke die Nutzung, Vervielfältigung, Bearbeitung, Verbreitung und Wiedergabe in jeglichem Medium und Format erlaubt, sofern Sie den/die ursprünglichen Autor(en) und die Quelle ordnungsgemäß nennen, ein Link zur Creative Commons Lizenz beifügen und angeben, ob Änderungen vorgenommen wurden.

Etwaige Abbildungen oder sonstiges Drittmaterial unterliegen ebenfalls der genannten Creative Commons Lizenz, sofern sich aus der Abbildungslegende oder der Quellreferenz nichts anderes ergibt. Sofern solches Drittmaterial nicht unter der genannten Creative Commons Lizenz steht, ist eine Vervielfältigung, Bearbeitung oder öffentliche Wiedergabe nur mit vorheriger Zustimmung des betreffenden Rechteinhabers oder auf der Grundlage einschlägiger gesetzlicher Erlaubnisvorschriften zulässig.

Literatur

Anonym (2014): Vereinbarung gemäß § 10 Abs. 9 KHEntgG für den Vereinbarungszeitraum 2015 zwischen dem GKV-Spitzenverband, Berlin, dem Verband der Privaten Krankenversicherung, Köln, – gemeinsam – und der Deutschen Krankenhausgesellschaft, Berlin. https://www.gkv-spitzenverband.de/media/dokumente/krankenversicherung_1/krankenhaeuser/budgetverhandlungen/bundesbasisfallwert/KH_BBFW_2016.pdf [Abruf am: 10.11.2015].

AWMF (2008): Endoprothese bei Koxarthrose. AWMF-Leitlinien-Register Nr. 012/006. Gültigkeit abgelaufen. Leitlinie wird zur Zeit überprüft. Arbeitsgruppe Leitlinien der Dt. Gesellschaft für Unfallchirurgie (DGU).

AWMF (2009a): Endoprothese bei Gonarthrose. AWMF Leitlinien-Register Nr. 012/008. Gültigkeit abgelaufen. Leitlinie wird zur Zeit überprüft. Arbeitsgruppe Leitlinien der Dt. Gesellschaft für Unfallchirurgie (DGU).

AWMF (2009b): Koxarthrose. AWMF Leitlinien-Register Nr. 033/001. Deutsche Gesellschaft für Orthopädie und Orthopädische Chirurgie.

AWMF (2014): S3-Leitlinie: Atraumatische Femurkopfnekrose des Erwachsenen. AWMF-Register Nr. 033/050. Version 1.2. Stand: Februar 2014. Marburg: Arbeitsgemeinschaft der Wissenschaftlichen Medizinischen Fachgesellschaften e.V.

BARMER GEK Report Krankenhaus 2010. Schwerpunktthema: Trends in der Endoprothetik des Hüft- und Kniegelenks. Schriftenreihe zur Gesundheitsanalyse, Band 3. St. Augustin: Asgard-Verlag. ISBN: 978-537-44103-4.

Berufsverband der Fachärzte für Orthopädie e.V. (2004): Weißbuch Osteoporose. Empfehlungen zur Diagnostik und Therapie der Osteoporose zur Vermeidung osteoporotischer Folgefrakturen. Berlin. http://www.boneandjointdecade.de/downloads/weissbuch_osteoporose.pdf [Abruf am: 30.11.2015].

BVMed (2014): Hohe Anforderungen an Medizinprodukte. ©1999 – 2016 BVMed e.V., Berlin – Portal für Medizintechnik. https://www.bvmed.de/de/recht/sicherheit/technische-tests/_2-beispiel-hueftimplantate [Abruf am: 20.04.2016].

Claes L, Kirschner S, Perka C & Rudert M (2012): AE-Manual der Endoprothetik - Hüfte und Hüftrevision. Heidelberg: Springer. ISBN: 978-3-642-14645-9.

Culliford D, Maskell J, Judge A, Cooper C, Prieto-Alhambra D & Arden NK (2015): Future projections of total hip and knee arthroplasty in the UK: results from the UK Clinical Practice Research Datalink. Osteoarthritis and Cartilage 23(4), 594-600. DOI: 10.1016/j.joca.2014.12.022.

Derman PB, Fabricant PD & David G (2014): The Role of Overweight and Obesity in Relation to the More Rapid Growth of Total Knee Arthroplasty Volume Compared with Total Hip Arthroplasty Volume. The Journal of bone & joint surgery (Br) 96(11), 922-928.

EPRD (2015): Statusbericht 2014: Mit Sicherheit mehr Qualität. Berlin: EPRD Deutsche Endoprothesenregister gGmbH. ISBN: 978-3-9817673-0-8.

EULAR (2002): [Recommendations of EULAR on treatment of gonarthrosis. Report of a committee of the »Standing Committee for International Clinical Studies Including Therapeutic Trials (ESCIST)«]. Zeitschrift für Rheumatologie 61(3), 229-243. ISSN: 0340-1855.

Ewerbeck V & Dreinhofer K (2009): Entwicklung der Orthopädie in den nächsten 20 Jahren. Der Chirurg 80(12), 1111-1114. DOI: 10.1007/s00104-009-1773-1.

Günther KP, Fickert S & Goronzy J (2013): Arthrose. In: Wirth CJ, Mutschler E, Kohn D & Pohlermann T: Praxis der Orthopädie und Unfallchirurgie. Stuttgart: Thieme. ISBN: 9783131406439.

Günther KP, Haase E, Lange T, Kopkow C, Schmitt J, Jeszenszky C, Balck F, Lützner J, Hartmann A & Lippmann M (2015): Persönlichkeitsprofil und Komorbidität: Gibt es den »schwierigen Patienten« in der primären Hüftendoprothetik? Der Orthopäde 44(7), 555-565. DOI: 10.1007/s00132-015-3097-9.

Hadji P, Klein S, Gothe H, Haussler B, Kless T, Schmidt T, Steinle T, Verheyen F & Linder R (2013): Epidemiologie der Osteoporose: Bone Evaluation Study. Eine Analyse von Krankenkassen-Routinedaten. Deutsches Arzteblatt 110(4), 52-57. DOI: 10.3238/arztebl.2013.0052.

Hofmann S, Kramer J & H. Pj (2002): Die Osteonekrose des Hüftgelenks im Erwachsenenalter. Der Radiologe 42(6), 440-450. DOI: 10.1007/s00117-002-0756-8.

Literatur

Icks A, Haastert B, Wildner M, Becker C & Meyer G (2008): [Hip fracture incidence in Germany: analysis of the national hospital discharge registry 2004]. Deutsche medizinische Wochenschrift 133(4), 125-128. DOI: 10.1055/s-2008-1017485.

Krummenauer F, Günther K-P & Witzleb W-C (2008): The incremental cost efectiveness of in-patient versus out-patient rehabilitation after total hip arthroplasty – results of a pilot investigation. European Journal of Medical Research 13(6), 267-274.

Krummenauer F, Wojciechowski C, Ranisch H, Witzleb W-C & Günther K-P (2006): Evaluation der indirekten Kosten durch postoperative Arbeitsunfähigkeit nach Hüft-Endoprothetik aus Perspektive der Kostenträger. Zeitschrift für Orthopädie und ihre Grenzgebiete 144(5), 435-437. DOI: 10.1055/s2006949582.

Kurtz S, Ong K, Lau E, Mowat F & Halpern M (2007): Projections of Primary and Revision Hip and Knee Arthroplasty in the United States from 2005 to 2030. The Journal of Bone and Joint Surgery 89(4), 780-785.

Meizer R, Meizer E, Landsiedl F & Aigner N (2007): Die Osteonekrose des Hüftgelenks. Journal für Mineralstoffwechsel 14(1), 12-17.

Moon S (2014): Untersuchung des Gleichgewichts und des Gangbildes bei Patienten mit Knie- und Hüftendoprothese. [Dissertation] Saarbrücken: Universität des Saarlandes, Philosophische Fakultäten III. http://d-nb.info/1058857509/34 [Abruf am: 30.11.2015].

NICE (2014): Total hip replacement and resurfacing arthroplasty for endstage arthritis of the hip (review of technology appraisal guidance 2 and 44) - NICE technology appraisal guidance 304. 2015/10/22/. https://www.nice.org.uk/guidance/ta304 [Abruf am: 22.10.2015].

NIH (2004): NIH Consensus Statement on total knee replacement December 8-10, 2003. J Bone Joint Surg Am 86-A(6), 1328-1335. ISSN: 0021-9355.

Pfeifer M, Wittenberg R, Würtz R & Minne HW (2001): Schenkelhalsfrakturen in Deutschland. Prävention, Therapie, Inzidenz und sozioökonomische Bedeutung. Deutsches Ärzteblatt 98(26), A1751-1757.

Prokopetz JJ, Losina E, Bliss RL, Wright J, Baron JA & Katz JN (2012): Risk factors for revision of primary total hip arthroplasty: a systematic review. BMC Musculoskeletal Disorders 13(251), 1-13. DOI: 10.1186/1471-2474-13-251.

RKI (2009): Gesundheit und Krankheit im Alter. Beiträge zur Gesundheitsberichterstattung des Bundes. Berlin: Robert Koch-Institut (Hrsg.). ISBN: 978-3-89606-196-6. https://www.rki.de/DE/Content/Gesundheitsmonitoring/Gesundheitsberichterstattung/GBEDownloadsB/alter_gesundheit.pdf?__blob=publicationFile [Abruf am: 04.11.2015].

Robert Koch-Institut (Hrsg) (2014) Arthrose. Faktenblatt zu GEDA 2012: Ergebnisse der Studie »Gesundheit in Deutschland aktuell 2012«. RKI, Berlin www.rki.de/geda (Stand: 25.10.2014)

Schäfer T, Krummenauer F, Mettelsiefen J, Kirschner S & Günther KP (2010): Social, educational, and occupational predictors of total hip replacement outcome. Osteoarthritis and Cartilage 18(8), 1036-1042. DOI: 10.1016/j.joca.2010.05.003.

Schmitt J (2014): Expertise zum Bedarf an Leistungserbringern für die Versorgung von orthopädischen und unfallchirurgischen Erkrankungen in Deutschland bis 2050. Berlin: Deutsche Gesellschaft für Orthopädie und Unfallchirurgie.

Statistisches Bundesamt (2013): Gesundheit. Grunddaten der Vorsorge- oder Rehabilitationseinrichtungen. Fachserie 12 Reihe 6.1.2.

Statistisches Bundesamt (2014): Gesundheit. Fallpauschalenbezogene Krankenhausstatistik (DRG-Statistik) Operationen und Prozeduren der vollstationären Patientinnen und Patienten in Krankenhäusern – Ausführliche Darstellung – 2013. Wiesbaden.

Stöckle U, Lucke M & Haas NP (2005): Der Oberschenkelhalsbruch. Deutsches Ärzteblatt 102(49), A3424-3434.

Strohm PC, Raschke M, Hoffmann R & Josten C (2015): Frakturhüftendoprothetik in der deutschen Unfallchirurgie: Eine Standortbestimmung. 118(2), 173-176. DOI: 10.1007/s0011301427211.

Sun Y, Stürmer T, Günther KP, Brenner H (1997): Inzidenz und Prävalenz der Cox- und Gonarthrose in der Allgemeinbevölkerung. Z Orthop 135, 184-192.

Wilken F, Banke IJ, Laux F, Hauschild M, Von Eisenhart-Rothe R & Gradinger R (2014): So wird der Hüftgelenkersatz geplant. MMW - Fortschritte der Medizin 156(17), 50-54.

Wirtz DC (2011): AE-Manual der Endoprothetik – Knie. Heidelberg: Springer. ISBN: 978-3-642-12888-2.

Häufigkeit endoprothetischer Hüft- und Knieoperationen

Florian Rothbauer, Ute Zerwes, Hans-Holger Bleß, Miriam Kip

2.1 Datenbasis – 18

2.2 Inanspruchnahme Ersteingriffe – 21

2.3 Inanspruchnahme Wechseleingriffe und Revisionen – 23

2.4 Regionale Verteilung – 25

2.5 Mengenentwicklung – 29
2.5.1 Ersteingriffe – 29
2.5.2 Wechseleingriffe und Revisionen – 31

2.6 Internationaler Vergleich – 34

Literatur – 41

H.-H. Bleß, M. Kip (Hrsg.), *Weißbuch Gelenkersatz*,
DOI 10.1007/978-3-662-53260-7_2, © Der/die Autor(en) 2017

Zusammenfassung

Die jährliche Operationshäufigkeit endprothetischer Hüft- und Knieersteingriffe in der Bevölkerung ist stabil und hat seit 2007 nicht zugenommen. Sie beträgt für Hüftersteingriffe in der Altersgruppe der über 70-Jährigen 1,1% (2007 und 2014) und für Knieersteingriffe 0,7% (2007) bzw. 0,6% (2014). Die Operationshäufigkeit bezogen auf die Gesamtbevölkerung betrug 2014 0,26% (Hüfte) bzw. 0,19% (Knie). In Deutschland waren 2014 rund 219.000 Hüft- und rund 149.000 Knieersteingriffe dokumentiert. Am häufigsten wird ein Totalersatz des entsprechenden Gelenkes vorgenommen. Rund 40 % der endoprothetischen Hüft- oder Knieersteingriffe fallen in die Altersgruppe 70–79 Jahre; Frauen sind häufiger betroffen als Männer (Verhältnis 2:1). Die absolute Anzahl vorgenommener Wechseleingriffe (inklusive Revisionen ohne Wechsel) betrug 2014 rund 30.000 (Hüfte) bzw. 20.000 (Knie). Die Anzahl der Wechseleingriffe eines Jahres steht nicht zwangsläufig in direktem Bezug zu den Ersteingriffen desselben Jahres. Die Anzahl der Wechseleingriffe ist vielmehr in Relation zur kumulierten Anzahl an endoprothetischen Ersteingriffen der letzten Jahre und Jahrzehnte zu sehen. Wie bei den Ersteingriffen fallen rund 40 % der Wechseleingriffe in die Altersgruppe der 70- bis 79-Jährigen; der Geschlechterunterschied ist aber im Vergleich weniger deutlich ausgeprägt.
Auch die Operationshäufigkeit vorgenommener Hüft- und Kniewechseleingriffe (inklusive Revisionen ohne Wechsel) hat bezogen auf die Bevölkerung im Zeitraum 2007-2014 nicht zugenommen. Bei den über 70-Jährigen betrug die Häufigkeit vorgenommener Wechseleingriffe (inklusive Revisionen ohne Wechsel) in 2014 0,19 % (Hüfte) bzw. 0,10 % (Knie). Die jährliche Inanspruchnahme endoprothetischer Hüft- und Knieersteingriffe variiert international. Auch innerhalb Deutschlands gibt es regionale Unterschiede, wie Auswertungen der gesetzlichen Krankenversicherung aus dem Zeitraum 2005–2011 ergaben. Eine vergleichsweise geringe Inanspruchnahme war insbesondere mit einem niedrigen Vorkommen der Arthrose, einem niedrigen Sozialstatus, einer hohen Facharztdichte (Orthopäde) und dem Wohnort des Patienten im städtischen Raum assoziiert.

Die endoprothetische Hüft- oder Knieoperation ist eine wirksame Therapie für Patienten mit erheblicher (drohender), dauerhafter eingeschränkter Funktionalität des Gelenkes aufgrund von Destruktion und Schmerzen, die anders nicht mehr behandelbar sind, sowie für die Behandlung gelenknaher Frakturen. Die verschiedenen Gelenkersatzverfahren sollen eine gute Funktionalität, Belastbarkeit und Lebensqualität wiederherstellen. Die Betrachtung der Häufigkeit (Inanspruchnahme) ist dabei eine wichtige Komponente für die Versorgungsplanung im ambulanten und stationären Bereich, zur Abschätzung des Bedarfs und Folgebedarfs z. B. an rehabilitativen Maßnahmen und Allokationsfragen. Das folgende Kapitel stellt die Inanspruchnahme von Hüft- und Kniegelenkersatz insgesamt und differenziert nach Alter und Geschlecht sowie nach Art und Verankerungstechnik in Deutschland dar. Die Darstellung unterscheidet zwischen Erst- und Wechseleingriffen. Des Weiteren wird auf regionale Verteilungsunterschiede und die zeitliche Entwicklung der Inanspruchnahme in Deutschland und im internationalen Vergleich eingegangen.

2.1 Datenbasis

Die Klassifikation nach dem Operationen- und Prozedurenschlüssel (OPS) ermöglicht für die stationäre Versorgung eine differenzierte Betrachtung der jährlich erbrachten Erstoperationen und Wechseloperationen von Hüft- und Kniegelenkersatzverfahren in Deutschland. Der OPS wird im deutschen Gesundheitssystem in erster Linie zu administrativen Zwecken für die Identifikation von im Krankenhaus am Patienten erbrachten Leistungen verwendet.

Im Abschnitt 5-82 des OPS ist der Knochen- und Gelenkersatz klassifiziert (◘ Tab. 2.1). Die Kodiersystematik erlaubt zuverlässig eine Unterscheidung zwischen Ersteingriff, Revision, Wechsel oder Entfernung von Hüftgelenken (5-820/5-821) und Kniegelenken (5-822/5-823). Weiterhin sind das Alter und das Geschlecht der Patienten ausgewiesen. Die OPS 5-820 und 5-822 dokumentieren die erstmalige endoprothetische Versorgung (Ersteingriffe) des Hüft- bzw. des Kniegelenkes. Die OPS 5-821 bzw. 5-823 und deren weiter differenzierende

Tab. 2.1 Klassifikation gemäß OPS

OPS	Beschreibung	OPS	Beschreibung
Hüfte: Ersteingriff			
5-820.0	Totalendoprothese	5-820.2	Totalendoprothese, Sonderprothese
5-820.3	Femurkopfprothese	5-820.4	Duokopfprothese
5-820.5	Gelenkpfannenstützschale	5-820.7	Gelenkschnapp-Pfanne
5-820.8	Oberflächenersatzprothese	5-820.9	Kurzschaft-Femurkopfprothese
5-820.x	Sonstige	5-820.y	N. n. bez.
Hüfte: Wechseleingriffe und Revision			
5-821.0	Revision (ohne Wechsel)	5-821.1	Wechsel einer Femurkopfprothese
5-821.2	Wechsel einer Gelenkpfannenprothese	5-821.3	Wechsel einer zementierten Totalendoprothese
5-821.4	Wechsel einer nichtzementierten Totalendoprothese	5-821.5	Wechsel einer Totalendoprothese, hybrid
5-821.6	Wechsel einer Totalendoprothese, Sonderprothese	5-821.7	Entfernung einer Totalendoprothese
5-821.8	Entfernung einer Femurkopfprothese	5-821.9	Entfernung einer Duokopfprothese
5-821.a	Entfernung einer Femurkopfkappe	5-821.b	Entfernung einer Gelenkpfannenprothese
5-821.c	Entfernung einer Gelenkpfannenstützschale	5-821.d	Entfernung einer Gelenkschnapp-Pfanne
5-821.e	Entfernung einer Totalendoprothese, Sonderprothese	5-821.f	Wechsel einer Duokopfprothese
5-821.g	Wechsel einer Oberflächenersatzprothese	5-821.h	Entfernung einer Oberflächenersatzprothese
5-821.j	Wechsel einer schenkelhalserhaltenden Femurkopfprothese (Kurzschaft-Femurkopfprothese)	5-821.k	Entfernung einer schenkelhalserhaltenden Femurkopfprothese (Kurzschaft-Femurkopfprothese)
5-821.x	Sonstige	5-821.y	N. n. bez.
Knie: Ersteingriff			
5-822.0	Unikondyläre Schlittenprothese	5-822.1	Bikondyläre Oberflächenersatzprothese, ungekoppelt, ohne Patellaersatz
5-822.2	Bikondyläre Oberflächenersatzprothese, ungekoppelt, mit Patellaersatz	5-822.3	Bikondyläre Oberflächenersatzprothese, teilgekoppelt, ohne Patellaersatz
5-822.4	Bikondyläre Oberflächenersatzprothese, teilgekoppelt, ohne Patellaersatz	5-822.6	Scharnierendoprothese ohne Patellaersatz
5-822.7	Scharnierendoprothese mit Patellaersatz	5-822.8	Patellaersatz
5-822.9	Sonderprothese	5-822.a	Endoprothese mit erweiterter Beugefähigkeit, ohne Patellaersatz
5-822.b	Endoprothese mit erweiterter Beugefähigkeit, mit Patellaersatz	5-822.c	Interpositionelles nicht verankertes Implantat
5-822.d	Bikompartimentelle Teilgelenkersatzprothese, ohne Patellaersatz	5-822.e	Bikompartimentelle Teilgelenkersatzprothese, mit Patellaersatz

Tab. 2.1 (Fortsetzung)

OPS	Beschreibung	OPS	Beschreibung
5-822.f	Implantation eines endoprothetischen Gelenkersatzes ohne Bewegungsfunktion	5-822.x	Sonstige
5-822.y	N. n. bez.		
Knie: Revision und Wechseleingriff			
5-823.0	Revision (ohne Wechsel)	5-832.1	Wechsel einer unikondylären Schlittenprothese
5-823.2	Wechsel einer bikondylären Schlittenprothese	5-823.3	Wechsel einer Scharnierendoprothese
5-823.4	Wechsel einer Sonderprothese	5-823.5	Wechsel eines Patellaersatzes
5-823.6	Entfernung einer unikondylären Schlittenprothese	5-823.7	Entfernung einer bikondylären Oberflächenersatzprothese
5-823.8	Entfernung einer Scharnierendoprothese	5-823.9	Entfernung eines Patellaersatzes
5-823.a	Entfernung einer Sonderprothese	5-823.b	Wechsel einer Endoprothese mit erweiterter Beugefähigkeit
5-823.c	Wechsel eines interpositionellen nicht verankerten Implantates	5-823.d	Entfernung einer Endoprothese mit erweiterter Beugefähigkeit
5-823.e	Entfernung eines interpositionellen nicht verankerten Implantates	5-823.f	Wechsel einer bikompartimentellen Teilgelenkersatzprothese
5-823.g	Entfernung einer bikompartimentellen Teilgelenkersatzprothese	5-823.h	Wechsel eines endoprothetischen Gelenkersatzes ohne Bewegungsfunktion
5-823.j	Entfernung eines endoprothetischen Gelenkersatzes ohne Bewegungsfunktion	5-823.x	Sonstige
5-823.y	N. n. bez.		

Quelle: IGES – DIMDI (2015)

Unterschlüssel setzen einen vorausgehenden endoprothetischen Eingriff am selben Gelenk voraus, bezeichnen also die Wechseleingriffe und Revisionen (Zweit- oder Folgeeingriffe).

Das Statistische Bundesamt macht die Nutzung der OPS gemäß § 21 des Gesetzes über die Entgelte für voll- und teilstationäre Krankenhausleistungen öffentlich zugänglich. Die Daten können nur fallbezogen und nicht patientenbezogen abgerufen werden, d. h., die Anzahl der Fälle entspricht nicht (unbedingt) der Anzahl der Patienten. Zweizeitig durchgeführte Eingriffe werden dabei als zwei Fälle dokumentiert, mit der Folge von Mehrfachzählungen einzelner Patienten.

Nicht möglich ist die statistische Auswertung des operativen Zugangs, des verwendeten Endoprothesenmaterials oder ob ein Eingriff geplant oder als Notfall durchgeführt werden musste. Ebenfalls nicht möglich ist die Ermittlung der Haltbarkeit von Endoprothesen (Standzeit) aufgrund der Daten des Statistischen Bundesamtes, da zwischen dem Ein- und Ausbau der Endoprothese beim einzelnen Patienten kein Zusammenhang hergestellt werden kann. Auch eine Verbindung zu der zugrunde liegenden Indikation (Arthrose, Frakturen, andere Ursachen) kann auf Basis des Datensatzes des Statistischen Bundesamtes nicht abgebildet werden. Zwar wird eine Kopplung von Diagnose und Prozedur grundsätzlich von den Krankenhäusern an die Krankenkassen sowie das Institut für das Entgeltsystem im Krankenhaus (InEK) gemeldet, öffentlich ist die Kombination dieser Daten jedoch nicht

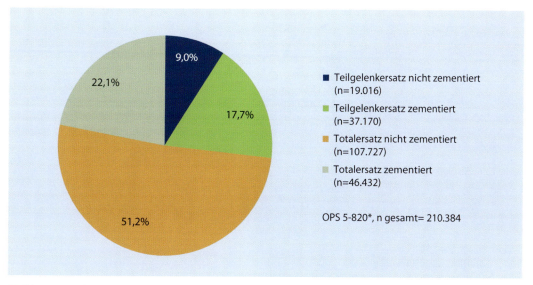

Abb. 2.1 Verteilung der Inanspruchnahmen (n = 210.384) eines Hüftgelenkersatzes (OPS 5-820.*) differenziert nach Total- und Teilersatz und Verankerung (2013). (IGES – Statistisches Bundesamt 2014)

zugänglich. Des Weiteren sind andere für die Beschreibung der Indikation notwendige klinische Parameter wie Schmerzen, Funktionalität oder Lebensqualität nicht abgebildet. Auswertungen des deutschen Endoprothesenregisters (EPRD) können in Zukunft Aufschluss über diese Zusammenhänge (z. B. Indikation und Prozedur) geben (▶ Kap. 4). Da das Risiko für einen Gelenkersatz nicht gleichermaßen über alle Bevölkerungs- und Altersgruppen verteilt ist, gilt, dass belastbare Aussagen zu Unterschieden in der Häufigkeit (z. B. bei regionalen oder internationalen vergleichenden Betrachtungen) nur nach Adjustierung oder Standardisierung der jeweiligen Datenbasis hinsichtlich beeinflussender Merkmale, wie z. B. Alter und Geschlecht, vorgenommen werden können. Regionale Auswertungen von Krankenkassendaten (z. B. Schäfer et al. 2013; Lüring et al. 2013) berichten in der Regel nach der Bevölkerungsstruktur standardisierte Häufigkeiten. Des Weiteren sollte bei vergleichenden Betrachtungen die gleiche Erhebungsmethodik Anwendung finden, um gut belastbare Aussagen machen zu können. In Darstellungen patientenbezogener Daten der OECD zur Häufigkeit endoprothetischer Hüft- und Knieoperationen im internationalen Vergleich sind diese Aspekte in aller Regel nicht ausreichend berücksichtigt (▶ Kap. 6).

2.2 Inanspruchnahme Ersteingriffe

Ausgehend von Daten des Statistischen Bundesamtes wurden im Jahr 2014 insgesamt 219.325 und in 2013 insgesamt 210.384 endoprothetische Hüftersteingriffe durchgeführt (absolute Anzahl). Von den in 2013 210.384 vorgenommenen Hüftersteingriffen waren 154.159 (73,3 %) Totalendoprothesen (TEP) und 56.225 (26,7 %) Teilendoprothesen. 60,2 % (126.743 Fälle) aller Hüftendoprothesen wurden zementfrei implantiert (Statistisches Bundesamt 2014) (◻ Abb. 2.1). Bezogen auf den Bevölkerungsstand (Stichtag 31.12.2014) betrug die OP-Häufigkeit in 2014 0,26 % (eigene Berechnung, Statistisches Bundesamt 2014, Statistisches Bundesamt 2015).

Die absolute Anzahl der Ersteingriffe am Knie betrug im Jahr 2014 149.126 und in 2013 143.024. Von den in 2013 durchgeführten 143.024 durchgeführten Knieersteingriffen waren 84 % der Eingriffe ein bikondylärer Ersatz (◻ Abb. 2.2). Die OP-Häufigkeit bezogen auf die Gesamtbevölkerung (Bevölkerungsstand 2014, Stichtag 31.12.2014) lag beim Kniegelenkersatz bei 0,19 % in 2014 (eigene Berechnung, Statistisches Bundesamt 2014, Statistisches Bundesamt 2015). Im Gegensatz zu den Ersteingriffen der Hüfte wurde beim Knie bei einem Großteil

Kapitel 2 · Häufigkeit endoprothetischer Hüft- und Knieoperationen

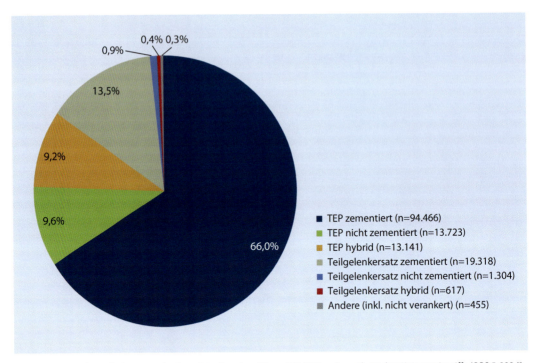

◘ **Abb. 2.2** Verteilung der Inanspruchnahme (absolute Anzahl, n = 143.024) endoprothetischer Knieersteingriffe (OPS 5-822.*) differenziert nach Total- und Teilersatz und Verankerung (2013). (IGES – Statistisches Bundesamt 2014)

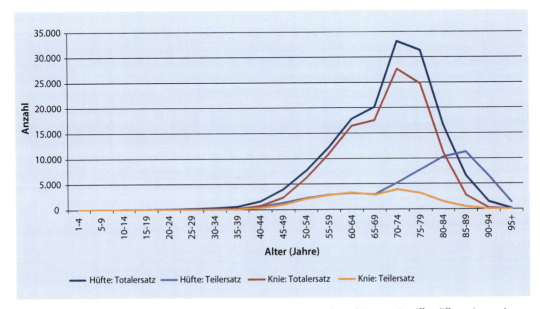

◘ **Abb. 2.3** Inanspruchnahme (absolute Anzahl) von endoprothetischen Hüft- und Knieersteingriffen differenziert nach Total- und Teilersatz und Altersgruppen (2013). (IGES – Statistisches Bundesamt 2014)

der Erstoperationen (79,6 %) eine zementierte Verankerung des Gelenkersatzes durchgeführt. Eine komplett zementfreie Verankerung war bei 10,5 % und die hybride/teilzementierte Verankerung bei 9,6 % der Eingriffe dokumentiert (Statistisches Bundesamt 2014).

Gut 65 % der Ersteingriffe an der Hüfte oder am Knie in der Bevölkerung über 60 Jahre betrafen Frauen (Statistisches Bundesamt 2014). Ein höherer Anteil an weiblichen Patienten in der Hüft- und Knieendoprothetik ist auch an anderer Stelle gut dokumentiert (Braun 2013; Lüring et al. 2013). Bedingt ist der höhere Anteil an weiblichen Patienten unter anderem durch die höhere Prävalenz der Arthrose (häufigste Indikation für einen endoprothetischen Hüft- oder Knieeingriff) sowie die signifikant höhere Lebenserwartung von Frauen (Rabenberg 2013).

Die Inanspruchnahme der Ersteingriffe ist deutlich mit dem Alter der Patienten assoziiert: Rund 40 % der in Deutschland dokumentierten endoprothetischen Hüft- oder Knieersteingriffe fallen in die Altersgruppe 70–79 Jahre (◘ Abb. 2.3). Das Durchschnittsalter bei Erstoperationen einer Hüft- oder Knie-TEP betrug 2013 69,7 bzw. 69,2 Jahre. Patienten, die einen Teilgelenkersatz am Knie erhielten, waren im Durchschnitt etwas jünger (Durchschnittsalter 65,8 Jahre). Die Anzahl der Patienten, die einen Teilgelenkersatz der Hüfte erhalten, ist wiederum unter den 85- bis 89-Jährigen am höchsten. In dieser Altersgruppe sind insgesamt mehr Fälle von Hüftersteingriffen mit Teilendoprothesen im Vergleich zu Totalendoprothesen dokumentiert. Dies ist vor allen Dingen in der hohen Prävalenz von Schenkelhalsfrakturen begründet, die in dieser Altersgruppe besonders häufig vorkommen und hauptsächlich mit Teilendoprothesen versorgt werden (▶ Abschn. 1.2.1 und ▶ Abschn. 1.2.2) (◘ Abb. 2.3) (Statistisches Bundesamt 2014).

Auch hinsichtlich der Verankerungstechnik ist ein Zusammenhang zum Alter der Patienten zu beobachten: Der Anteil an Hüft-TEP mit Zementierungen im Vergleich zu Hüft-TEP ohne Zementierung nimmt mit zunehmendem Alter der Patienten zu (Statistisches Bundesamt 2014).

2.3 Inanspruchnahme Wechseleingriffe und Revisionen ohne Wechsel

Gemäß Statistischem Bundesamt wurden in 2014 insgesamt 35.133 und in 2013 insgesamt 31.067

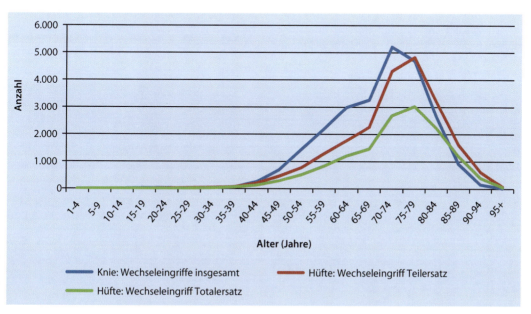

◘ **Abb. 2.4** Inanspruchnahme (absolute Anzahl) von Wechseleingriffen inklusive Revisionen ohne Wechsel differenziert nach Art und Altersgruppe (2013). (Quelle: IGES – Statistisches Bundesamt 2014)

Hüft- und 21.678 Kniewechseleingriffe (inklusive Revisionen ohne Wechsel) durchgeführt (absolute Anzahl). Bezogen auf den Bevölkerungsstand (Stichtag 31.12.2014), entsprach dies einer OP-Häufigkeit von 0,04 % (Hüfte) bzw. 0,06 % (Knie) in 2014 (eigene Berechnung, Statistisches Bundesamt 2014, Statistisches Bundesamt 2015). 3.784 Fälle bzw. 3.213 der Fälle in 2013 waren Revisionen ohne Wechsel von Teilen an der Hüfte bzw. am Knie. Revisionen ohne Wechsel machten somit rund 12 % bzw. 16 % aller dokumentierten Hüft- bzw. Kniewechseleingriffe eines Jahres (2013) aus. Der Ersatz einer Gelenkpfannenprothese (Teilersatz) bzw. die bikondyläre Oberflächenersatzprothese waren die am häufigsten durchgeführten Wechseleingriffe am Hüft- bzw. Kniegelenk (Tab. 2.2) (Statistisches Bundesamt 2014).

Die höchste Anzahl durchgeführter Wechseleingriffe und Revisionen (Total- und Teilersatz) betrifft in 2013 die Altersgruppe 75–79 Jahre. 40 % aller Wechseleingriffe und Revisionen an der Hüfte und am Knie betreffen die Altersgruppe 70–79 Jahre. 2013 lag das Durchschnittsalter der Patienten bei Wechseleingriffen und Revisionen der Hüfte bei 72,5 Jahren und des Knies bei 69 Jahren und ist dabei etwas höher als das Durchschnittsalter der Patienten bei Ersteingriffen (Abb. 2.4) (Statistisches Bundesamt 2014).

Die absolute Anzahl für Wechsel- und Revisionseingriffe liegt wie für Ersteingriffe bei Frauen über der bei Männern. Wenn man beachtet, dass die absolute Häufigkeit der Ersteingriffe bei Männern im Vergleich zu Frauen deutlich geringer ausfällt, wird bei Männern vergleichsweise häufiger eine Revision- oder ein Wechseleingriff durchgeführt (Abb. 2.5).

Ein direkter Bezug der in Anspruch genommenen Wechseleingriffe zu den Ersteingriffen desselben Jahres kann allerdings nicht hergestellt werden; aufgrund der mittleren Standzeiten der Endoprothesen ist die Anzahl der Wechseleingriffe in Relation zur kumulierten Anzahl an Ersteingriffen der letzten Jahre und Jahrzehnte zu setzen. Aspekte zur Bewertung der Häufigkeit von Wechseleingriffen (inklusive Revisionen ohne Wechsel) werden im Expertenkapitel ausgeführt (▶ Kap. 6).

Tab. 2.2 Inanspruchnahme (absolute Anzahl) von Wechseleingriffen und Revisionen am Hüft- und Kniegelenk (2013)

Beschreibung	Häufigkeit	
Hüftgelenk	n	%
Totalersatz		
Wechsel Totalendoprothese (nichtzementiert)	4.537	14,6
Wechsel Totalendoprothese (zementiert)	2.325	7,5
Wechsel Totalendoprothese (teilzementiert)	871	2,8
Wechsel Sonderprothese	837	2,7
Teilersatz		
Wechsel Gelenkpfannenprothese	12.473	40,1
Wechsel Femurkopfprothese	4.859	15,6
Wechsel Duokopfprothese	941	3,0
Wechsel Oberflächenersatzprothese	221	0,7
Wechsel schenkelhalserhaltende Femurkopfprothese	219	0,7
Revision (ohne Wechsel)	3.784	12,2
Wechseleingriffe und Revisionen Gesamt	31.067	100
Kniegelenk	n	%
bikondyläre Oberflächenersatzprothese	11.290	55,4
Wechsel unikondyläre Schlittenprothese	2.317	11,4
Wechsel Scharnierendoprothese	1.222	6,0
Wechsel Endoprothese mit erweiterter Beugefähigkeit	699	3,4
Wechsel Sonderprothese	533	2,6
Wechsel bikompartimentelle Teilgelenkersatzprothese	459	2,3
Wechsel Patellaersatz	439	2,2
Andere	212	1,0
Revision (ohne Wechsel)	3.213	15,8
Gesamt	20.384	100

Quelle: IGES – Statistisches Bundesamt (2014)

2.4 · Regionale Verteilung

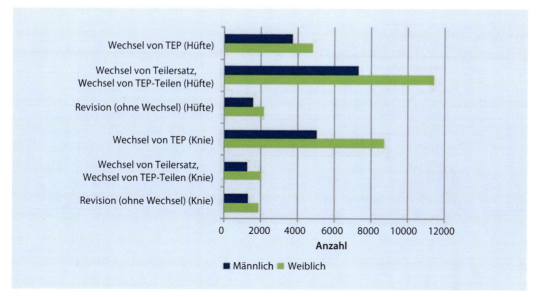

Abb. 2.5 Inanspruchnahme (absolute Anzahl) von Gelenkersatzverfahren am Hüft- und Kniegelenk differenziert nach Wechseleingriffen inklusive Revisionen ohne Wechsel und Geschlecht (2013). (IGES – Statistisches Bundesamt 2014)

2.4 Regionale Verteilung

Auf Basis von Abrechnungsdaten (Sekundärdaten) von AOK-Versicherten unter Einbezug von 24 Millionen Versicherten der Jahre 2005–2009 wurde die regionale Verteilung in der Hüft- und Kniegelenkersatzversorgung von Schäfer et al. auf Länder- und Kreisebene untersucht. Die Autoren errechneten altersstandardisierte Operationsraten (Ersteingriffe an der Hüfte und am Knie bezogen auf 100.000 Versicherte pro Jahr). Es wurden ausschließlich TEP berücksichtigt. Die Raten wurden altersstandardisiert (Europastandard) errechnet, um Verzerrungen aufgrund demographischer Unterschiede zwischen den Regionen zu minimieren und um die Ergebnisse regional und mit anderen Studien mit demselben Vergleichsstandard vergleichbar zu machen (Schäfer et al. 2013).

Insgesamt wurden 2009 148 Hüft- und 132 Knieerstoperationen pro 100.000 AOK-Versicherten durchgeführt. Auf der Ebene der Bundesländer zeigten sich hier deutliche Unterschiede: Die niedrigste Eingriffsrate an der Hüfte wurde in Berlin mit 120 und die höchste in Niedersachsen mit 168 dokumentiert. Dies entspricht einem Unterschied von ca. 40 % (◘ Abb. 2.6). Die Eingriffsraten am Knie zeigten ebenfalls deutliche regionale Schwankungen auf Länderebene (78,4 %): Die niedrigste Eingriffsrate war ebenfalls in Berlin zu beobachten (90). Am häufigsten wurde in der Studienpopulation eine Knie-TEP in Bayern erstmalig eingesetzt (160). Werden nach Ausschluss der Stadtstaaten nur die Flächenländer betrachtet, liegen die niedrigsten Eingriffsraten an der Hüfte in Sachsen-Anhalt (143) und am Knie in Mecklenburg-Vorpommern (109) und die höchsten in Bayern, Niedersachsen und Schleswig-Holstein bzw. Thüringen (Schäfer et al. 2013).

Auf Kreisebene zeigten sich anhand der AOK-Erhebung ebenfalls große Unterschiede. Die niedrigste Eingriffsrate an der Hüfte (gemittelter Wert für den Zeitraum 2005 bis 2009) lag bei 106 Fällen (Kreis Neustadt an der Weinstraße), der höchste Wert lag bei 216 Fällen pro 100.000 Versicherte (Neustadt an der Aisch). Auch auf Kreisebene sind die regionalen Unterschiede in der Inanspruchnahme von TEP am Knie größer ausgeprägt als bei den Hüftverfahren (Schäfer et al. 2013).

Ein Report der Deutschen Gesellschaft für Orthopädie und Orthopädische Chirurgie im Auftrag der Bertelsmann Stiftung zu regionalen Unterschieden und deren Einflussfaktoren mit dem Schwerpunkt Knieendoprothetik berichtete ebenfalls deut-

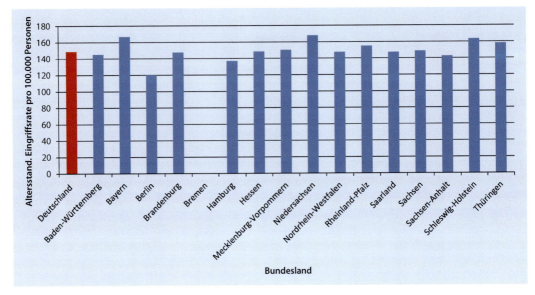

Abb. 2.6 Altersstandardisierte Eingriffsraten pro 100.000 AOK-Versicherte in 2009, Erstoperation Hüftgelenkersatz. (Quelle: IGES – Schäfer et al. 2013)

liche regionale Unterschiede in der Verteilung in Anspruch genommener Kniegelenkersatzverfahren (Abb. 2.7). Der Auswertung lagen ebenfalls Abrechnungsdaten von AOK-Versicherten, allerdings aus dem Zeitraum 2005–2011, zugrunde. Auch in dieser Untersuchung waren im Jahr 2011 in Bayern die altersstandardisierten Inspruchnahmen von Kniegelenkersatzverfahren am höchsten und in Berlin am niedrigsten. Überdurchschnittlich hohe Steigerungsraten von 2005–2011 sind der Berechnung zufolge außerdem an Patienten in den Bundesländern Schleswig-Holstein, Rheinland-Pfalz, Bayern, Thüringen, Hamburg, Hessen und Berlin zu beobachten (Lüring et al. 2013).

Insgesamt wurde für beide Gelenkersatzverfahren eine im Vergleich zum Gesamtdurchschnitt niedrigere Inanspruchnahme in den Regionen Ostdeutschlands festgestellt (mit der Ausnahme von Thüringen) (Schäfer et al. 2013).

Die Inanspruchnahme korrelierte dabei mit der Erkrankungshäufigkeit (Prävalenz) der Arthrose. In Regionen mit einem hohen Vorkommen wurde eine vergleichsweise höhere Inanspruchnahme von Hüft- und Knie-TEP beobachtet. Weitere erklärende Variablen für die Inanspruchnahme waren die Facharztdichte (Orthopäden), der regionale sozialökonomische Status und der städtische Raum. Je geringer die regionale Dichte an Orthopäden und je höher der sozioökonomische Status in der Region waren, umso häufiger wurden TEP von Versicherten, die in dieser Region wohnhaft waren, in Anspruch genommen. Im Vergleich zu ländlichen Regionen wurden TEP in den städtischen Regionen deutlich seltener durchgeführt (Schäfer et al. 2013).

Abb. 2.8 zeigt die von Lüring et al. errechneten altersstandardisierten Eingriffsraten pro 100.000 Einwohner in 2011 für Wechseleingriffe am Knie, unterschieden nach Wohnort-Bundesland der Patienten, sowie den Bundesdurchschnitt als Vergleich. Wechseleingriffe waren dabei definiert als „alle erneuten Operationen am gleichen Kniegelenk".

Die Analyse zeigt, dass in 2011 bezogen auf die Einwohnerzahl die meisten Wechseleingriffe am Knie bei Patienten in Sachsen-Anhalt, Thüringen, Bayern und Niedersachsen erfolgten. Patienten in Mecklenburg-Vorpommern wiesen die geringste Eingriffsrate auf.

In Abb. 2.9 wird deutlich, dass die Eingriffsraten in den letzten 10 Jahren teils beachtliche Steigerungen in den Bundesländern aufweisen. Die Abbildung unterscheidet allerdings Steigerungs-

2.4 · Regionale Verteilung

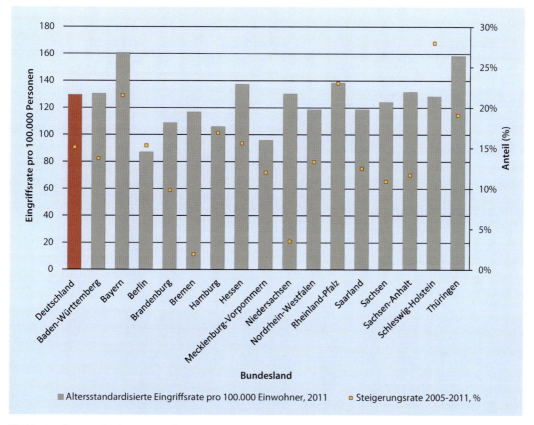

Abb. 2.7 Altersstandardisierte Eingriffsraten pro 100.000 AOK-Versicherte in 2011, Erstimplantationen am Knie, nach Wohnort-Bundesland sowie im Bundesdurchschnitt, mit Steigerungsraten der Eingriffszahlen, 2005–2011. (Quelle: IGES – Lüring et al. 2013)

raten zwischen 2005 und 2008 sowie 2008 und 2011, um zu verdeutlichen, dass im früheren Zeitraum der Anstieg der Eingriffsraten im Vergleich zum späteren Zeitraum (mit Ausnahme von Bremen) deutlich größer ausfiel. In den Jahren ab 2008 sind tendenziell niedrigere Steigerungsraten zu sehen und in einigen Bundesländern sogar rückläufige Raten (Lüring et al. 2013).

Südöstlich gelegene Bundesländer zeigen damit fast durchgängig höhere Operationsraten als jene im Nordosten. Auf Kreisebene werden noch stärkere Unterschiede beobachtet. Bei Primärimplantation wird im Landkreis mit der höchsten Implantationsrate 2,9-mal häufiger ein künstliches Knie implantiert als im Kreis mit der niedrigsten Rate. Für die Revision beträgt die größte Variation zwischen zwei Kreisen maximal das 4,9-Fache (Lüring et al. 2013).

Es werden vielfältige Gründe für die Unterschiede in der Häufigkeit der Versorgung diskutiert: Ein regional unterschiedlicher Zugang zur Krankenhausversorgung wird in Betracht gezogen, ebenso erfolgt eine Verzerrung durch ein Auseinanderfallen von Wohnort und Operationsort. Auch Unterschiede in der Erlösstruktur sowie Fehlanreize durch das Vergütungssystem stehen in der Diskussion, regionale Unterschiede zu begünstigen. Die Autoren verweisen jedoch ausdrücklich auf die Position, dass in der Vergangenheit beobachtete Fallzahlsteigerungen, die nicht auf demographische Verschiebungen zurückzuführen sind, nicht alleine auf monetäre Fehlanreize reduziert werden sollten (Lüring et al. 2013). Insgesamt ist die Datengrundlage aber nicht ausreichend, kausale Zusammenhänge herzustellen (Lüring et al. 2013).

Kapitel 2 · Häufigkeit endoprothetischer Hüft- und Knieoperationen

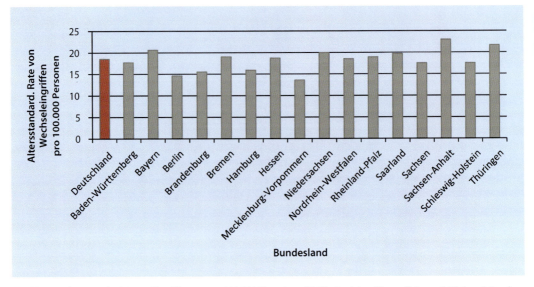

◘ **Abb. 2.8** Altersstandardisierte Eingriffsraten pro 100.000 Einwohner für Wechseleingriffe am Knie, nach Wohnort-Bundesland sowie im Bundesdurchschnitt (2011). (Quelle: IGES – Lüring et al. 2013)

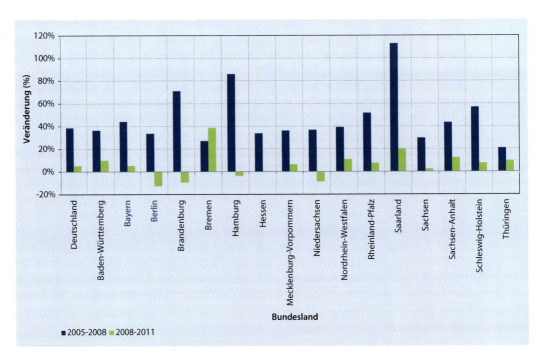

◘ **Abb. 2.9** Veränderungsraten der altersstandardisierten Wechseleingriffsraten (Knie), 2005–2008 und 2008–2011. (Quelle: IGES – Lüring et al. 2013)

2.5 Mengenentwicklung

2.5.1 Ersteingriffe

Seit 2007 nimmt die absolute Anzahl endoprothetischer Hüft- und Knieersteingriffe entsprechend der Zunahme der Anzahl von Personen im höheren Alter (Risikopopulation) in der Bevölkerung zu. Die OP-Häufigkeit für Hüft- und Knieersteingriffe hat im Zeitraum 2007 bis 2014 unter Patienten über 70 Jahre innerhalb der Bevölkerung (Bevölkerungsstand des entsprechenden Jahres mit Stichtag 31.12.) über 70 Jahre nicht zugenommen, sondern lag stabil für Hüftersteingriffe bei 1,1 % (2007 und 2014) bzw. bei Knieersteingriffen zwischen 0,7 % (2007) und 0,6 % (2014) (◘ Abb. 2.10) (eigene Berechnung, Statistisches Bundesamt 2014, Statistisches Bundesamt 2015). Nach einer Zunahme der absoluten Anzahl der Ersteingriffe (2007–2011), war im Bereich des Hüftgelenkersatzes ein leichter Rückgang von 213.935 Fällen in 2011 auf 210.384 Fälle im Jahr 2013 zu verzeichnen, gefolgt von einem Anstieg auf 219.325 Fälle in 2014. Im Jahr 2009 wurde mit 159.137 Knie-Erstimplantationen ein Niveau erreicht, das sich in den Jahren 2010 und 2011 kaum veränderte, sich aber danach verringerte. Im Jahr 2013 wurden 7,6 % weniger Ersteingriffe am Knie durchgeführt als 2008 bzw. 10,1 % weniger Ersteingriffe (absolut Anzahl) als zur Zeit des Höchststandes 2009.

Betrachtet man die Inanspruchnahme von Hüft-TEP differenziert nach Auswahl der Verankerung, sind Mengenveränderungen im Zeitverlauf erkennbar. Die zementfreie Implantation einer TEP (keine Sonderanfertigung) nahm im beobachteten 6-Jahreszeitraum absolut um 5 % zu. Die Anwendung von zementierten Verfahren ging im gleichen Zeitraum zurück: Zementierte bzw. teilzementierte TEP wurden im Jahre 2013 zu 33 % bzw. 9 % seltener eingesetzt, als es noch 2008 der Fall war. Sonderprothesen nehmen nur eine untergeordnete Rolle ein (◘ Abb. 2.11).

Die Mengenentwicklung der vier häufigsten Ersteingriffe beim Kniegelenkersatz ist in den letzten Jahren rückläufig (◘ Abb. 2.12). Der Rückgang

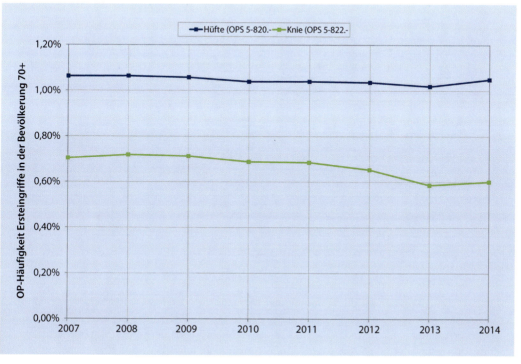

◘ **Abb. 2.10** OP-Häufigkeit Hüft- und Knieersteingriffe in der Bevölkerung 70+ im Zeitverlauf (2007–2014). (Quelle: IGES – eigene Berechnung, Statistisches Bundesamt 2014, Statistisches Bundesamt 2015)

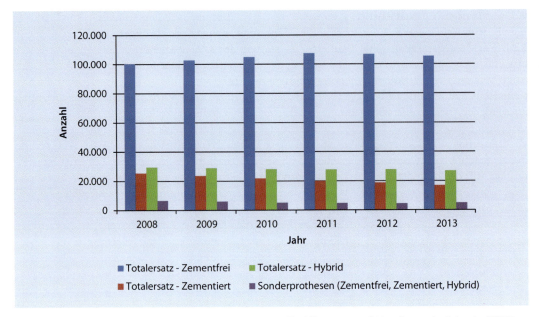

Abb. 2.11 Absolute Anzahl durchgeführter Hüft-TEP (Ersteingriffe) differenziert nach Verankerung im Zeitverlauf (2008–2013). (Quelle: IGES – Statistisches Bundesamt 2014)

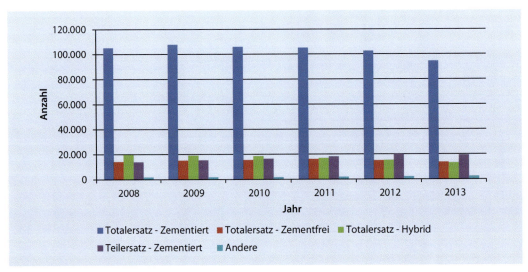

Abb. 2.12 Absolute Anzahl durchgeführter Knieersteingriffe differenziert nach Verankerung im Zeitverlauf (2008–2013). (Quelle: IGES – Statistisches Bundesamt 2014)

an Ersteingriffen ist primär auf die Verminderung der Inanspruchnahme zementierter Totalersatzeingriffe zurückzuführen.

Eine Auswertung der Entwicklung der Fallzahlen von Hüft- und Knieeingriffen in Deutschland für den Zeitraum 2005–2011 zeigte, dass die Mengenzunahme endoprothetischer Hüftersteingriffe größtenteils durch demografische Veränderungen erklärbar waren, bei der bis 2011 beobachteten Zunahme endoprothetischer Knieersteingriffe überwogen hingegen nicht demografische Faktoren (Wengler et al. 2014).

2.5 · Mengenentwicklung

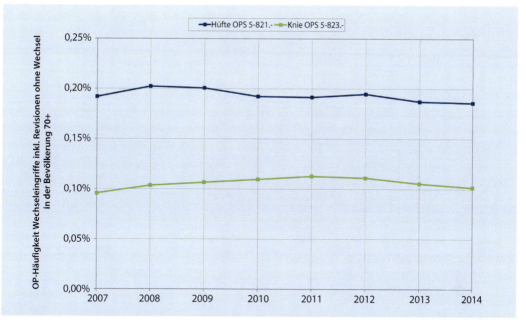

Abb. 2.13 OP-Häufigkeit Wechseleingriffe und Revisionen (ohne Wechsel) Hüft- und Kniegelenkersatz in der Bevölkerung 70+ im Zeitverlauf (2007-2014). (Quelle: IGES – eigene Berechnung, Statistisches Bundesamt 2014, Statistisches Bundesamt 2015)

Falls sich eine Mengenentwicklung nicht ausreichend durch die demographischen Entwicklungen in der Gesellschaft erklären lässt, kann eine Über- oder Unterversorgung diskutiert werden (Barmer GEK 2010). Neben der Demographie beeinflussen weitere Faktoren und deren Veränderungen (medizinische, ökonomische, systemische, ▶ Abschn. 2.4) die Häufigkeit der Inanspruchnahme medizinischer Leistungen im zeitlichen Verlauf. Deren Effekte können oft nicht ausreichend quantifiziert werden (▶ Kap. 6).

2.5.2 Wechseleingriffe und Revisionen

Die absolute Anzahl aller durchgeführter Wechseleingriffe und Revisionen ohne Wechsel an der Hüfte und Knie hat im Zeitraum 2007 bis 2014 zugenommen. Die OP-Häufigkeit unter den über 70-Jährigen hat seit 2007 in der Bevölkerung (Bevölkerungsstand des entsprechenden Jahres, Stichtag 31.12.) weder für Hüft- noch Kniewechseleingriffe (inklusive Revisionen ohne Wechsel) zugenommen und liegt stabil bei Hüftwechseleingriffen bei 0,19 % (2007 und 2014) bzw. für Kniewechseleingriffe bei 0,10 % (◘ Abb. 2.13) (eigene Berechnung, Statistisches Bundesamt 2014, Statistisches Bundesamt 2015). Die absolute Anzahl der Wechseleingriffe an der Hüfte bezogen auf einen Totalersatz sank im Beobachtungszeitraum 2008–2013 um 12,2 %. Dies ist im Wesentlichen auf einen Rückgang der Eingriffe an zementierten Hüft-TEP zurückzuführen. Diese gingen zwischen 2008 und 2013 kontinuierlich um insgesamt 32,8 % zurück. Dagegen nahm die Anzahl an kodierten Wechseln von nichtzementierten TEP im selben Zeitraum um 8,5 % zu. Die Zunahme ist vermutlich auch auf die höhere Anzahl an eingesetzten zementfreien Implantaten zurückzuführen. Auch teilzementierte TEP und Sonderprothesen wurden 2013 seltener gewechselt als noch 2008. Hier war ein Rückgang von 24,9 % bzw. 17,0 % zu beobachten. Erfolgt bei einer nichtzementierten TEP ein Wechsel, so wird sie häufig durch eine weitere nichtzementierte TEP (33,2 % der nichtzementierten TEP-Wechsel) oder durch eine Sonderprothese ersetzt (38,7 %) (◘ Abb. 2.14).

Der mit Abstand häufigste Wechseleingriff am Knie in den Jahren 2008–2013 ist der Einsatz einer bikondylären Oberflächenersatzprothese, gefolgt

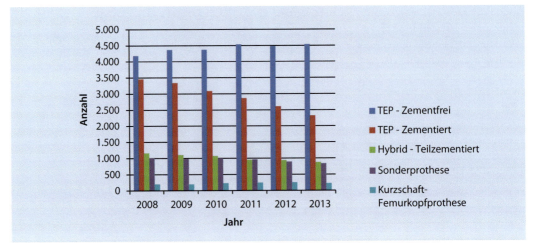

◘ Abb. 2.14 Absolute Anzahl durchgeführter Hüftwechseleingriffe differenziert nach Verankerung im Zeitverlauf (2008–2013). (Quelle: IGES – Statistisches Bundesamt 2014)

◘ Tab. 2.3 Absolute Anzahl durchgeführter Wechseleingriffe und Revisionen (ohne Wechsel) am Knie im Zeitverlauf (2008–2013)

OPS	Bezeichnung	2008	2009	2010	2011	2012	2013
5-823.0	Revision (ohne Wechsel)	3.497	3.421	3.444	3.518	3.291	3.213
5-823.1	Wechsel einer unikondylären Schlittenprothese	1.971	1.974	2.057	2.297	2.443	2.317
5-823.2	Wechsel einer bikondylären Oberflächenersatzprothese	10.590	11.049	11.821	11.916	11.614	11.290
5-823.3	Wechsel einer Scharnierendoprothese	1.011	1.068	1.127	1.245	1.255	1.222
5-823.4	Wechsel einer Sonderprothese	480	535	529	585	563	533
5-823.5	Wechsel eines Patellaersatzes	450	446	535	516	528	439
5-823.b	Wechsel einer Endoprothese mit erweiterter Beugefähigkeit	866	811	824	774	840	699
5-823.c	Wechsel eines interpositionellen nicht verankerten Implantates	184	178	174	132	119	100
5-823.f	Wechsel einer bikompartimentellen Teilgelenkersatzprothese	0	480	512	461	516	459
5-823.h	Wechsel eines endoprothetischen Gelenkersatzes ohne Bewegungsfunktion	0	0	0	63	84	112
5-823.x	Sonstige	242	225	241	202	194	188
5-823.y	N. n. bez.	31	41	25	19	32	16

Quelle: IGES – Statistisches Bundesamt (2014)

2.5 · Mengenentwicklung

Tab. 2.4 Absolute Anzahl durchgeführter Wechseleingriffe bei bikondylären Oberflächenersatzprothesen im Zeitverlauf (2008–2013)

OPS	Bezeichnung	2008	2009	2010	2011	2012	2013
5-823.20	Typgleich	305	247	255	228	241	247
5-823.21	In eine andere Oberflächenersatzprothese, nicht zementiert	47	53	50	31	32	38
5-823.22	In eine andere Oberflächenersatzprothese, (teil-)zementiert	1.212	1224	1210	1167	1116	1101
5-823.23	In eine Scharnierprothese, nicht zementiert	39	58	56	59	67	68
5-823.24	In eine Scharnierprothese, (teil-)zementiert	2.093	2275	2474	2557	2494	2362
5-823.25	In eine Sonderprothese, nicht zementiert	68	71	87	80	84	91
5-823.26	In eine Sonderprothese, (teil-)zementiert	1.765	1938	2126	2110	1927	1763
5-823.27	Inlaywechsel	3.796	3961	4240	4507	4539	4534
5-823.28	Teilwechsel Femurteil	287	255	311	257	284	262
5-823.29	Teilwechsel Tibiateil	887	875	934	843	774	738
5-823.2x	Sonstige	91	92	78	77	56	86

Quelle: IGES – Statistisches Bundesamt (2014)

von der Revision ohne Wechsel und dem Wechsel einer unikondylären Schlittenprothese (Tab. 2.3).

Bereits 37,5 % aller betrachteten Wechseleingriffe bei bikondylären Oberflächenersatzprothesen sind durch den Wechsel des Kunststoffinlays erfasst. Dieser Eingriff ist einfacher und komplikationsärmer als der Wechsel anderer, im Knochen verankerter Implantatteile (Lüring et al. 2013). Der Inlaywechsel war bereits 2008 der häufigste Wechseleingriff. Es kam bis 2013 zu einer Zunahme an Inlaywechseln von 19,4 %. Andere zahlenmäßig häufige Eingriffe weisen eine geringere Steigerungsrate auf. Sofern bei einem Wechseleingriff nicht ausschließlich das Inlay gewechselt wird, wird in der Regel der komplette Oberflächenersatz durch zementierte Scharnier- oder Sonderprothesen ersetzt. Andere Verfahren spielen nur eine untergeordnete Rolle. Nur 3,2 % aller Komplett-Endoprothesenwechsel (also ohne Teilwechsel) werden zementfrei durchgeführt (Tab. 2.4).

Aufgrund der beschriebenen Zunahme der endoprothetischen Knieersteingriffe bis 2009 prognostizierten Lüring et al. (2013) einen entsprechenden Anstieg der Kniewechseloperationen. Die prognostizierte anhaltende Mengenzunahme am Kniegelenkersatz (Haas et al. 2013; Lüring et al. 2013) lässt sich zum heutigen Zeitpunkt auf Basis der OPS-Daten des Statistischen Bundesamtes nicht zeigen (Statistisches Bundesamt 2014).

Pabinger et al. werteten die Inanspruchnahme von Hüftgelenkersatz im Zusammenhang mit ökonomischen Daten der OECD-Länder von 1990–2011 aus. Sie stellten fest, dass die Zuwachsraten in den Eingriffen besonders stark bei den unter 65-Jährigen ausgeprägt waren und rechnen daher in Zukunft aufgrund des demographischen Wandels mit einer starken Zunahme an Wechsel- und Revisionseingriffen (Pabinger und Geissler 2014).

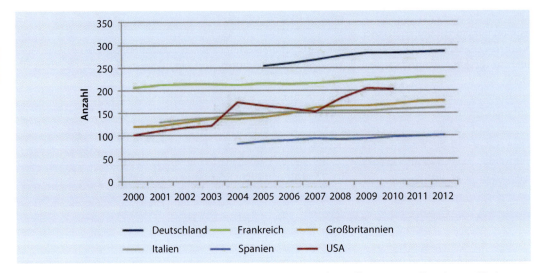

◘ Abb. 2.15 Internationale Betrachtung der Anzahl endoprothetischer Hüfteingriffe pro 100.000 Einwohner auf Basis von Daten der OECD im Zeitverlauf (2000–2012) (Darstellung von Häufigkeiten ohne Altersadjustierung)*. (Quelle: IGES – OECD 2014)

2.6 Internationaler Vergleich

Die absolute Anzahl endoprothetischer Hüft- und Knieeingriffe hat in den vergangenen Jahrzehnten nicht nur in Deutschland, sondern europaweit und in den USA zugenommen (Finkenstädt und Niehaus 2015; Merx et al. 2003; Wengler et al. 2014). Mit der Zunahme der Prävalenz altersassoziierter Grunderkrankungen wie Arthrose und Osteoporose, die mit einem erhöhten Risiko für eine Schenkelhalsfraktur einhergehen, und anderer Risikofaktoren für einen Gelenkersatz nimmt auch dessen Bedarf zu (◘ Abb. 2.15, OECD 2014). Als Grund hierfür werden u. a. der demographische Wandel der Bevölkerung und die damit verbundene Zunahme der Risikopopulation für einen Gelenkersatz genannt (Wengler et al. 2014).

So zeigten Analysen, dass nach Korrektur demographiebedingter Faktoren der Zuwachs endoprothetischer Eingriffe zwischen 2005 und 2011 lediglich 3 % betrug; ohne diese Korrektur betrug der Zuwachs 11 % (Wengler et al. 2014) (► Abschn. 2.5.1).

Bei Betrachtung der Anzahl genutzter Gelenkersätze liegt Deutschland im internationalen Vergleich auf Basis von OECD-Angaben in der Spitzengruppe (◘ Abb. 2.16 u. ◘ Abb. 2.17; OECD 2014). Allerdings sind bei dieser Betrachtung auf Datenbasis der OECD der demographische Wandel, die aktuelle Altersstruktur der Bevölkerungen und weitere die Inanspruchnahme beeinflussende Faktoren nicht berücksichtigt. Aussagen über die länderspezifische Versorgungssituation (Über- oder Unterversorgung), die sich aus diese Daten ableiten, sind auf Grund der starken Altersabhängigkeit endoprothetischer Hüft- und Knieeingriffe allein wegen der fehlenden Berücksichtigung länderspezifischer Altersstrukturen wenig belastbar.

Das Alter und die Altersstrukturen unterscheiden sich international erheblich (◘ Abb. 2.18). In Deutschland war im Jahr 2012 rund die Hälfte der Bevölkerung 45,53 Jahre alt und älter (Medianalter) und war damit die zweitälteste Bevölkerung nach Japan innerhalb der OECD-Länder. Innerhalb Europas zählt die Bevölkerung Deutschlands zusammen mit Italien zu den ältesten (United Nations 2013). Die Aufteilung der Bevölkerung nach Altersgruppen ist versorgungsrelevant, wenn das Risiko für eine Erkrankung und damit auch die Wahrscheinlichkeit der Inanspruchnahme therapeutischer Maßnahmen, wie bei Gelenkersatz, mit dem Alter deutlich zunimmt.

In einer Studie des Wissenschaftlichen Instituts der Privaten Krankenversicherungen (WIP) wurde der Einfluss des Bevölkerungsalters in verschie-

2.6 · Internationaler Vergleich

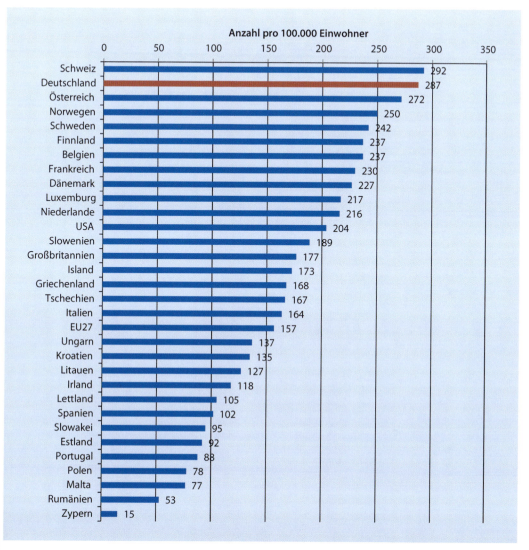

Abb. 2.16 Inanspruchnahme Hüftgelenkersatz pro 100.000 Einwohner in den OECD-Ländern und den USA, 2012 (oder aktuellste Daten) (Darstellung von Häufigkeiten ohne Altersadjustierung)*. (Quelle: IGES – OECD 2014)

denen Ländern auf die Häufigkeit von 15 chirurgischen Eingriffen inklusive des Gelenkersatzes der Hüfte und des Knies untersucht. Grundlage waren Daten, die in der OECD-Gesundheitsstatistik veröffentlicht wurden (Finkenstädt und Niehaus 2015). Deutschland hatte auf Basis der in die Studie einbezogenen Daten mit einem Medianalter von 44,3 Jahren nach Japan (44,6) unter den betrachteten Ländern das höchste Bevölkerungsalter (Abb. 2.19).

Finkenstädt et al. zeigten, dass eine Berücksichtigung der Altersstruktur der deutschen Bevölkerung einen Einfluss auf die Rangordnung des internationalen Ländervergleiches (Hüfte: 32 Länder, Knie: 21 Länder) hat. Beim Hüftgelenkersatz nimmt Deutschland nach Berücksichtigung der Altersstruktur Platz 5 anstatt Platz 2 ein und rangiert damit hinter der Schweiz, Norwegen, Österreich und Luxemburg; beim Kniegelenkersatz verschiebt sich die deutsche Rangposition von Platz 5 auf Platz 8

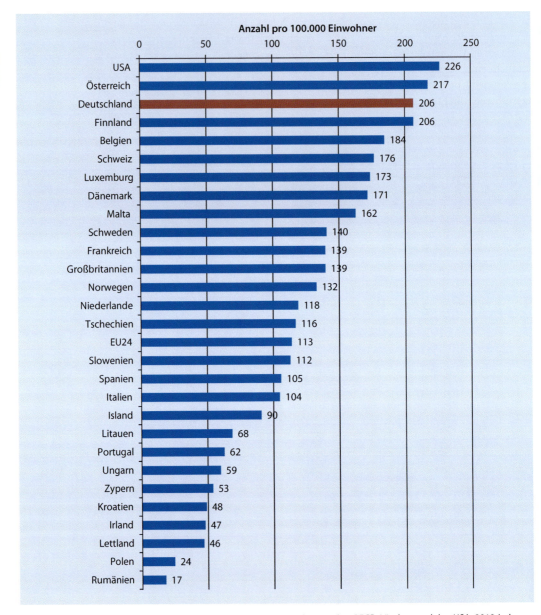

Abb. 2.17 Inanspruchnahme Kniegelenkersatz pro 100.000 Einwohner in den OECD-Ländern und den USA, 2012 (oder aktuellste Daten) (Darstellung von Häufigkeiten ohne Altersadjustierung)*. (Quelle: IGES – OECD 2014)

2.6 · Internationaler Vergleich

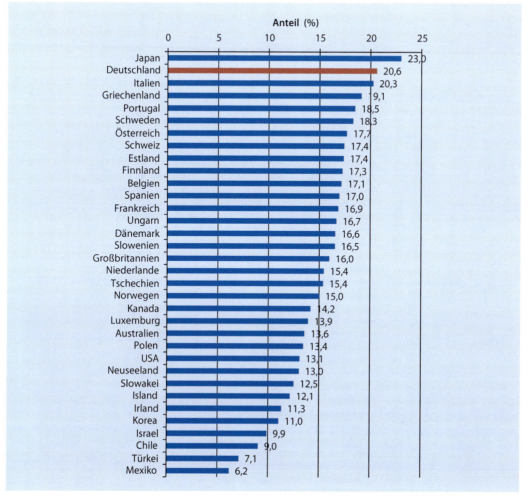

Abb. 2.18 Anteil der Personen im Alter ≥ 65 Jahre an der Gesamtbevölkerung, 2010. (Quelle: IGES – OECD 2014)

(◘ Abb. 2.20 u. ◘ Abb. 2.21; Finkenstädt und Niehaus 2015, 2013). Der Faktor zwischen geringster und höchster OP-Häufigkeit, wird als Indikator für die Versorgungssituation diskutiert (Niethard et al. 2013). Auf Basis der OECD-Daten liegt dieser Faktor für endoprothetische Hüfteingriffe innerhalb Deutschlands bei 2 (Finkenstädt und Niehaus 2015) und innerhalb der USA bei 4 (Fisher et al. 2010). Endoprothetischen Knieeingriffen unterscheiden sich regional innerhalb Deutschlands um den Faktor 3,2 (Finkenstädt und Niehaus 2015) und in den USA um den Faktor 3,8 (Fisher et al. 2010). Insbesondere bei den Hüfteingriffen kann bei einer hohen Rate, aber vergleichsweise geringen regionalen Varianz, von einer allgemein akzeptierten Indikationsstellung und einem akzeptiertem Versorgungsstandard ausgegangen werden (Niethard et al. 2015).

Neben demographischen beeinflussen auch soziale, ökonomische, strukturelle oder medizinische Faktoren (Merx et al. 2003; Pabinger und Geissler 2014) sowie spezifische Charakteristika der nationalen Gesundheitssysteme, wie beispielsweise unterschiedliche Kodiersysteme und Unterschiede in der Datenerfassung, die Inanspruchnahme einer Gesundheitsleistung bzw. deren Abbildung. So melden einige Länder nur den totalen Hüftgelenkersatz (z. B. Estland), andere schließen auch den partiellen Hüftgelenkersatz ein (OECD 2014). In einigen Län-

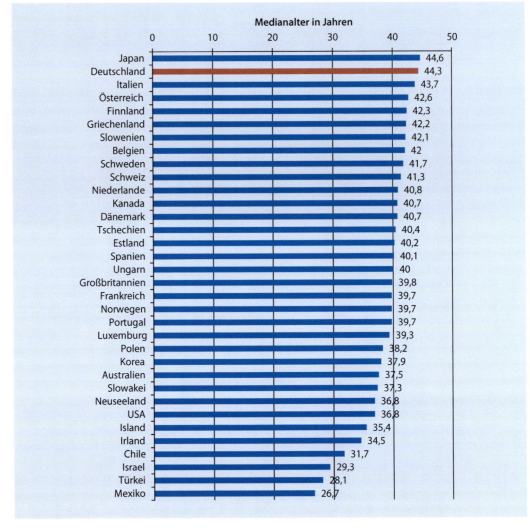

Abb. 2.19 Medianalter der OECD-Länder, 2010. (Quelle: IGES – OECD 2014, Finkenstädt und Niehaus 2015)

dern fließen Datenmeldungen aus privaten Krankenhäusern nicht (z. B. Irland) oder nur zum Teil (z. B. Spanien) in die Statistiken ein (Finkenstädt und Niehaus 2015; OECD 2014). Die Inanspruchnahme von Gelenkersatzverfahren steht auch mit der wirtschaftlichen Leistung und den Pro-Kopf-Gesundheitsausgaben eines Landes in Zusammenhang (Pabinger und Geissler 2014).

Dies macht deutlich, dass Daten aus internationalen Vergleichen einer vorsichtigen Interpretation bedürfen. Bewertungen der nationalen Versorgungssituation basierend auf internationalen Vergleichen oder Rangbildungen der OECD-Daten ohne entsprechende Adjustierung sind nicht belastbar.

2.6 · Internationaler Vergleich

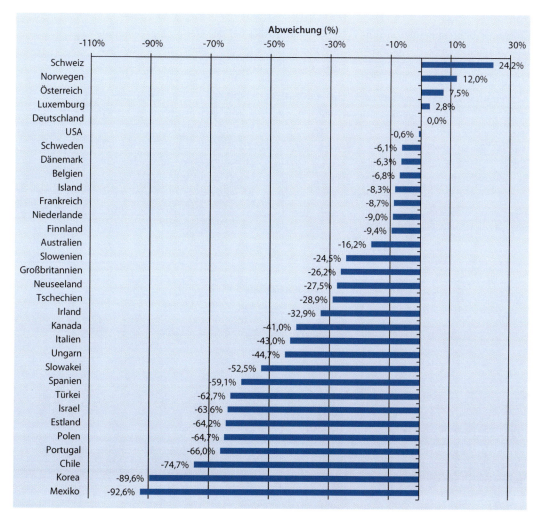

Abb. 2.20 Abweichung von der deutschen Fallzahl nach Altersstandardisierung bei Hüftgelenkersatzeingriffen. (Quelle: IGES – Finkenstädt und Niehaus 2015)

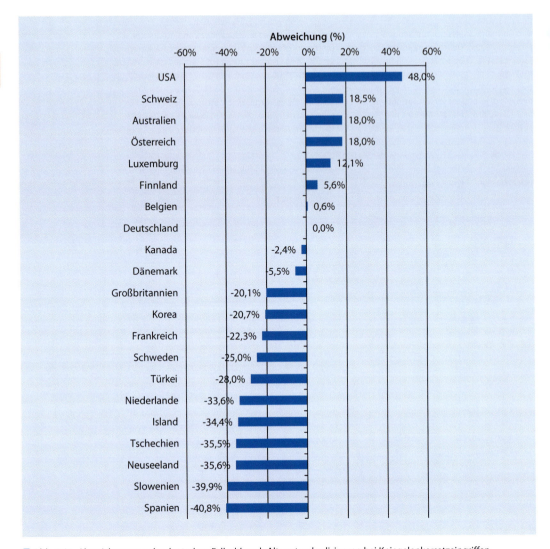

Abb. 2.21 Abweichung von der deutschen Fallzahl nach Altersstandardisierung bei Kniegelenkersatzeingriffen. (Quelle: IGES – Finkenstädt und Niehaus 2015)

Open Access Dieses Kapitel wird unter der Creative Commons Namensnennung-Nicht kommerziell 4.0 International Lizenz (http://creativecommons.org/licenses/by-nc/4.0/deed.de) veröffentlicht, welche für nicht kommerzielle Zwecke die Nutzung, Vervielfältigung, Bearbeitung, Verbreitung und Wiedergabe in jeglichem Medium und Format erlaubt, sofern Sie den/die ursprünglichen Autor(en) und die Quelle ordnungsgemäß nennen, ein Link zur Creative Commons Lizenz beifügen und angeben, ob Änderungen vorgenommen wurden.
Etwaige Abbildungen oder sonstiges Drittmaterial unterliegen ebenfalls der genannten Creative Commons Lizenz, sofern sich aus der Abbildungslegende oder der Quellreferenz nichts anderes ergibt. Sofern solches Drittmaterial nicht unter der genannten Creative Commons Lizenz steht, ist eine Vervielfältigung, Bearbeitung oder öffentliche Wiedergabe nur mit vorheriger Zustimmung des betreffenden Rechteinhabers oder auf der Grundlage einschlägiger gesetzlicher Erlaubnisvorschriften zulässig.

Literatur

BARMER GEK Report Krankenhaus 2010. Schwerpunktthema: Trends in der Endoprothetik des Hüft- und Kniegelenks. Schriftenreihe zur Gesundheitsanalyse, Band 3. St. Augustin: Asgard-Verlag. ISBN: 978-537-44103-4.

Braun B (2013): Knie- und Hüft-(Total-) Endoprothesen 2008 bis 2012 – hkk Gesundheitsreport. Bremen: hkk Erste Gesundheit. https://www.hkk.de/fileadmin/doc/broschueren_flyer/sonstiges/20131129_hkk_Gesundheitsreport_Knie-Hueft-Tep.pdf. [Abruf am: 03.11.2015].

DIMDI (2015): Operationen an den Bewegungsorganen (5-78...5-86). OPS Version 2015. Letzte Aktualisierung: 17. Oktober 2014. Köln: Deutsches Institut für Medizinische Dokumentation und Information. https://www.dimdi.de/static/de/klassi/ops/kodesuche/onlinefassungen/opshtml2015/block-5-78...5-86.htm [Abruf am: 23.06.2015].

Finkenstädt V & Niehaus F (2013): Rationierung und Versorgungsunterschiede in Gesundheitssystemen. Ein internationaler Überblick. Köln: Wissenschaftliches Institut der PKV. ISBN: 978-3-9813569-4-6.

Finkenstädt V & Niehaus F (2015): Die Aussagekraft von Länderrankings im Gesundheitsbereich. Köln: Wissenschaftliches Institut der PKV. ISBN: 978-3-9813569-7-7.

Fisher E, Bell J, Tomek I, Esty A & Goodman D (2010): Trends and regional variation in hip, knee, and shoulder replacement. http://www.dartmouthatlas.org/downloads/reports/Joint_Replacement_0410.pdf [Abruf 06.06.2015].

Haas H, Grifka J, Günther KP, Heller KD, Niethard FU, Windhagen H, Ebner M & Mittelmeier W (2013): EndoCert. Zertifizierung von Endoprothetischen Versorgungszentren in Deutschland. Stuttgart: Georg Thieme Verlag KG. ISBN: 978-3-13-174081-6.

Lüring C, Niethard FU, Günther KP, Schäfer T, Hannemann F, Pritzkuleit R, Meier W & Kirschner S (2013): Regionale Unterschiede und deren Einflussfaktoren – Schwerpunkt Knieendoprothetik. Report der Deutschen Gesellschaft für Orthopädie und Orthopädische Chirurgie. Bertelsmann Stiftung.

Merx H, Dreinhofer K, Schrader P, Sturmer T, Puhl W, Gunther KP & Brenner H (2003): International variation in hip replacement rates. Annals of the rheumatic diseases 62(3), 222-226. ISSN: 0003-4967.

Niethard F, Mahlzahn J, Schäfer T (2013): Endoprothetik und Wirbelsäuleneingriffe - Uneinheitliches Versorgungsgeschehen. Deutsches Ärzteblatt 110(27-28), 1362-1365.

OECD (2014): Health at a Glance: Europe 2014. OECD Publishing. ISBN: 978-92-64-22327-1.

Pabinger C & Geissler A (2014): Utilization rates of hip arthroplasty in OECD countries. Osteoarthritis Cartilage 22(6), 734-741. DOI: S1063-4584(14)01044-9 pii ;10.1016/j.joca.2014.04.009.

Rabenberg M (2013): Arthrose. Gesundheitsberichterstattung des Bundes. Heft 54. Berlin: Robert Koch-Institut, Statistisches Bundesamt. ISBN: 978-3-89606-219-2.

Schäfer T, Pritzkuleit R, Jeszenszky C, Malzahn J, Maier W, Gunther KP & Niethard F (2013): Trends and geographical variation of primary hip and knee joint replacement in Germany. Osteoarthritis and Cartilage 21(2), 279-288. DOI: 10.1016/j.joca.2012.11.006.

Statistisches Bundesamt (2014): Gesundheit. Fallpauschalenbezogene Krankenhausstatistik (DRG-Statistik) Operationen und Prozeduren der vollstationären Patientinnen und Patienten in Krankenhäusern – Ausführliche Darstellung – 2013. Wiesbaden.

Statistisches Bundesamt (2015): https://www.destatis.de/DE/ZahlenFakten/GesellschaftStaat/Bevoelkerung/Bevoelkerung.html [Abruf am: 31.5.2016].

United Nations (2013): World Population Prospects: The 2012 Revision, Highlights and Advance Tables. Working Paper No. ESA/P/WP.228. 2015/12/29/. United Nations, Department of Economic and Social Affairs, Population Division. http://esa.un.org/unpd/wpp/Publications/Files/WPP2012_HIGHLIGHTS.pdf [Abruf am: 04.11.2015].

Wengler A, Nimptsch U & Mansky T (2014): Hip and knee replacement in Germany and the USA: analysis of individual inpatient data from German and US hospitals for the years 2005 to 2011. Deutsches Arzteblatt international 111(23-24), 407-416. DOI: 10.3238/arztebl.2014.0407.

Versorgungssituation

Michael Weißer, Ute Zerwes, Simon Krupka, Tonio Schönfelder, Silvia Klein, Hans-Holger Bleß

3.1 Studienbasis – 44

3.2 Ambulante Versorgung – 45

3.3 Stationäre Versorgung – 47
3.3.1 Ersteingriffe – 47
3.3.2 Wechseleingriffe – 56
3.3.3 Begleitende Maßnahmen während des stationären Aufenthaltes – 62
3.3.4 Komplikationen – 65

3.4 Rehabilitation – 68
3.4.1 Therapieempfehlungen und Therapiestandards – 70
3.4.2 Versorgungsangebot – 70
3.4.3 Inanspruchnahme – 71
3.4.4 Umsetzung therapeutischer Maßnahmen – 72
3.4.5 Wirksamkeit der Anschlussrehabilitation – 74
3.4.6 Rehabilitationsnachsorge – 74
3.4.7 Herausforderungen – 75
3.4.8 Ausblick – 75

3.5 Qualitätsaspekte in der Versorgung – 76
3.5.1 Materialien – 76
3.5.2 Operation und perioperatives Management – 77
3.5.3 Chirurg – 79
3.5.4 Klinik – 80
3.5.5 Patient – 80
3.5.6 Behandlungsergebnis nach Krankenhausentlassung – 82
3.5.7 Indikationsstellung – 85
3.5.8 Regionale Unterschiede – 86

Literatur – 87

H.-H. Bleß, M. Kip (Hrsg.), *Weißbuch Gelenkersatz*,
DOI 10.1007/978-3-662-53260-7_3, © Der/die Autor(en) 2017

Zusammenfassung

Rund die Hälfte der Krankenhäuser in Deutschland führt endoprothetische Hüft- bzw. Knieersteingriffe durch. 80 % (Hüfte) bzw. 96 % (Knie) der Ersteingriffe sind auf die sympotmatische Arthrose zurückzuführen.
Gemäß der vorgeschriebenen externen Qualitätssicherung für Krankenhäuser steigt seit Jahren der Anteil der Patienten, bei denen eine angemessene Indikation dokumentiert ist. Er lag 2014 für beide Eingriffe bundesweit bei 96 %. Einschränkend ist, dass einige für die Indikation relevante Kriterien derzeit noch nicht einheitlich oder evidenzbasiert definiert sind. Der Hüft- bzw. Kniegelenkersatz gehört im stationären Sektor zu den häufig durchgeführten Prozeduren. Gemessen an allen vollstationär versorgten Patienten stellen Patienten mit erstmaligem Hüft- und Kniegelenkersatz einen Anteil von rund 2 % dar. Die Dauer stationärer Aufenthalte für einen Gelenkersatz sank in den vergangenen Jahren kontinuierlich und stärker als die durchschnittliche stationäre Verweildauer aller stationären Behandlungen. Die belief sich 2014 im Durchschnitt bei Hüft- bzw. Knie-TEP auf rund 11, 8 bzw. 10,6 Tage. Chirurgische Komplikationen während des Klinikaufenthaltes bei Ersteingriffen nehmen seit Jahren ab und liegen im unteren einstelligen Prozentbereich. Routinedaten der Gesetzlichen Krankenversicherung aus den Jahren 2005-2006 zufolge erfolgte bei 3,5 % der Patienten nach Hüft- und bei 3,8 % der Patienten nach Knieersteingriff innerhalb der ersten 2 Jahre ein vorzeitiger Wechseleingriff. Das Komplikationsrisiko bei endoprothetischen Eingriffen hängt von einer Vielzahl an Faktoren ab. So haben sowohl das Implantat als auch die durchgeführte Operation (u. a. Erfahrung des Operateurs, Operationstechniken, Operationsdauer), der Patient selbst (u. a. Begleiterkrankungen und Mitarbeit) sowie die Art der Rehabilitationsversorgung und der ambulanten Nachsorge einen Einfluss. Aktuelle Daten zu Standzeiten und beeinflussende Faktoren werden in Deutschland bislang nicht systematisch erhoben, werden aber mit dem 2011 etablierten Endoprothesenregister Deutschland erwartet. Nach der chirurgischen Versorgung soll zeitnah eine Rehabilitationsmaßnahme erfolgen. In den allermeisten Fällen erfolgt diese auch wenige Tage nach dem stationären Aufenthalt. Durch die verkürzte stationäre Verweildauer allerdings kommen Patienten mit einem erhöhten Versorgungsbedarf in die Rehabilitationseinrichtungen. Insbesondere bei älteren mehrfacherkrankten Patienten besteht ein Bedarf nach gezielten geriatrischen, interdisziplinären Versorgungspfaden.
Bei den meisten Patienten wird durch die Operationen eine deutliche Beschwerdereduktion erreicht, die auch noch 5 Jahre nach dem Eingriff anhält, wie Befragungen von gesetzlich Versicherten ergaben. Die überwiegende Mehrheit der Patienten zeigt sich außerdem zufrieden mit dem Eingriff. Die Effekte sind bei Hüftpatienten deutlicher ausgeprägt im Vergleich zu Patienten nach endoprothetischen Knieeingriffen. Die absolute Mehrheit der berufstätigen Patienten kehrt nach dem Eingriff wieder ins Erwerbsleben zurück.

Die Versorgungsqualität ist nicht alleinig auf das Implantat zurückzuführen, sondern es ist eine Vielzahl von Faktoren zu berücksichtigen. Entscheidend für die Versorgungsqualität ist vielmehr die gesamte Versorgungskette der ambulanten Versorgung, der vorstationären Versorgung, der Akutversorgung, der Nachsorge und der Rehabilitation. Bundesweite Qualitätsinitiativen haben eine verbesserte Transparenz und Analyse des Leistungsgeschehens sowie eine verbesserte Qualität der Leistungserbringung zum Ziel. Die Versorgungskette und Qualitätsaspekte werden im vorliegenden Kapitel beschrieben.

3.1 Studienbasis

Die Darstellung der Inanspruchnahme und der Qualitätsaspekte endoprothetischer Eingriffe in Deutschland stützt sich auf zahlreiche Gutachten und Berichte sowie verschiedene Datenquellen. In den Gutachten werden drei Datenquellen herangezogen:

1. Daten gemäß § 21 des Gesetzes über die Entgelte für voll- und teilstationäre Krankenhausleistungen (Krankenhausentgeltgesetz),
2. Routinedaten einzelner gesetzlicher Krankenkassen,
3. Daten des Statistischen Bundesamtes über die Häufigkeit aller gemeldeten Operationen- und Prozedurenschlüssel (OPS-Statistik).

Tab. 3.1 Übersicht zu ausgewählten Publikationen mit Mengenbetrachtung und Datenbankanalysen in der Hüft- und Knieendoprothetik

Autor	Publikation	Gegenstand der Analysen	Stichprobe	Zeitraum	Schwerpunkt
AQUA-Institut	Bundesauswertungen	Hüft- und Knieendoprothesen	Abrechnungsdaten nach § 301 SGB V	2009–2014	Qualitätsindikatoren
AQUA-Institut	Hüftendoprothesenversorgung Abschlussbericht	Hüftendoprothesen	Abrechnungsdaten nach § 301 SGB V	2004–2010	Entwicklung von Qualitätsindikatoren
AQUA-Institut	Knieendoprothesenversorgung Abschlussbericht	Knieendoprothesen	Abrechnungsdaten nach § 301 SGB V	2004–2010	Entwicklung von Qualitätsindikatoren
Barmer GEK	Barmer GEK Krankenhaus-Report 2010	Hüft- und Knieendoprothesen	GEK-Routinedaten, Patientenbefragung ca. 8 Mio. Patienten	2003–2009	Mengenentwicklung
Braun	hkk-Gesundheitsreport 2013	Hüft- und Knieendoprothesen	hkk-Routinedaten; Datensatz des Statistischen Bundesamts	2008–2012/ 2006–2011	Zeitliche Entwicklung der Revisionen; mit dem Gelenkersatz assoziierte Leistungen
Haas et al.	EndoCert®-Zertifizierung von endoprothetischen Zentren in Deutschland 2013	Hüft- und Knieendoprothesen	Datensatz des Statistischen Bundesamts	2004–2010	Einflussfaktoren für Versorgungsqualität
Lüring et al.	Report der DGOOC/ Bertelsmann Stiftung 2013	Knieendoprothesen	AOK-Routinedaten; ca. 25 Mio. Versicherte	2005–2011	Regionale Unterschiede
Rabenberg	Robert Koch-Institut, Arthrose 2013	Hüft- und Knieendoprothesen	Datensatz des Statistischen Bundesamts (zusätzlich GEK und AOK)	2010	Häufigkeiten Endoprothesen (Mengenentwicklung)
Schäfer et al.	Krankenhaus Report 2012	Hüft- und Knieendoprothesen	AOK-Routinedaten; ca. 25 Mio. Versicherte	2005–2009	Regionale Unterschiede

Quelle: IGES – eigene Darstellung

Insgesamt liegen verschiedene Primär- und Sekundärdatenstudien vor, die sich mit der Mengenbetrachtungen sowie der Qualität der Versorgung beschäftigen (Tab. 3.1).

3.2 Ambulante Versorgung

Verschiedene Facharztgruppen sind an der ambulant ärztlichen Versorgung von Patienten mit Hüft- und Kniegelenkersatz beteiligt. Die Versorgungskette umfasst Hausärzte (Allgemeinmediziner,

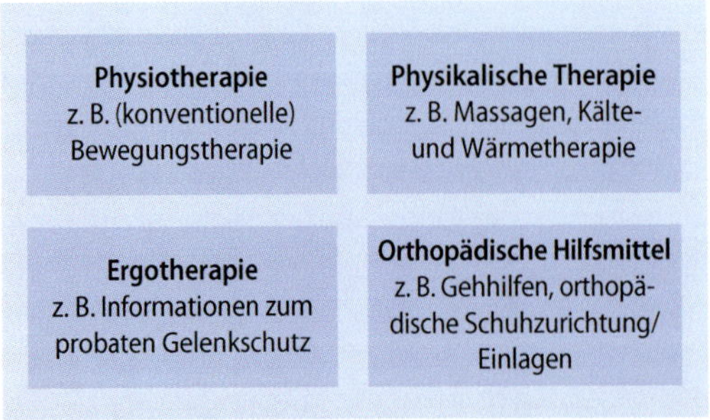

Physiotherapie	Physikalische Therapie
z. B. (konventionelle) Bewegungstherapie	z. B. Massagen, Kälte- und Wärmetherapie
Ergotherapie	Orthopädische Hilfsmittel
z. B. Informationen zum probaten Gelenkschutz	z. B. Gehhilfen, orthopädische Schuhzurichtung/Einlagen

Abb. 3.1 Elemente der konservativen, nichtmedikamentösen Arthrosebehandlung. (Quelle: IGES – Claes et al. 2012 und Wirtz 2011)

hausärztlich tätige Internisten), Fachärzte für Orthopädie, Unfallchirurgie und Radiologen. Zusätzlich gehören Physio- und Ergotherapeuten dazu.

Die Indikationsstellung für einen Gelenkersatz erfolgt durch Fachärzte der Orthopädie und Unfallchirurgie auf Basis klinischer und radiologischer Kriterien unter Berücksichtigung von Nutzen und Risiken (▶ Abschn. 1.2).

Patienten, die an einer Arthrose leiden, befinden sich in der Regel jahrelang in ambulant ärztlicher Behandlung, bevor ein Hüft- oder Kniegelenkersatz notwendig wird. Die konservative Therapie der Arthrose umfasst dabei die Anwendung von Heil- und Hilfsmitteln (◘ Abb. 3.1) sowie Arzneimittel für die Schmerztherapie (AWMF 2009a, b).

Die Versorgung des Schenkelhalsbruches erfolgt in vielen Fällen primär durch einen Gelenkersatz. Im Gegensatz zur Arthrose ist die chirurgische Versorgung dringlich (akut), d. h., die Versorgung sollte zeitlich nah zum Ereignis erfolgen, da sonst mit einer unmittelbaren erheblichen Verschlechterung des Gesundheitszustandes der Patienten zu rechnen ist (Claes et al. 2012).

Die ambulante Versorgungsinanspruchnahme von gesetzlich versicherten Patienten vor einem Gelenkersatz ist für die Jahre 2003 und 2009 in ◘ Tab. 3.2 dargestellt. So wurden basierend auf Patientenaussagen z. B. 74 bis 85 % der Patienten, die einen Hüft- oder Kniegelenkersatz erhielten präoperativ aufgrund von Gelenkbeschwerden schmerztherapeutisch behandelt (Barmer GEK 2010).

Eine Analyse von Routinedaten der Handelskrankenkasse (hkk) ergab, dass der Anteil der ambulant in Anspruch genommener Leistungen vor der gelenkersetzenden Operation rund zwei Drittel der ambulanten Leistungen insgesamt (also prä- und postoperativ, jeweils 6 Monate) ausmachte. Dies galt sowohl für Hüft- als auch für Knie-TEP (Braun 2013).

Über das Honorar- und Belegarztsystem besteht die Möglichkeit, dass der ambulant betreuende Orthopäde, der auch die Indikation für die chirurgische stationäre Versorgung stellte, gleichzeitig als Operateur fungiert.

Belegärzte sind »(…) nicht am Krankenhaus angestellte Vertragsärzte, die berechtigt sind, ihre Patienten (Belegpatienten) im Krankenhaus unter Inanspruchnahme der hierfür bereitgestellten Dienste, Einrichtungen und Mittel vollstationär oder teilstationär zu behandeln, ohne hierfür vom Kran-

Tab. 3.2 Jährliche Inanspruchnahme ambulanter Leistungen von Patienten vor einem Gelenkersatz (Befragungsstudie)

Gelenkregion	Hüfte		Knie	
Population	Barmer GEK-Versicherte			
Untersuchungszeitraum	2003 (n = 555)	2009 (n = 1.080)	2003 (n = 301)	2009 (n = 940)
Medikamentöse Schmerztherapie	76,4 %	74,1 %	82,4 %	85,0 %
Krankengymnastik	50,6 %	46,4 %	39,5 %	40,2 %
Massage	19,8 %	14,3 %	14,6 %	12,3 %
Physikalische Therapie	20,0 %	13,4 %	17,6 %	9,3 %

Quelle: IGES – Barmer GEK 2010

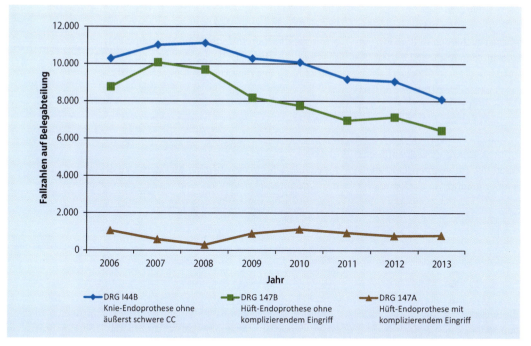

Abb. 3.2 Fallzahlen der häufigsten DRGs im Bereich Hüft- und Kniegelenkersatz auf Belegabteilung, Normallieger, 2006–2013. (Quelle: IGES – InEK 2015)

kenhaus eine Vergütung zu erhalten.« (§ 121 [2] SGB V). Honorarärzte sind Ärzte, die ebenfalls nicht in einem Angestelltenverhältnis stehen, aber auf Honorarbasis den Kliniken zur Verfügung stehen.

Die Fallzahlen von Hüftgelenkersatz oder -revision (inkl. Teilersatz) und Kniegelenkersatz auf stationären Belegabteilungen sind in Deutschland tendenziell rückläufig (◘ Abb. 3.2).

3.3 Stationäre Versorgung

3.3.1 Ersteingriffe

Versorgungskapazitäten, Wohnortnähe und Wartezeiten

Der Hüft- bzw. Kniegelenkersatz gehört im stationären Sektor zu den vergleichsweise häufig durchgeführten Prozeduren. Gemessen an der in der DRG-Statistik 2013 erfassten Grundgesamtheit der vollstationär versorgten 18.531.819 Patienten, stellten Patienten mit erstmaligem Hüft- und Kniegelenkersatz einen Anteil von rund 2 % dar (Destatis 2014).

Im Rahmen der bei der externen stationären Qualitätssicherung erstellten Bundesauswertungen des AQUA-Instituts zur elektiven Hüft-TEP-Erstimplantation wurden 2013 1.075 Krankenhäuser erfasst, die eine Hüft-TEP-Implantation durchführten (AQUA-Institut 2013a). 1.031 Krankenhäuser führten die Erstimplantation einer Knieendoprothese durch (AQUA-Institut 2013c). Insgesamt führten damit im Jahr 2013 mehr als die Hälfte der deutschen Krankenhäuser Ersteingriffe für einen Hüft- bzw. Kniegelenkersatz durch (Destatis 2015a). Zwischen 2009 und 2013 war diesbezüglich ein Rückgang der Anzahl der Krankenhäuser zu beobachten, die Implantationen von Hüft-TEP vornahmen. Zu beachten ist jedoch, dass die Gesamtzahl aller Krankenhäuser ebenfalls rückläufig war (◘ Tab. 3.3).

Bei der Anzahl der Krankenhäuser, die Erstoperationen von Knie-TEP durchführten, gab es von 2009–2010 eine geringe Zunahme, wonach sie bis 2013 relativ konstant blieb (AQUA-Institut 2012c, 2013c, 2014c, 2015d, 2010c, 2014c). Der prozentuale Anteil der implantierenden Zentren bezogen auf

Tab. 3.3 Gesamtzahl Krankenhäuser Deutschland, Zentren mit durchgeführtem Hüft- und Kniegelenkersatz sowie Anteil implantierender Krankenhäuser 2009–2014

	2009	2010	2011	2012	2013
Anzahl Krankenhäuser Deutschland[1)]	2.084	2.064	2.045	2.017	1.996
Anzahl Krankenhäuser mit durchgeführten Hüft-TEP-Erstimplantationen[2)]	1.156	1.149	1.112	1.091	1.075
Anteil der Hüft-TEP implantierenden Krankenhäuser an der Gesamtzahl der Krankenhäuser in Deutschland[1), 2)]	55,5 %	55,7 %	54,4 %	54,1 %	53,9 %
Anzahl Krankenhäuser mit durchgeführten Knie-TEP-Erstimplantationen[3)]	1.022	1.036	1.030	1.033	1.031
Anteil der Knie-TEP implantierenden Krankenhäuser an der Gesamtzahl der Krankenhäuser in Deutschland[1), 3)]	49,0 %	50,2 %	50,4 %	51,2 %	51,7 %

Quelle: IGES-Berechnungen – 1) Destatis 2015a, 2) AQUA-Institut 2010b, 2011b, 2012a, 2013a, 2014a, 3) 2010c, 2011c, 2012c, 2013c, 2014c

die Gesamtzahl der Krankenhäuser erhöhte sich von 49,0 % auf 51,7 %.

Durch eine Änderung der Zählweise der individuellen Krankenhäuser bei der externen stationären Qualitätssicherung, bei der verschiedene Standorte einer Klinik berücksichtigt werden, erhöht sich die genannte Zahl der implantierenden Krankenhäuser ab 2014 auf 1.229 Krankenhäuser mit Hüft-TEP-Implantationen (AQUA-Institut 2015b) und auf 1.160 Krankenhäuser mit Knie-TEP-Implantationen (AQUA-Institut 2015d).

Eine Studie untersuchte mithilfe von 71.870 Krankenhausfällen der AOK-Versicherten aus dem Jahr 2006 die Patientenwege bei der Implantation einer Endoprothese am Hüftgelenk (OPS 5-820, inklusive Teilprothesen), sowohl bei elektiven Eingriffen als auch bei Notfallbehandlungen (Friedrich und Beivers 2009). Im Mittel belief sich der Patientenweg zum leistungserbringenden Krankenhaus auf 17,6 km (Elektiveingriffe 19,7 km, Notfalleingriffe 12,4 km). Die Leistung wurde bei insgesamt 41 % der Patienten im wohnortnächsten Krankenhaus vorgenommen (Elektiveingriffe 34,3 %, Notfalleingriffe 56,8 %). Insbesondere ältere Patienten wurden wohnortnah versorgt und wiesen die geringsten mittleren Patientenwege auf. Bei elektiven Eingriffen waren die Patientenwege in ländlichen Räumen am größten. Zudem suchten Patienten in städtischen Gebieten häufig nicht das nächstgelegene Krankenhaus auf. Insgesamt deuten die Studienergebnisse darauf hin, dass mit zunehmendem Alter eine wohnortnahe Versorgung an Bedeutung gewinnt. Weiter entfernte Krankenhäuser werden insbesondere bei geplanten speziellen Eingriffen aufgesucht. Hierbei handelt es sich überwiegend um kleinere Einrichtungen, die auf einzelne Eingriffe spezialisiert sind (Friedrich und Beivers 2009).

Die Wartezeiten auf Eingriffe werden in Deutschland nicht systematisch erfasst (Finkenstädt und Niehaus 2013). Eine telefonische Umfrage der amerikanischen Stiftung »Commonwealth Fund« aus dem Jahr 2010 ergab, dass in Deutschland Patienten nicht länger als 4 Monate auf einen geplanten chirurgischen Eingriff (jeglicher Art) warten. 78 % der Befragten erhielten innerhalb eines Monats einen solchen Eingriff (The Commonwealth Fund 2010).

Übersichten gesundheitsökonomischer Kennzahlen nennen große Spannen der Wartezeiten für einen Hüftgelenkersatz. Im Jahr 2008 betrug der Wartezeitraum in Deutschland und Österreich zwischen weniger als 1 Monat und 12 Monate. In der Schweiz betrug der Wartezeitraum zwischen weniger als 1 und 6 Monate und in Großbritannien rund 8 Monate (Effenberger et al. 2008).

Aktuellere Daten zur Wartezeit, zur wohnortnahen Versorgung und Wartezeiten speziell von Patienten mit Indikation für einen Kniegelenkersatz konnten nicht identifiziert werden. Insgesamt ist bei der Entscheidung über die Wartezeit vor einem Hüft- oder Kniegelenkersatz zwischen einer Minimierung der Lebenszeit mit eingeschränkter Lebensqualität sowie der Vermeidung von Wechseleingriffen im Lebensverlauf bzw. einer möglichst langen Standzeit abzuwägen. Studienergebnisse deuten zudem darauf hin, dass eine realistische Wartezeit sowie eine regelmäßige und transparente Kommunikation während der Wartezeit die Zufriedenheit der Patienten hinsichtlich der Wartezeit positiv beeinflussen können (Conner-Spady 2011).

Indikation (Grunderkrankung)

Die häufigste Grunderkrankung von Patienten in der stationären Versorgung, die einen Hüft- oder Kniegelenkersatz erhalten, ist die symptomatische Arthrose. So waren in einer Studie, die auf Routinedaten einer gesetzlichen Krankenkasse basierte, 80,1 % der Eingriffe auf eine Arthrose des Hüftgelenks bzw. 96 % der Eingriffe auf eine Arthrose des Kniegelenks zurückzuführen (Tab. 3.4). Bei 12,5 % der Hüftgelenkersatzoperationen war der Behandlungsgrund die Schenkelhalsfraktur (Barmer GEK 2010).

Hingegen ist zu beobachten, dass mit zunehmendem Alter der Patienten der Anteil derer ansteigt, die einen frakturbedingten Hüftgelenkersatz erhalten. In der Gruppe der 65- bis 74-Jährigen konnte in 8,6 % der Fälle und bei den 75- bis 84-Jährigen in 26,8 % der Fälle eine Schenkelhalsfraktur als Behandlungsgrund für den Hüftgelenkersatz ausgemacht werden. Darüber hinaus konnte festgestellt werden, dass Personen, die einen Hüftgelenkersatz aufgrund einer Schenkelhalsfraktur erhielten, zu 66,1 % über 85 Jahre alt waren (Barmer GEK 2010) (Abb. 3.3).

Komorbidität und perioperatives Risiko

Die häufigsten Begleiterkrankungen von Patienten, die sich einem Hüft- oder Kniegelenkersatz unterziehen, wurden in mehreren Untersuchungen auf Basis administrativer Daten der Gesetzlichen Krankenversicherung ermittelt (Tab. 3.5). Hierbei zeigte sich, dass insbesondere im höheren Alter häufig auftretende Erkrankungen, wie Diabetes mellitus oder Herzinsuffizienz, bei Patienten mit Hüft- oder Kniegelenkersatz zu beobachten waren (RKI 2015).

Tab. 3.4 Häufigkeit der Behandlungsdiagnose im Zusammenhang mit einem Hüft- oder Kniegelenkersatz (Erstoperation) unter gesetzlich Versicherten (Barmer GEK, 2007–2009)

Diagnose	Beschreibung	Anteil
Hüfte		
M16	Koxarthrose	80,1 %
S72	Fraktur des Femur	12,5 %
M87	Knochennekrose	3,1 %
T84	Komplikationen durch orthopädische Endoprothesen	2,1 %
M	Sonstige Krankheiten des Muskel-Skelett-Systems	1,0 %
C	Bösartige Neubildungen	0,5 %
	Übrige Diagnosen	0,6 %
Knie		
M17	Gonarthrose	96,0 %
T84	Komplikationen durch orthopädische Endoprothesen	2,0 %
M	Sonstige Krankheiten des Muskel-Skelett-Systems	1,6 %
	Übrige Diagnosen	0,3 %

Quelle: IGES – Barmer GEK 2010

In den Befragungen des Barmer GEK-Reports Krankenhaus 2010 in Bezug auf die Knie-TEP-Versorgung gaben zwischen 46,5 % (Erstbefragung 2009) und 56,6 % (Nachbefragung 2009) der Patienten an, mindestens eine Begleiterkrankung zu haben. Von den Patienten mit Hüft-TEP-Versorgung litten 39,8 % (Erstbefragung 2009) bzw. 50,2 % (Nachbefragung 2009) unter wenigstens einer weiteren Erkrankung. Die Prävalenz einzelner Begleiterkrankungen war zwischen Patienten mit Hüft-TEP und Patienten mit Knie-TEP vergleichbar (Barmer GEK 2010).

Jeder operative Eingriff ist durch den Eingriff selbst bzw. durch das erforderliche Narkoseverfahren mit einem Risiko verbunden. Dieses erhöhte Risiko erstreckt sich dabei über die Dauer des Eingriffes sowie über einen gewissen Zeitraum nach der Operation (Perioperatives Komplikationsrisi-

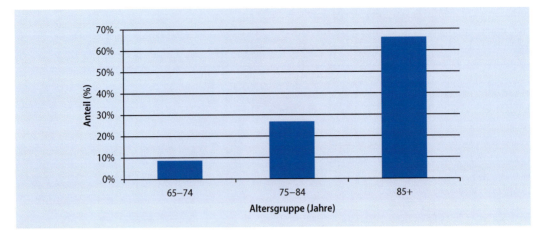

◘ **Abb. 3.3** Altersverteilung bei mit Hüftgelenkersatz versorgten Schenkelhalsfrakturen (S72). (Quelle: IGES – Barmer GEK 2010)

ko). Das chirurgische Risiko ist dabei u. a. abhängig von der Größe des Eingriffs, der erwarteten Dauer der Operation, anatomischen Gegebenheiten, dem Blutverlust oder der Lagerung. Das Narkoserisiko beschreibt das Risiko im Rahmen des angewandten Narkoseverfahrens. Insbesondere bei elektiven Eingriffen muss der Nutzen gegen das Operations- und Narkoserisiko sorgfältig abgewogen werden (Claes et al. 2012; Wirtz 2011).

Darüber hinaus gehört die Komorbidität von Patienten, die sich einem endoprothetischen Eingriff unterziehen, zu den maßgeblichen Einflussfaktoren in Hinblick auf das mit dem Eingriff assoziierte Risiko (Singh 2013, Lau 2016). Zur orientierenden Abschätzung des perioperativen Risikos der Patienten wird seit Langem die Klassifikation gemäß der American Society of Anesthesiology (ASA-Klassifikation) eingesetzt. Die ASA-Klassifiktion wird im Rahmen der Prämedikation durch die betreuenden Anästhesisten gemäß der American Society of Anesthesiology (ASA)-Klassifikation dokumentiert. Die ASA-Klassifikation teilt die Patienten in bis zu sechs Stadien ein (▶ Kap. 1). Im Rahmen der externen Qualitätssicherung wurde die ASA-Klassifikation der Patienten durch das AQUA-Institut mit abgebildet (AQUA-Institut 2015d). Der Großteil der Patienten wird der ASA-Klassifikation 2 (mit leichter Allgemeinerkrankung) oder 3 (mit schwerer Allgemeinerkrankung und Leistungseinschränkung) zugeordnet (◘ Tab. 3.6).

◘ **Tab. 3.5** Auswahl häufiger Begleiterkrankungen von Patienten mit Hüft- und Kniegelenkersatzoperationen (n = 149.717)

Begleiterkrankung	Häufigkeit	
Diabetes mellitus	16,0 %	
Herzinsuffizienz	7,7 %	
Chronische Niereninsuffizienz	5,9 %	
COPD	5,2 %	
Asthma	1,9 %	
Arteriosklerose	1,7 %	
Bösartige Neubildungen	1,0 %	
Akutes Nierenversagen	0,4 %	
Barmer GEK (2010), Erstbefragung 2009	Hüfte (n = 1.120)	Knie (n = 1.033)
Diabetes mellitus	10 %	12,7 %
Krebserkrankungen ohne Blutkrebs	9 %	8,6 %
COPD	7,7 %	8,7 %
Magengeschwür	7,6 %	9,9 %
Herzinsuffizienz	7,1 %	10,2 %

Quelle: IGES – Barmer GEK 2010; Jeschke und Günster 2014

Tab. 3.6 ASA-Klassifikation der bei der externen stationären Qualitätssicherung erfassten Hüft- (n = 160.559) bzw. Knie-TEP-Ersteingriffe (n = 130.802) (2014)

ASA	Beschreibung	Einteilung bei Hüft-TEP [%]	Einteilung bei Knie-TEP [%]
ASA 1	Normaler, ansonsten gesunder Patient	8,4	5,5
ASA 2	Patient mit leichter Allgemeinerkrankung	61,3	61,1
ASA 3	Patient mit schwerer Allgemeinerkrankung und Leistungseinschränkung	29,8	33,0
ASA 4	Patient mit inaktivierender Allgemeinerkrankung, ständige Lebensbedrohung	0,5	0,4
ASA 5	Moribunder Patient	0,01	0,01

ASA = American Society of Anesthesiology
Quelle: IGES – AQUA-Institut 2015b und AQUA-Institut 2015d

Vor dem Hintergrund, dass nur gesunde Patienten Zuordnung in die ASA-Klassifiaktion 1 finden und Patienten, die einen Hüft- oder Kniegelenkersatz erhalten, bereits eine zugrunde liegende symptomatische Erkrankung aufweisen, erscheint dies plausibel. Im Zeitverlauf von 2009–2014 blieb die Verteilung der ASA-Klassifikation der erfassten Patientenpopulation nahezu konstant (AQUA-Institut 2010b, c, 2011b, c, 2012a, c, 2013a, c, 2014a, c, 2015b, d).

Einschränkend ist hierbei jedoch zu beachten, dass die ASA-Klassifikation bereits seit mehreren Jahrzehnten starker Kritik ausgesetzt ist. Insbesondere wird kritisiert, dass es keine eindeutigen Kriterien für die Zuweisung eines Patienten zu einer der ASA-Klassen gibt, was insbesondere auf die ASA-Klassen 2 und 3 zutrifft, denen ein Großteil der Patienten zugeordnet wird. So deuten Studienergebnisse darauf hin, dass die Zuordnung zu einer ASA-Klasse häufig subjektiv erfolgt und Ärzte diesbezüglich häufig zu unterschiedlichen Einschätzungen kommen (Shah et al. 2013). Darüber hinaus hat die ASA-Klassifikation kaum Relevanz für spätere Patientenpfade.

Hingegen weisen spezifische Komborbiditäten oder klinische Parameter, wie z.B. der Blutzuckerwert, das Vorliegen einer Tachypnoe oder ein fehlender Sinusrhythmus eine deutlich höhere Relevanz für die klinische Entscheidungsfindung bzw. die Beurteilung des perioperativen Risikos auf. Hinsichtlich des langfristigen Komplikationsrisikos bzw. des langfristigen Behandlungserfolgs nach einem endoprothetischen Eingriff scheinen zudem andere spezifische Begleiterkrankungen einen relevanten Einfluss zu haben. So konnte z.B. gezeigt werden, dass das Vorliegen von Adipositas, Diabetes mellitus oder einer Hyperglykämie mit einem erhöhten Risiko einer Gelenksentzündung innerhalb des ersten Jahres nach dem Eingriff assoziiert ist (Jämsen et al. 2012).

Insgesamt deuten Studien darauf hin, dass Scores, die eine differenzierte und objektive Beurteilung der allgemeinen Komorbidität eines Patienten ermöglichen, wie z.B. der Charlson Comorbidity Score (Charlson et al. 1987), eine gute Prädiktion der postoperativen Mortalität und Morbidität erlauben (Singh et al. 2013, Lau et al. 2016).

Des Weiteren liegen Analysen zur Mortalität im Anschluss an einen endoprothetischen Eingriff vor. Auf Basis von Routinedaten der Barmer GEK wurden Patienten mit erstmaligem Gelenkersatz identifiziert und hinsichtlich des Auftretens von Sterbefällen analysiert (Barmer GEK 2010). Die Studie zeigte, dass bei einem Hüftgelenkersatz 1,0 % der Patienten während des stationären Aufenthalts verstarben. Innerhalb der 365 Tage nach der Entlassung aus dem Krankenhaus verstarben 4,3 % der Patienten, wobei hier deutliche Unterschiede in Hinblick auf die zugrunde liegende Erkrankung zu beobachten waren. So verstarben 21,4 % der Patienten mit einer Femurfraktur innerhalb des ersten Jahres nach Krankenhausentlassung. Hingegen verstarben 0,7 % der Patienten mit einer Koxarthrose innerhalb des ersten Jahres nach Entlassung aus dem Krankenhaus (Barmer GEK 2010).

Bei Patienten mit einem Kniegelenkersatz war eine Krankenhausmortalität von 0,1 % zu beobachten. Innerhalb eines Jahres nach der Krankenhausentlassung verstarben 1,3 % der Patienten. In einzelnen Subpopulationen ließen sich diesbezüglich kaum Unterschiede feststellen (Barmer GEK 2010).

Operationsverfahren

Jaschinski et al. (2014) nahmen eine bundesweite Umfrage zur elektiven Versorgung mit Hüft- und Knietotalendoprothesen auf Basis derjenigen Krankenhäuser vor, die in ihren Qualitätsberichten des Jahres 2010 mindestens 100 primäre Eingriffe ausgewiesen. Dabei wurden Chefärzte von 694 Abteilungen der Orthopädie/Unfallchirurgie sowie die jeweiligen Anästhesisten mit dem Ziel angeschrieben, Einblick in die Behandlungsprozesse und medizinischen Ansätze zu erhalten und Anregungen für eine Versorgungsoptimierung aufzuzeigen. Rückmeldungen kamen aus 31,8 % der angeschriebenen Krankenhäuser. Es wurden 303 Fragebögen aus 221 Krankenhäusern statistisch ausgewertet, wobei die Autoren von einer Repräsentativität der Studie ausgehen (Jaschinski et al. 2014).

Die Eingriffe wurden zu rund 50 % von Chefärzten, zu rund 40 % von Oberärzten und zu rund 10 % von anderen leitenden Ärzten (Funktionsoberärzte, Sektionsleiter, leitender Arzt, Assistenzarzt) am Aufnahmetag, spätestens aber einen Tag

Tab. 3.7 Beschreibung der stationären Versorgung bei Hüft- und Knie-TEP

Beschreibung	Hüft-TEP (Anteil an Patienten)	Knie-TEP (Anteil an Patienten)
Jaschinski et al. (2014)		
Operation am Aufnahmetag	16 %	17 %
Operation einen Tag nach Aufnahme	84 %	83 %
Drainage im Operationsgebiet	93 %	94 %
Entfernung der Drainage am zweiten postoperativen Tag	80 %	83 %
Schmerztherapie:		
- Opiate	97 %	91 %
- NSA	85 %	85 %
- COX-2-Hemmer	60 %	58 %
- Paracetamol	20 %	19 %
- Epiduralkatheter	10 %	12 %
- Periphere Nervenblockade	30 %	91 %
- Kühlen	0 %	37 %
AQUA-Institut 2014		
Mittlere Dauer des Eingriffs	74,5 min	85,2 min
Einsatz spezieller Navigationssysteme	1,3 %	10 %
Perioperative Antibiotikaprophylaxe	99,7 %	99,7 %
Anwendung minimalinvasiver Operationstechniken	13,9 %	1,8 %
Anwendung von OP-Robotern	1 Fall	4 Fälle

Quelle: IGES – AQUA-Institut (2012c, 2013c, 2014c, 2015d, 2010c, 2014c)

nach Aufnahme des Patienten durchgeführt (Jaschinski et al. 2014). Andere Studienergebnisse zeigen, dass die Dauer eines Eingriffs durchschnittlich 75 (Hüfte) bzw. 85 min (Knie) betrug (AQUA-Institut 2012a, c, 2013a, c, 2014a, c, 2010b, c, 2011b, c). Bei so gut wie allen Patienten wurde die Durchführung einer postoperativen Schmerztherapie und perioperativen Antibiotikaprophylaxe dokumentiert (◘ Tab. 3.7; Jaschinski et al. 2014; AQUA-Institut 2012a, c, 2013a, c, 2014a, c, 2010b, c, 2011b, c).

Krankenhausverweildauer

Die stationäre Aufenthaltsdauer sowie die postoperative Verweildauer der Patienten bei Erstimplantation einer Hüft-TEP und einer Knie-TEP sinkt entsprechend den Bundesauswertungen des AQUA-Instituts seit Jahren. Demnach muss in Deutschland ein Patient mit Hüft- oder Kniegelenkimplantation durchschnittlich rund 5 Tage länger im Krankenhaus verweilen als ein Patient bei anderen stationären Aufenthalten. Dabei reduzierte sich die Liegezeit für den stationären Aufenthalt im Zeitverlauf von 2009–2013 stärker als die durchschnittliche stationäre Verweildauer aller stationären Behandlungen in deutschen Krankenhäusern (◘ Abb. 3.4 u. ◘ Abb. 3.5).

Krankenhausentlassung

Bei der externen stationären Qualitätssicherung des AQUA-Instituts werden Qualitätsindikatoren der Behandlung (bundesweit) überprüft. So ist unter anderem eine Beugung im Gelenk von > 90° bei vollständiger Streckfähigkeit bei 80 % der behandelten Patienten als Qualitätsziel der Knie-TEP-Erstimplantation bei Entlassung aus dem Krankenhaus vorgegeben. Zudem werden zwei Parameter der Selbstständigkeit der Patienten untersucht: das selbstständige Gehen und die selbstständige Versorgung bei der täglichen Hygiene (AQUA-Institut 2015d).

Hinsichtlich der Gehfähigkeit konnte im Jahr 2014 beobachtet werden, dass 99,5 % der Patienten bei der Entlassung nach einer Knie-TEP-Implantation selbstständig gehen konnten (AQUA-Institut 2015d). Von den ca. 0,4 % der Patienten, die bei Entlassung nicht selbstständig gehen konnten, waren vor der Operation 56,6 % selbstständig gehfähig.

Darüber hinaus zeigen die Daten, dass 99,4 % der Patienten bei Entlassung zur selbstständigen täglichen Hygiene fähig waren. Von den 0,5 %, die bei Entlassung die tägliche Hygiene nicht selbstständig durchführen konnten, war bei 48,8 % der Patienten die selbstständige Durchführung vor dem Eingriff möglich (AQUA-Institut 2015d).

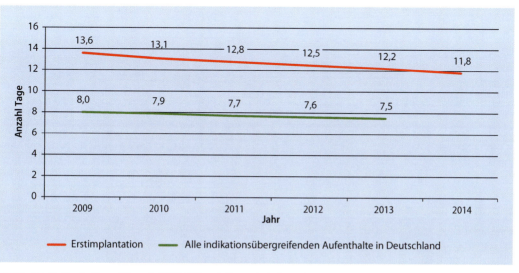

◘ Abb. 3.4 Stationäre Verweildauer bei Hüft-TEP und allgemein in Deutschland in Tagen (2009–2014). (Quelle: IGES – AQUA-Institut 2012a, 2013a, 2014a, 2014b, 2010b, 2011b und Destatis 2015a)

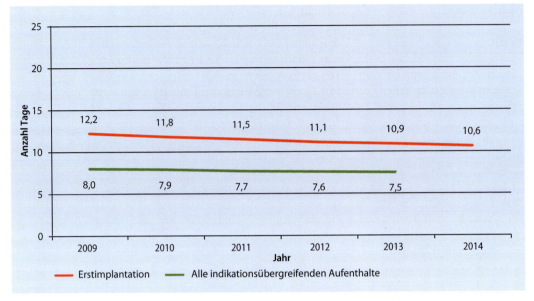

◘ **Abb. 3.5** Stationäre Verweildauer bei Knie-TEP und allgemein in Deutschland (2009–2014). (Quelle: IGES – AQUA-Institut 2012c, 2013c, 2014c, 2015d, 2010c, 2011c und Destatis 2015a)

Die Angaben zur Möglichkeit des selbstständigen Gehens und der Hygieneversorgung bei Entlassung waren dabei in den vergangenen Jahren nur geringfügigen Schwankungen unterworfen (AQUA-Institut 2012a, 2013a, 2014a, b, 2010b, 2011b).

Im Rahmen einer aktuellen Befragung von Rehakliniken in NRW war der Anteil der nicht eigenständig versorgungsfähigen Patienten deutlich höher: So waren nur 20,4 % der Patienten nach Knie-TEP bei Aufnahme gehfähig (> 50 m), 17 % wiesen eine Beugungsfähigkeit im operierten Knie von > 90° auf, weitere 63 % der Patienten 70–90° (Quack 2015).

Anhand des bei der externen stationären Qualitätssicherung erfassten Entlassungsgrunds lässt sich beschreiben, in welcher Umgebung die Patienten unmittelbar nach dem stationären Aufenthalt zur Hüft-TEP-Erstimplantation entlassen werden. Dabei gibt es zwei hauptsächliche Entlassungsszenarien. 2014 wurde für 47,3 % der Patienten der Entlassungsgrund »Behandlung regulär beendet« angegeben. Bei 48,3 % lautete der Grund »Entlassung in eine Rehabilitationseinrichtung«. Dies zeigt, dass rund die Hälfte der Patienten direkt in eine Rehabilitationsanschlussbehandlung überführt wird und fast genauso viele Patienten zunächst in das häusliche Umfeld entlassen werden. Diese Verteilung gestaltete sich in den vorausgegangenen Jahren ähnlich (AQUA-Institut 2012a, 2013a, 2014a, b, 2010b, 2011b).

Die Ergebnisse der AQUA-Auswertung decken sich mit den Befragungsergebnissen des Barmer GEK-Reports Krankenhaus 2010. Unter den Patienten, die 2008/2009 ein neues Hüftgelenk erhielten und 2009 befragt wurden, waren 48,5 % direkt in eine Reha-Klinik entlassen worden. 11,5 % wurden nach Hause entlassen und 39,1 % kamen zunächst nach Hause und dann in eine Rehabilitationsklinik (Barmer GEK 2010).

Gemäß Angaben des AQUA-Instituts zur Entlassung nach Erstimplantation einer Knie-TEP wurde 2014 bei 50,2 % der Patienten die Behandlung regulär beendet, d. h., sie wurden ins häusliche Umfeld entlassen. 45,8 % der Patienten wurden direkt in eine Rehabilitationseinrichtung entlassen. Weitere Entlassungsgründe waren u. a. reguläre Beendigung der Behandlung mit vorhergesehener nachstationärer Behandlung (2,2 %), Verlegung in ein anderes Krankenhaus (1,1 %) und Entlassung in eine Pflegeeinrichtung (0,2 %) (AQUA-Institut 2015d).

Auch diese Ergebnisse der AQUA-Auswertung werden durch Studienergebnisse des Barmer GEK-

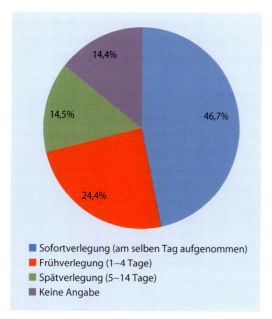

Abb. 3.6 Zeitlicher Abstand nach Hüft-TEP zwischen Krankenhausentlassung und Aufnahme in eine Rehabilitationsklinik (für 2007). (Quelle: IGES – Deutsche Rentenversicherung Bund 2010)

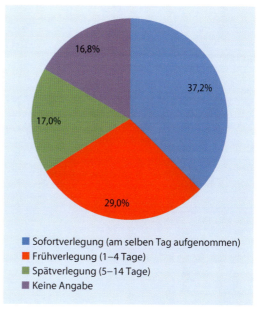

Abb. 3.7 Zeitlicher Abstand nach Knie-TEP zwischen Krankenhausentlassung und Aufnahme in eine Rehabilitationsklinik (für 2007). (Quelle: IGES – Deutsche Rentenversicherung Bund 2010)

Reports Krankenhaus 2010 bestätigt (Barmer GEK 2010). Von den Patienten, die 2008/2009 eine Knie-TEP-Implantation hatten, wurden 48,2 % direkt in eine Rehabilitationsklinik entlassen. 41,7 % der Patienten kamen zuerst nach Hause, um später in eine Rehabilitationsklinik aufgenommen zu werden. Die restlichen Patienten wurden nach Hause entlassen, kamen in eine Pflege- oder in eine andere Einrichtung.

Eine Analyse der DRV Bund verdeutlicht, dass rund die Hälfte der Patienten nach Hüft-TEP und über ein Drittel der Patienten nach Knie-TEP direkt in eine Rehabilitationsklinik verlegt werden (Abb. 3.6 u. Abb. 3.7).

Patientenbefragungen aus den Jahren 2004 und 2009, die im Barmer GEK-Report Krankenhaus 2010 berichtet werden, machen ebenfalls Angaben zur Häufigkeit einer anschließenden Rehabilitation. So gaben bei der Erstbefragung 2009 88,6 % der Patienten nach Erstimplantation an, eine Rehabilitation erhalten zu haben. Unter den Patienten nach Revisionseingriff lag der entsprechende Anteil bei 75,6 %. Bei der Erstbefragung 2004 lagen die Werte deutlich näher beieinander (88,9 % vs. 85,7 %).

Auch dieser Report enthält keine Angaben darüber, ob alle befragten Patienten rehabilitationsfähig und -bedürftig waren, sodass keine Erklärung für das Ausbleiben einer Rehabilitation nach der Operation ersichtlich ist.

Aus diesen verschiedenen Angaben ist abzuleiten, dass nicht alle Patienten überhaupt eine Anschlussheilbehandlung erhalten und nicht alle »möglichst unmittelbar nach Abschluss der Frühmobilisation« (Deutsche Rentenversicherung Bund 2009) aus der Akutklinik in eine Rehabilitationsklinik überführt werden.

Nach Einführung der DRGs im Jahre 2003 kam es zu einer signifikanten Reduktion der Verweildauer im Akutkrankenhaus. Die »REhabilitation und DIAgnosis Related Groups«-Studie (REDIA-Studie) untersuchte in einer prospektiven, multizentrischen, zufallsgesteuerten Langzeitstudie die Auswirkungen der DRG-Einführung im Akutbereich auf medizinische Leistungsanforderungen und Kosten in der Rehabilitation. So sank im Verlauf des Beobachtungszeitraums von 2003 bis 2009 beispielsweise die durchschnittliche Verweildauer von Patienten mit Hüft-TEP von 17,7 Tagen um 3,6

Tab. 3.8 Anteil der Krankenhäuser mit durchgeführten Endoprothesen-Erstimplantationen und Anteil der Krankenhäuser mit durchgeführten Revisions-/Wechseleingriffen

Beschreibung	2009	2010	2011	2012	2013
Anzahl Krankenhäuser Deutschland	2.084	2.064	2.045	2.017	1.996
Hüfte					
Anteil [%] der erstimplantierenden Krankenhäuser an der Gesamtzahl der Krankenhäuser	55,5	55,7	54,4	54,1	53,9
Anteil [%] Krankenhäuser mit durchgeführten Revisions-/Wechseleingriffen an der Gesamtzahl der Krankenhäuser	51,8	52,4	51,1	52,0	51,4
Knie					
Anteil [%] der erstimplantierenden Krankenhäuser an der Gesamtzahl der Krankenhäuser	49,0	50,2	50,4	51,2	51,7
Anteil [%] der Krankenhäuser, die Folgeeingriffe durchführen, an der Gesamtzahl der Krankenhäuser	44,6	45,6	46,0	48,0	48,7

Quelle: IGES – Destatis 2015a, AQUA-Institut 2011a, 2012a, 2012b, 2013a, 2013b, 2014a, 2014b, 2010b, 2011b, AQUA-Institut 2013d, 2014d, 2010d, 2011d, 2012d

Tage auf 13,3 Tage. Darüber hinaus konnte beobachtet werden, dass sich der Patientenzustand bei Eintritt in die Rehabilitationsphase im Studienzeitraum hinsichtlich postoperativen Allgemeinzustand oder Schmerzniveau verschlechterte (van Eiff 2011).

3.3.2 Wechseleingriffe

Versorgungskapazitäten

Die Anzahl der Krankenhäuser in Deutschland, die Wechseleingriffe am Hüftgelenk im Sinne der Definition der externen stationären Qualitätssicherung durchführen, liegt niedriger als die Anzahl der Krankenhäuser, die Hüft-TEP erstimplantieren (Tab. 3.8). Entsprechend der Entwicklung der allgemeinen Krankenhauszahlen sinkt auch ihre absolute Anzahl. Der prozentuale Anteil der Krankenhäuser, die Folgeeingriffe nach Implantation von Knieendoprothesen durchführen, zeigt eine leicht steigende Tendenz.

Gründe dafür, dass nicht alle Krankenhäuser, die eine Primärimplantation durchführen, auch Wechseleingriffe vornehmen, sind größtenteils unklar. Jedoch sind Endoprothesenwechsel und Komponentenwechsel technisch deutlich anspruchsvoller und erheblich aufwendiger als eine Erstimplantation (AQUA-Institut 2014d, 2012f). Möglicherweise können nicht alle Krankenhäuser diese Eingriffe vornehmen.

Gründe für einen Wechseleingriff

Im Rahmen der externen stationären Qualitätssicherung in Deutschland werden nicht nur die Erstimplantationen, sondern auch der Wechsel von Hüftendoprothesen bzw. der Wechsel von Endoprothesenkomponenten erfasst. Ein Wechsel von Endoprothesen kann u.a. nötig werden, wenn sich aufgrund von Verschleißerscheinungen Lockerungen in einzelnen Prothesenkomponenten ergeben. Im Rahmen der externen stationären Qualitätssicherung werden die Gründe für einen solchen Wechsel in Form von präoperativen röntgenologischen Befunden erhoben. Die Häufigkeit der einzelnen ermittelten Gründe ist in   Abb. 3.8 dargestellt. Bedeutend sind demnach vor allem (wiederholte) Endoprothesen(sub)luxationen, Implantatwanderung, Implantatversagen, Implantat- oder Gelenkverschleiß, das Vorliegen von Schmerzen sowie (bakterielle) Entzündungen des Gelenks (AQUA-Institut 2014b).

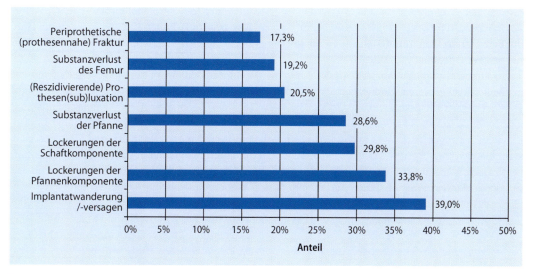

Abb. 3.8 Präoperative, röntgenologische Befunde bei Wechseleingriffen am Hüftgelenk (2014). *Mehrfachnennung möglich. (Quelle: IGES – AQUA-Institut 2014b)

Bei der Dateninterpretation ist zu beachten, dass es zu Mehrfachnennungen kommen kann. Ein Substanzverlust des Femurs kann zum Beispiel mit einer Lockerung der Schaftkomponente und Implantatwanderung einhergehen, während die periprothetische Fraktur oder die Luxation häufiger als alleiniger Befund bei Wechseleingriffen am Hüftgelenk aufgeführt werden dürfte.

Eine systematische Übersichtsarbeit von Prokopetz et al. (2012) beschäftigt sich mit Risikofaktoren für Wechseleingriffe nach primärer Hüft-TEP. Zu den identifizierten Risikofaktoren, die sich in den ausgewerteten Studien konsistent und statistisch signifikant zeigten, zählen demnach allgemein ein jüngeres Patientenalter zum Zeitpunkt des Ersteingriffes, höhere Komorbidität, das Vorliegen einer Knochennekrose (im Vergleich zu einer Osteoarthritis) sowie die Erfahrung des Operators (Anzahl operierter Gelenke) und größere Köpfe. Ab welcher Kopfgröße das Risiko steigt, ist in der Übersichtsarbeit nicht angegeben. In zwei der drei berücksichtigten Studien betrug die maximale Kopfgröße 28 mm des implantierten femoralen Gelenkteils (Prokopetz et al. 2012). Wie die Übersichtsarbeit von Prokopetz et al. (2012) zeigen konnte, zählen neben den Verschleißerscheinungen auch Faktoren wie die Erfahrung des Operators zu den bedeutenden Risikofaktoren für einen Wechseleingriff. Demnach stellt der Wechseleingriff selbst bzw. die Standzeit einen wichtigen Qualitätsindikator für den Ersteingriff bzw. übergeordnet für den langfristigen Behandlungserfolg dar.

Männer haben ein erhöhtes Risiko für einen Wechseleingriff aufgrund einer aseptischen Implantatlockerung oder einer Infektion. Hinsichtlich der Wechseleingriffe durch Infektion sind zudem längere Operationszeiten ein Risikofaktor. Bezüglich des Wechseleingriffs aufgrund von Dislokation zeigen die Ergebnisse, dass wiederum kleinere Köpfe (≤ 28 mm) des femoralen Gelenkteils einen Risikofaktor darstellen (Prokopetz et al. 2012).

Im Rahmen der externen stationären Qualitätssicherung durch das AQUA-Institut wird in Deutschland auch der Wechsel von Knieendoprothesen bzw. der Wechsel von Prothesenkomponenten am Knie bewertet. Erfasst werden alle Operationen bei Patienten ab einem Lebensalter von 20 Jahren. Mindestens eines der in der folgenden Übersicht genannten Indikationskriterien musste für die Erfassung vorliegen (AQUA-Institut 2015a).

Indikationskriterien zur Erfassung im Rahmen der Qualitätssicherung durch das AQUA-Institut
- Prothesen(sub)luxation
- Implantatwanderung, -versagen und isolierter Inlaywechsel
(OPS: 5-823.19, 5-823.27, 5-823.b0, 5-823.f0)
- Verschleiß der Gleitfläche und isolierter Inlaywechsel
(OPS: 5-823.19, 5-823.27, 5-823.b0, 5-823.f0)
- Mindestens ein Schmerzkriterium und mindestens ein röntgenologisches Kriterium
- Mindestens ein Schmerzkriterium und ein positiver Erregernachweis
- Entzündungszeichen im Labor und ein positiver Erregernachweis

(Quelle: IGES – AQUA-Institut 2015a)

Die im Rahmen der externen Qualitätssicherung des AQUA-Instituts durch objektive röntgenologische Kriterien festgestellten häufigsten Ursachen für einen Knieendoprothesenwechsel im Jahr 2014 sind in ▫ Abb. 3.9 dargestellt.

Im Krankenhausreport 2010 der Barmer GEK wurden Patientendaten nach Implantation einer Hüft- oder Kniegelenkendoprothese in den Jahren 2006–2008 hinsichtlich erneuter Eingriffe am Hüft- oder Kniegelenk bis Ende 2009 ausgewertet. Von Eingriffen auf derselben Seite und damit von Wechseleingriffen inklusive Revisionen ohne Wechsel im engeren Sinne waren 1,0 % der Hüftpatienten und 0,6 % der Kniepatienten 90 Tage nach Entlassung betroffen. Innerhalb eines Jahres nach der Implantation wurden 2,0 % der Hüft- und 3,7 % der nachverfolgten Patienten mit Arthrose erneut am selben Gelenk operiert. Die entsprechende Revisionsrate lag bei der zahlenmäßig kleinen Gruppe von Patienten mit atypischen Diagnosen bei 6 % (Barmer GEK 2010). In einer Untersuchung basierend auf Routinedaten der TK-Versicherung erfolgte bei 3,5 % der Patienten nach Hüft- und bei 3,8 % der Patienten nach Knieersteingriff innerhalb der ersten 2 Jahre nach Erstoperation ein Wechseleingriff (ohne Revisionen ohne Wechsel) (Linder et al. 2012).

Der Zusammenhang zwischen dem Zeitpunkt der Wechseleingriffe und der späteren Ergebnisqualität wurde in einer weiteren Studie untersucht (Hardeman et al. 2012). Frühe Wechseleingriffe nach weniger als 2 Jahren nach der Primäroperation hatten eine höhere Versagensrate als spätere Wechseleingriffe. Bessere Ergebnisse wurden bei älteren Patienten (> 65 Jahre) und bei partiellen Wechsel-

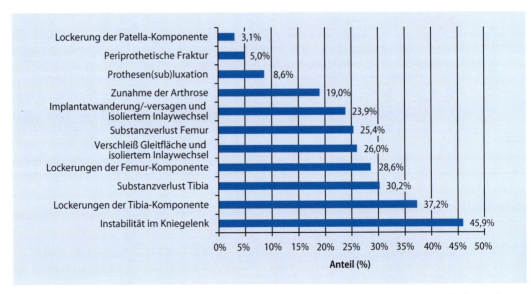

▫ **Abb. 3.9** Röntgenologische Befunde bei Wechseleingriffen am Kniegelenk in der externen stationären Qualitätssicherung (2014). (Quelle: IGES – AQUA-Institut 2015a)

eingriffen beobachtet. Patienten mit niedrigen KSS Scores (Knee Society Score) vor dem Wechseleingriff hatten auch niedrigere Werte nach dem Wechseleingriff. Die Verbesserung der Scores war in dieser Gruppe jedoch erheblich größer als bei Patienten mit höheren Werten zu Beginn der Untersuchung (Hardeman et al. 2012).

Perioperatives Risiko

Analysen der externen stationären Qualitätssicherung aus dem Jahr 2014 zeigen hinsichtlich der dokumentierten ASA-Klassifikation, die eine orientierende Einschätzung des perioperativen Risikos ermöglichen soll, dass der Großteil der Patienten mit Wechseleingriffen der Hüfte der ASA-Klassifikation 3 (Patienten mit schwerer Allgemeinerkrankung und Leistungseinschränkung) zugeordnet wird (50,5 %). Patienten mit Wechseloperationen am Knie werden anteilig am häufigsten der Klassifikation 2 (leichte Allgmeinerkrankung) zugeordnet (52,7 %) (◘ Abb. 3.10). Im Vergleich zu den Ersteingriffen (Hüfte und Knie) weisen Patienten, die sich einem Wechseleingriff an Hüfte oder Knie unterziehen, häufiger einen höheren ASA-Wert auf (AQUA-Institut 2015c). Unterschiede in Hinblick auf die ASA-Klassifikation zwischen Patienten mit Erst- und Wechseleingriffen sind insbesondere im höheren Durchschnittsalter von Patienten, die sich einem Hüftwechseleingriff unterziehen, und der damit höheren Komorbidität begründet.

Operationsverfahren

Im Vergleich zu Ersteingriffen werden Wechseleingriffe als technisch aufwendiger und anspruchsvoller beschrieben (Claes et al. 2012; Wirtz 2011). Der operierende Chirurg ist angehalten, die vorausgegangene Implantation, deren Verlauf und die verwendeten Materialien zu berücksichtigen. Gleiches gilt für den aktuellen Patientenstatus und besonders hinsichtlich des Umfelds des Gelenks (Knochenstruktur, Weichteile). Bei Verdacht auf bestehende Infektionen müssen zusätzliche Labortests durchgeführt werden. Im Gegensatz zur Erstimplantation wird nicht zwangsläufig das gesamte Gelenk ausgetauscht, sondern möglicherweise nur die defekten Teile, wobei auch das neue Ersatzgelenk zementiert oder zementfrei implantiert werden kann (AQUA-Institut 2012f).

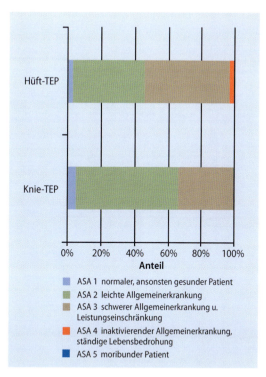

◘ **Abb. 3.10** ASA-Einteilung der bei der externen stationären Qualitätssicherung erfassten Hüft- und Knie-Wechseloperationen (2014). ASA = American Society of Anesthesiology. (Quelle: IGES – AQUA 2015c, e)

Nach Angaben der externen stationären Qualitätssicherung liegt die mittlere Eingriffsdauer bei Wechseleingriffen der Hüfte und des Knies seit mehreren Jahren bei rund 2 Stunden. Sie war damit wesentlich länger als bei der Erstimplantation (75 bzw. 85 min) (AQUA-Institut 2010a, 2011a, 2012b, 2013b, 2014b, 2015d).

Krankenhausverweildauer

Die stationäre Aufenthaltsdauer von Patienten, bei denen ein Wechseleingriff durchgeführt wird, ist in der Regel deutlich länger als bei Erstimplantationen.

Wie auch für die Erstimplantation von Knie-TEP sind die Verweildauern nach Knie-TEP-Wechseleingriffen länger (um ca. 8 Tage) als die allgemeine durchschnittliche Verweildauer in deutschen Krankenhäusern. Im Vergleich zur Erstimplantation verweilten die Patienten nach Wechseleingriffen 3–4 Tage länger im Krankenhaus (◘ Abb. 3.11 u. ◘ Abb. 3.12).

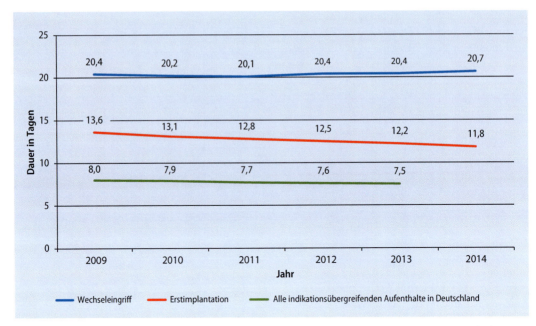

◘ **Abb. 3.11** Verweildauer Patienten bei Wechseleingriffen, Hüft-TEP-Erstimplantation und im allgemeinen Durchschnitt in Deutschland in Tagen. Anmerkung: Zum Zeitpunkt der Texterstellung liegt die durchschnittliche Verweildauer in Deutschland 2014 noch nicht vor. (Quelle: IGES – AQUA-Institut 2010a, 2011a, 2012b, 2013b, 2014b und Destatis 2015a)

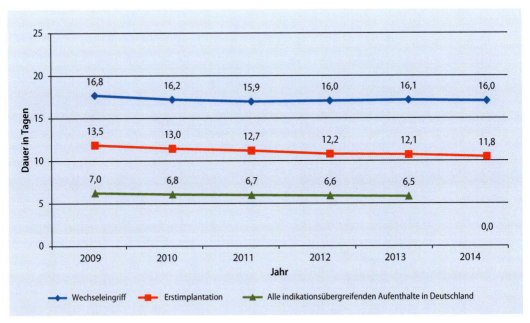

◘ **Abb. 3.12** Mittlere Verweildauer in Tagen bei Wechseleingriffen nach Knie-TEP, 2009–2014. Anmerkung: Zum Zeitpunkt der Texterstellung liegt die durchschnittliche Verweildauer in Deutschland 2014 noch nicht vor. (Quelle: IGES – AQUA-Institut 2013d, 2014d, 2015e, 2010d, 2011d, 2012d und Destatis 2015c)

Krankenhausentlassung

Hinsichtlich der Selbstständigkeit der Patienten bei der Krankenhausentlassung nach Wechseleingriffen zeigt sich in Deutschland ein abweichendes Bild im Vergleich zur Entlassung nach TEP-Erstimplantationen.

Für den Bereich Hüft-TEP waren mehr Patienten nach Wechseloperationen im Vergleich zu Ersteingriffen (▶ Abschn. 3.3.1) bei der Entlassung nicht in der Lage, selbstständig zu gehen (6,3 % versus 0,4 %) oder sich in der täglichen Hygiene zu versorgen (7,1 % versus 0,5 %) (◘ Abb. 3.13).

Wie bei den Erstimplantationen sind die Ergebnisse in den vorausgegangenen Jahren nur geringfügigen Schwankungen ausgesetzt (AQUA-Institut 2010a, 2011a, 2012b, 2013b, 2014b, 2015c).

Von den Patienten mit Wechseleingriff des Knies konnten bei der Entlassung 97,6 % selbstständig gehen (99,5 % nach Erstimplantation) (AQUA-Institut 2015e). 97,6 % der Patienten waren bei der Entlas-

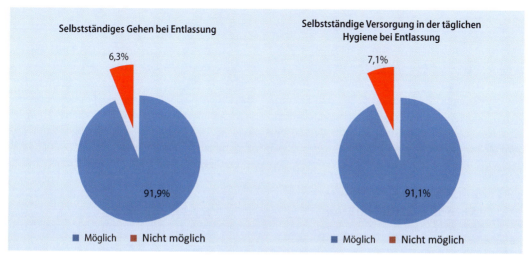

◘ Abb. 3.13 Die Möglichkeit zum selbstständigen Gehen und zur selbstständigen Versorgung in der täglichen Hygiene bei Entlassung nach Hüft-TEP-Wechseleingriffen 2014. (Quelle: IGES – AQUA-Institut 2015c)

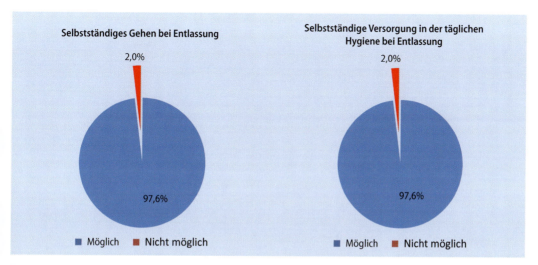

◘ Abb. 3.14 Die Möglichkeit zum selbstständigen Gehen und zur selbstständigen Versorgung in der täglichen Hygiene bei Entlassung nach Knie-TEP-Wechseleingriffen 2014. (Quelle: IGES – AQUA-Institut 2015e)

Tab. 3.9 Entlassungsgründe nach TEP-Erst- und Wechseleingriffen (2014)

Entlassungsgründe 2014 (nach § 301 SGB V)	Ersteingriff Hüfte	Wechsel Hüfte	Ersteingriff Knie	Wechsel Knie
Entlassung in eine Rehabilitationseinrichtung (%)	48,3	32,1	45,8	32,9
Behandlung regulär beendet (%)	47,3	52,6	50,2	59,0
Verlegung in ein anderes Krankenhaus (%)	1,4	5,6	1,1	2,6
Entlassung in eine Pflegeeinrichtung (%)	0,3	3,7	0,2	0,9
Tod (%)	0,2	1,8	0,1	0,4

Quelle: IGES – AQUA-Institut 2015b, 2015c, 2015d, 2015e

sung fähig, selbstständig die tägliche Hygiene durchzuführen (Erstimplantation: 99,4 %) (Abb. 3.14).

Die externe stationäre Qualitätssicherung zeigt bei Wechseleingriffen ebenso wie bei den Erstimplantationen, dass nur ein geringer Patientenanteil direkt in eine Rehabilitationseinrichtung entlassen wird (Tab. 3.9).

3.3.3 Begleitende Maßnahmen während des stationären Aufenthaltes

Schmerztherapie

Unabhängig vom operativen Zugangsweg gehen Endoprothesenversorgung bei Koxarthrosen (Hüft-TEP) und Gonarthrosen (Knie-TEP) mit einer hohen Schmerzintensität einher (Laubenthal und Neugebauer 2009). Eine effiziente Schmerztherapie trägt zur Rekonvaleszenz, einer schnellen Mobilisation sowie zu einer verminderten Komplikationsrate (z. B. tiefe Venenthrombosen, TVT) bei (Simanski 2008). Die Schmerztherapie umfasst die prä-, intra- und postoperative Phase und nimmt auch in der ambulanten Langzeitbetreuung der Patienten einen wichtigen Stellenwert ein (Laubenthal und Neugebauer 2009).

Insbesondere nach Implantation von Knie-TEP wird eine individuell abgestimmte und kontinuierliche Schmerztherapie für den Therapieerfolg als ausschlaggebend angesehen. So zeigen verschiedene Untersuchungen hinsichtlich der Kontrolle postoperativer Schmerzen die Überlegenheit einer kontinuierlichen Medikation gegenüber Einmalinjektionen bzw. einer Bedarfsmedikation. Des Weiteren konnte gezeigt werden, dass eine kontinuierliche Analgesie mithilfe von peripheren Katheterverfahren den postoperativen Morphinkonsum verringern und zu einer früheren Rehabilitation im Vergleich zu Einzelinjektionen beitragen kann. Darüber hinaus gibt es Evidenz, dass periphere Katheterverfahren zu einer früheren Mobilisation und zu einer besseren Funktionalität führen können, verglichen mit einer allgemeinen systemischen Opioidgabe (Cappelleri et al. 2011).

Im Hinblick auf schmerztherapeutische Maßnahmen nach Entlassung aus dem Krankenhaus wird gemäß der S3-Leitlinie zur »Behandlung akuter perioperativer und posttraumatischer Schmerzen«[1] die Gabe von Nichtopioiden sowohl nach Hüft-TEP als auch nach Knie-TEP empfohlen (Laubenthal und Neugebauer 2009). So konnten randomisierte Studien die Wirksamkeit konventioneller, nichtsteroidaler Antiphlogistika (NSAP) und nichtopioider Analgetika wie Paracetamol für die postoperative Schmerzlinderung zeigen (Lohom et al. 2002; Peduto et al. 1998; Silvanto et al. 2002). Bei hoher Schmerzintensität können diese im Sinne einer multimodalen Analgetikatherapie mit starken Opioiden kombiniert werden (Simanski 2008).

Thromboseprophylaxe

Bei Hüft- und Knie-TEP-Verfahren spielt neben einer angemessenen Schmerztherapie und Mobilisa-

---

[1] Die Gültigkeit der S3-Leitlinie »Behandlung akuter perioperativer und posttraumatischer Schmerzen« wird gegenwärtig überprüft.

tion die Thromboseprophylaxe eine große Rolle. Hüft- und Kniegelenkersatzoperationen zählen zu den primären auslösenden Faktoren für venöse Thrombembolien (VTE) (European Society of Cardiology 2014). VTE umfassen die tiefe Venenthrombose (TVT) und die Lungenembolie (LE), die die schwerwiegendste Komplikation der TVT darstellt. Die Mortalitätsrate aufgrund einer LE innerhalb der ersten Wochen nach Hüft-TEP beträgt zwischen 0,09 % und 0,19 % (Fender et al. 1997; Howie et al. 2005; Khan et al. 2007; Shepherd und Mills 2006).

Eine Thrombose ist eine Gefäßerkrankung, bei der ein Blutgefäß durch ein Blutgerinnsel eingeengt oder verstopft wird. Ursächlich hierfür sind u. a. Schäden an Gefäßwänden durch Operationen (Perka 2011). Um diese Komplikation zu verhindern, wird die Gerinnbarkeit des Blutes durch Medikamente herabgesetzt (Antikoagulation) (AWMF 2015). Antikoagulanzien sollen das Wachstum des Thrombus stoppen und die Voraussetzung für eine Thrombusauflösung durch körpereigene Fibrinolyse schaffen. Der Risikozeitraum für VTE beginnt mit der Operation. Bis zur Entstehung eines Thrombus können mehrere Tage oder Wochen vergehen, sodass die meisten symptomatischen Venenthrombosen erst nach dem Krankenhausaufenthalt auftreten, weshalb eine Thrombemboliprophylaxe auch nach der Entlassung notwendig ist (AWMF 2015).

Obwohl VTE im Prinzip bei allen chirurgischen Eingriffen auftreten kann, ist das Risiko für orthopädische Patienten höher aufgrund der Aktivierung der Koagulation durch Gewebs- und Knochenverletzungen, Venenschädigungen, Immobilisation und Wärmeentstehung bei Verwendung von Knochenzement (Perka 2011). Hinzu kommen weitere personenbezogene Faktoren wie höheres Lebensalter ab 60 Jahren, Übergewicht (BMI > 30), Tumorerkrankungen und bereits früher aufgetretene venöse Thrombembolien in der eigenen oder familiären Vorgeschichte (AWMF 2015, Cionac Florescu et al. 2013; Falck-Ytter et al. 2012).

Ohne Thromboseprophylaxe erleiden rund 40–60 % der Patienten mit elektiven Hüft- und Knie-TEP eine VTE (Perka 2011), mit Thromboseprophylaxe sind dies 1,09 % bei Patienten mit Kniegelenkersatzoperationen und 0,53 % bei Patienten mit Hüftgelenkersatzoperationen (Januel et al. 2012).

Medikamentöse VTE-Prophylaxe

Die Rate an VTE-Komplikationen kann durch eine medikamentöse Therapie deutlich reduziert werden (AWMF 2015) (European Society of Cardiology 2014; Falck-Ytter et al. 2012). Zusätzlich kann die medikamentöse Prophylaxe von physikalischen und Mobilisationsmaßnahmen begleitet werden, die das Risiko einer VTE zusätzlich senken können. Die VTE-Prophylaxe soll in der stationären und ambulanten Versorgung nach den gleichen Gesichtspunkten erfolgen. Leitlinien empfehlen die medikamentöse Prophylaxe bei Eingriffen am Hüftgelenk für 28–35 Tage, bei Eingriffen am Kniegelenk für mindestens 10–14 Tage nach der Operation (AWMF 2015; Falck-Ytter et al. 2012). Die aktuelle Leitlinie des American College of Chest Physicians (ACCP) empfiehlt, bei Knie-TEP die medikamentöse Prophylaxe nach dem Krankenhausaufenthalt bis zu einer Gesamtdauer von 35 Tagen auszudehnen (Falck-Ytter et al. 2012). Liegt eine anhaltende Erhöhung des VTE-Risikos vor, insbesondere durch zusätzliche Begleiterkrankungen, soll die VTE-Prophylaxe für die Zeit des Bestehens der Erkrankung fortgeführt werden (AWMF 2015).

Eine aktuelle prospektive Studie von Jorgensen et al. gibt Hinweise, dass für Patienten, die in einem »Fast-Track« Hüft- und Knie-TEP-Behandlungskonzept behandelt werden, eine Thromboseprophylaxe während des stationären Krankenhausaufenthaltes ausreichend ist und die ambulante Fortführung keine weiteren Vorteile mit sich bringt (Jorgensen et al. 2013). In dieser Studie erhielten rund 4.700 Patienten mit einer Krankenhausverweildauer von ≤ 5 Tagen eine medikamentöse VTE-Prophylaxe. In der Nachbeobachtungszeit von 90 Tagen wurden bei 0,84 % der Patienten thrombembolische Ereignisse und bei 0,41 % VTE festgestellt. Diese Komplikationsraten entsprechen jenen aus anderen Studien, in denen die VTE-Prophylaxe über einen längeren Zeitraum durchgeführt wurde. Aufgrund des Studiendesigns kann jedoch nicht eindeutig geschlussfolgert werden, dass eine VTE-Prophylaxe ausschließlich während des stationären Aufenthaltes ausreichend ist. Die Studie von Jorgensen et al. nahm keinen Vergleich mit einer internen

Kontrollgruppe vor, sondern mit Daten anderer Untersuchungen, deren Patientenpopulation hinsichtlich relevanter Risikofaktoren (z. B. Komorbiditäten, Immobilisation, Verweildauer) möglicherweise Unterschiede aufwies.

Empfohlene Arzneimittel zur wirksamen medikamentösen VTE-Prophylaxe nach Gelenkersatz sind u.a. Faktor Xa-Inhibitoren, (niedermolekulare) Heparine (NMH), Thrombininhibitoren, VKA-Antagonisten sowie andere Antikoagulantien (AWMF 2015; European Society of Cardiology 2014).

Acetylsalicylsäure als Monotherapie soll aufgrund der im Vergleich zu oben genannten Arzneimitteln geringeren prophylaktischen Wirkung zur VTE-Prophylaxe nicht eingesetzt werden (AWMF 2015; Falck-Ytter et al. 2012). Bezüglich des Einsatzes von VKA, wie Warfarin und Phenprocoumon, wird unter Abwägung der Wirksamkeit und des Blutungsrisikos im Vergleich zu Heparinen von der Arbeitsgemeinschaft der Wissenschaftlichen Medizinischen Fachgesellschaften e. V. (AWMF) keine Empfehlung gegeben (Encke et al. 2015). Die AWMF bezieht sich u. a. auf die Studie von Samana et al., die zeigte, dass sich bei einer VTE-Prophylaxe mit Warfarin oder NMH bei Patienten mit Eingriffen an der Hüfte bezüglich der TVT-Raten kein Unterschied fand, die mit Warfarin behandelten Patienten jedoch wesentlich häufiger Blutungskomplikation aufwiesen (5,5 % versus 1,4 %) (Samana et al. 2002). Im Gegensatz hierzu sprechen sich die Leitlinien der ACCP und der Europäischen Gesellschaft für Kardiologie (ESC) für den Einsatz von VKA zur VTE-Prophylaxe aus (European Society of Cardiology 2014; Falck-Ytter et al. 2012).

Kontraindikationen gegen eine Thromboseprophylaxe sind insbesondere ein bekanntes Blutungsrisiko, zurückliegende hämorrhagische und ischämische (in den letzten 6 Monaten) Schlaganfälle und Magen-Darm-Blutungen innerhalb des zurückliegenden Monats (European Society of Cardiology 2014). Beim Vorliegen von Kontraindikationen sollen bei Patienten nach Hüft-TEP stattdessen intermittierende pneumatische Kompressionen (z. B. Fuß, Wade, Oberschenkel) und bei Patienten nach Knie-TEP physikalische Maßnahmen (z. B. medizinische Thromboseprophylaxestrümpfe) zum Einsatz kommen (AWMF 2015).

Blutungsrisiko unter Antikoagulation

Das primäre Risiko bei der Gerinnungshemmung im Rahmen der VTE-Prophylaxe ist das Blutungsrisiko, das während eines Zeitraumes von 3 Monaten ca. 2–3 % beträgt (Scherz et al. 2013). Patientencharakteristika, die mit einem erhöhten Blutungsrisiko unter Anwendung von Antikoagulanzien in Verbindung stehen, sind insbesondere Nierenversagen, bereits stattgehabte Blutungsereignisse und die gleichzeitige Einnahme von Thrombozytenaggregationshemmern (Decousus et al. 2011; Falck-Ytter et al. 2012). Ältere Patienten (≥ 65 Jahre) besitzen ein rund doppelt so hohes Risiko für schwere Blutungskomplikationen wie jüngere (Spencer et al. 2008).

Zur Ermittlung des patientenindividuellen Blutungsrisikos wurden verschiedene Scores entwickelt (Beyth et al. 1998; Kearon 2003; Kuijer et al. 1999; Ruíz-Giménez et al. 2008), die Patienten anhand ihrer Blutungsrisiken stratifizieren. Allerdings wurden diese Risiko-Scores bisher nicht hinreichend für Patienten der orthopädischen Chirurgie getestet (Falck-Ytter et al. 2012). Insbesondere bei älteren Patienten (≥ 65 Jahre) können diese Scores nicht ausreichend präzise zwischen niedrigem und hohem Blutungsrisiko unterscheiden (Scherz et al. 2013), sodass die Notwendigkeit zur Entwicklung und Validierung von Instrumenten zur Risikostratifikation bei Patientenpopulationen nach Hüft- und Kniegelenk-TEP besteht.

Physiotherapeutische Maßnahmen und Mobilität

Allgemein sollten nach Gelenkeingriffen physiotherapeutische und physikalische Maßnahmen wie balneophysikalische Anwendungen, Massagen, Gangschulung oder Kühlung durchgeführt werden. Laut S3-Leitlinie zur »Prophylaxe der venösen Thromboembolie (VTE)« gehören des Weiteren als physikalische Maßnahmen zur Vermeidung der VTE medizinische Thromboseprophylaxestrümpfe (MTPS) wie Oberschenkel- oder Wadenstrümpfe, die die Blutströmungsgeschwindigkeit in den Venen erhöhen und damit einer Thromboseentstehung vorbeugen können. Solche Maßnahmen sind insbesondere dann sinnvoll, wenn eine medikamentöse VTE-Prophylaxe z. B. wegen eines erhöhten Blutungsrisikos kontraindiziert ist (AWMF 2015).

Tab. 3.10 Behandlungsbedürftige intra-/postoperative chirurgische Komplikationen nach TEP-Erstimplantation und Wechseleingriffen während des stationären Aufenthalts in Deutschland 2014

Behandlungsbedürftige intra-/postoperative chirurgische Komplikationen	Ersteingriff Hüfte	Wechsel Hüfte	Ersteingriff Knie	Wechsel Knie
Anzahl Operationen mit mindestens einer Komplikation (%)	2,76	9,00	1,91	4,29
Implantatfehllage (%)	0,05	0,19	0,03	0,12
Implantatdislokation (%)	0,10	0,40	0,03	0,06
Endoprothesenluxation (%)	0,27	1,94	–	0,09
Patellafehlstellung (%)			0,02	0,1
Wundhämatom/Nachblutung (%)	0,86	2,95	0,86	2,17
Gefäßläsion (%)	0,03	0,16	0,02	0,07
Nervenschaden (%)	0,25	0,56	0,1	0,09
Fraktur (%)	0,82	1,73	0,15	0,39
Sonstige (%)	0,54	2,09	0,8	1,69

Quelle: IGES – AQUA-Institut 2015b, 2015c, 2015d, 2015e

Die Physiotherapie dient neben der Mobilisation und der Verhinderung von Funktionsbeeinträchtigungen auch der Schmerzlinderung und ist folglich Bestandteil einer umfassenden Schmerztherapie (Laubenthal und Neugebauer 2009). In einem aktuellen Review konnte gezeigt werden, dass insbesondere eine frühe Mobilisation, definiert als »Aufstehen aus dem Bett« oder »Gehen« so bald wie möglich nach einer hüft- oder kniegelenkersetzenden Operation die Verweildauer im Krankenhaus um ca. 2 Tage senken kann (Guerra et al. 2015; Tayrose et al. 2013). Zudem ergaben sich Verbesserungen im Hinblick auf die Bewegungsfreiheit, die Muskelkraft sowie die gesundheitsbezogene Lebensqualität. Unerwünschte Ereignisse durch eine frühe Mobilisation wie hämodynamische Instabilität oder erhöhte Sturzgefahr traten im Vergleich zu Kontrollgruppen ohne frühe Mobilisation nicht signifikant häufiger auf (Guerra et al. 2015). Andere Untersuchungen konnten zudem eine Verringerung der Risiken für TVT, LE, Brustkorbinfektionen sowie Harnverhaltung bei einer frühen Mobilisation demonstrieren (Renkawitz et al. 2010).

3.3.4 Komplikationen

Im Rahmen der externen stationären Qualitätssicherung in Deutschland werden intra- und postoperative chirurgische Komplikationen während des stationären Aufenthalts der Patienten erfasst. Für TEP-Erstimplantationen sind die Ereignisraten des Jahres 2014 in Tab. 3.10 zusammengefasst.

Die dokumentierte Rate der Operationen, bei denen während des stationären Aufenthalts mindestens eine Komplikation auftritt, befindet sich im einstelligen Prozentbereich. In den letzten Jahren ist die Rate rückläufig geworden, genauso wie die Rate aller einzelnen Ereignisse mit Ausnahme von Frakturen. Einschränkend muss darauf verwiesen werden, dass durch eine Änderung der Zählweise ab 2013 (Operationen statt Patienten) die Vergleichbarkeit der Ereignisraten mit den Vorjahren nur eingeschränkt möglich ist.

Der prozentuale Anteil der Patienten mit mindestens einer allgemeinen, behandlungsbedürftigen postoperativen Komplikation nach der Operation des Gelenkersatzes (Erst- und Wechseleingriffe) bewegt sich im einstelligen Bereich, ebenso die Raten der Einzelereignisse (Tab. 3.11).

Tab. 3.11 Allgemeine behandlungsbedürftige postoperative Komplikationen nach TEP-Erstimplantation und Wechseleingriffen während des stationären Aufenthalts in Deutschland 2014

Allgemeine behandlungsbedürftige postoperative Komplikationen	Ersteingriff Hüfte	Wechsel Hüfte	Ersteingriff Knie	Wechsel Knie
Anzahl Patienten mit mindestens einer Komplikation (%)	2,92	7,98	3,02	4,91
Pneumonie (%)	0,16	0,86	0,17	0,38
Kardiovaskuläre Komplikationen (%)	0,67	2,44	0,62	1,22
Tiefe Bein-/Beckenvenenthrombose (%)	0,09	0,16	0,40	0,26
Lungenembolie (%)	0,08	0,28	0,17	0,24
Sonstige (%)	2,11	5,40	1,89	3,31

Quelle: IGES – AQUA-Institut 2015b, 2015c, 2015d, 2015e

Tab. 3.12 Postoperative Wundinfektionen nach TEP-Erstimplantation und Wechseleingriffen während des stationären Aufenthalts in Deutschland 2014

Postoperative Wundinfektion	Ersteingriff Hüfte	Wechsel Hüfte	Ersteingriff Knie	Wechsel Knie
Operationen mit Wundinfektion (%)	0,42	4,18	0,26	1,8
Davon nach CDC-Klassifikation:				
A1 (oberflächliche Infektion) (%)	39,47	22,56	53,22	24,92
A2 (tiefe Infektion) (%)	53,02	66,61	38,01	60,57
A3 (Räume/Organe) (%)	7,51	10,83	8,77	14,51

Quelle: IGES – AQUA-Institut 2015b, 2015c, 2015d, 2015e

Auch bei den postoperativen Wundinfektionen sind im Vergleich zum Jahr 2009 tendenziell sinkende Raten unerwünschter Ereignisse zu erkennen, obgleich die übergeordneten Ereignisraten (andere Wundinfektionen) zwischenzeitlich stagnierten oder anstiegen (◘ Tab. 3.12).

Ergänzend ist auf die Rate der registrierten, erforderlichen Reoperationen aufgrund von Komplikationen bei Hüftendoprothesen während des stationären Aufenthalts zur Erstimplantation hinzuweisen. Diese ging von 2009 (1,7 %) bis 2014 ebenfalls zurück (1,4 %). Die Raten der Reoperationen, die aufgrund von Komplikationen bei Knieendoprothesenimplantation erforderlich waren, lagen zwischen 1,4 % der Patienten im Jahr 2009 und 0,87 % der Patienten im Jahr 2012. In 2013 und 2014 wurden 1,3 % bzw. 1,15 % der Eingriffe durch Komplikationen bedingte Reoperationen durchgeführt.

◘ Tab. 3.13 und ◘ Tab. 3.14 zeigen, dass die Komplikationsraten bei Wechseleingriffen um ein Mehrfaches über den Komplikationsraten bei Erstimplantationen liegen. Dasselbe gilt für die Rate der registrierten, erforderlichen Reoperationen aufgrund von Komplikationen. Diese schwankten bei Wechseleingriffen in den Jahren 2009–2014 zwischen 5,6 und 7,5 %. Im Gegensatz zu Erstimplantationen ist keine klare Tendenz sinkender Ereignis-

3.3 · Stationäre Versorgung

Tab. 3.13 Komplikationsraten nach der akutstationären Phase nach Hüftgelenkersatz

Qualitätsindikator	Grundgesamtheit Fälle (n)	Nachbeobachtungszeitraum (%)	Stationäre Phase Erstimplantation (%)	Gesamter Zeitraum (%)
Revisionsoperation innerhalb von 365 Tagen	149637	1,88	1,65	3,53
Chirurgische Komplikationen innerhalb von 90 Tagen	152567	1,96	5,29	7,25
Thrombose/Lungenembolie innerhalb von 90 Tagen	152354	0,43	0,69	1,12
Femurfraktur innerhalb von 90 Tagen	152885	0,25	1,74	1,99
Sterblichkeit innerhalb von 90 Tagen	154220	0,48	0,43	0,91
Komplikationsindex*	154240	3,36	7,73	11,09

* Zusammenfassung der einzelnen Qualitätsindikatoren, bei mehrfachen Komplikationen pro Patient wurde ein einzelnes Ereignis gezählt.
Quelle: IGES – Jeschke und Günster 2014

Tab. 3.14 Postoperative Komplikationen von AOK-Patienten nach Knie-TEP-Implantationen

Beschreibung	Patienten	Anteil [%]
Grundgesamtheit	40.483	100
Pneumonie	149	0,4
Lungenembolie	215	0,5
Thrombotische Ereignisse	828	2,0
Blutungskomplikationen	5.267	13,0
Beatmung über 24 h	69	0,2
Postoperative Infektion	143	0,4
Sonstige postoperative Komplikationen	514	1,3
Komplikationen durch orthopädische Endoprothesen, Implantate oder Transplantate	689	1,7
Luxation, Verstauchungen und Zerrungen des Kniegelenks und von Bändern des Kniegelenks	6,7	0,2

Quelle: IGES – WiDO 2007

raten zu erkennen. Anzumerken ist, dass sich die bislang genannten Komplikationsraten auf den Zeitraum erstrecken, in dem der Patient akutstationär behandelt wird.

Bis zu einem Drittel der Komplikationen nach Hüftgelenkersatz treten nach der stationären Phase auf, in welcher der Gelenkersatz implantiert wird, wie eine Analyse des wissenschaftlichen Instituts der AOK (WIdO) zeigt (Jeschke und Günster 2014). Herangezogen wurden dort AOK-Routinedaten im Rahmen der sogenannten »Qualitätssicherung mit Routinedaten« (▶ Abschn. 3.3.4).

Die Auswertung bezog sich auf 154.470 Patienten aus 930 Kliniken, die in den Jahren 2007–2009 einen Hüftgelenkersatz (TEP und Teilersatz) mit dokumentierter Behandlungsdiagnose einer Koxarthrose (97 % der Patienten) erstimplantiert bekamen. Ausgeschlossen waren Patienten, die zwei Jahre vor dem Indexeingriff bereits einen Hüftgelenkersatz erhalten hatten, sowie Krankenhäuser mit weniger als 30 Fällen im genannten Zeitraum (◘ Tab. 3.13).

Die Studie zeigt, dass insbesondere chirurgisch bedingte Komplikationen bis zu 90 Tage nach der Entlassung aus dem Krankenhausaufenthalt zur Erstimplantation auftreten können. Der Qualitätsindikator »chirurgische Komplikationen« definierte sich dabei durch die ICD-10 Diagnosekodes »Luxationen« (ICD-10: S73), »Komplikationen durch Endoprothesen« (ICD-10: T84.0/5/8/9) sowie »Komplikationen bei Eingriffen« (ICD-10: T81.2/3/5/8/9). Die Auswertung untersuchte primär den Zusammenhang zwischen den Komplikationen beim stationären Aufenthalt und denjenigen im Nachbeobachtungszeitraum. Übergeordnet äußert sich die Publikation dazu wie folgt: »Bezüglich der klinikbezogenen Komplikationen gab es bei allen untersuchten Indikatoren kaum einen Zusammenhang zwischen den Ereignissen im stationären Erstaufenthalt und im Nachbeobachtungszeitraum [...]« (Jeschke und Günster 2014).

Ähnliche Analysen liegen für den Bereich der Knieendoprothesen vor. Im Abschlussbericht des AOK Bundesverbandes zur Qualitätssicherung der stationären Versorgung mit Routinedaten (QSR) 2007 wurden postoperative Komplikationen von AOK-Versicherten, die 2003 mit einer Knieendoprothese (bikondyläre Oberflächenersatzprothese oder Scharnierendoprothese) versorgt wurden, anhand von Routinedaten analysiert (WiDO 2007). Insgesamt wurden die Daten von 40.483 Patienten, denen 2003 eine Knieendoprothese implantiert wurde (73,8 % Frauen, Durchschnittsalter 70,1 Jahre), analysiert. Patienten, die 30 Jahre alt oder jünger waren, wurden ausgeschlossen. Als häufigste Komplikationen wurden allgemeine Operationsrisiken wie eine Blutung oder ein thrombotisches Ereignis dokumentiert (Tab. 3.14).

Während des stationären Aufenthalts wurde bei 0,3 % der Patienten eine Knie-TEP-Revision mit Wechsel oder Entfernung durchgeführt (WiDO 2007).

Eine Analyse anhand vorab definierter Wiederaufnahmegründe ergab, dass im ersten Jahr nach Knie-TEP-Implantation 1,8 % der Patienten zu einer Revision mit Wechsel oder Entfernung des Prothesenmaterials wieder aufgenommen wurden. Bei 0,6 % der Patienten wurde innerhalb eines Jahres eine Revision ohne Wechsel oder ohne Entfernung stationär durchgeführt (WiDO 2007).

3.4 Rehabilitation

Die allgemeinen Ziele von medizinischen Leistungen zur Rehabilitation sind (nach § 26, SGB IX):
1. Behinderungen einschließlich chronischer Krankheiten abzuwenden, zu beseitigen, zu mindern, auszugleichen, eine Verschlimmerung zu verhüten oder
2. Einschränkungen der Erwerbsfähigkeit und Pflegebedürftigkeit zu vermeiden, zu überwinden, zu mindern, eine Verschlimmerung zu verhüten sowie den vorzeitigen Bezug von laufenden Sozialleistungen zu vermeiden oder laufende Sozialleistungen zu mindern.

Medizinische Rehabilitation umfasst die ärztliche Behandlung, Arznei- und Verbandsmittel, Heilmittel, orthopädische und andere Hilfsmittel und ggf. eine Belastungserprobung. Wesentliche Kostenträger der medizinischen Rehabilitation sind die gesetzlichen Krankenkassen (GKV), die Deutsche Rentenversicherung (DRV) und die Deutsche Gesetzliche Unfallversicherung (DGUV). Gesetzliche Krankenkassen sind zur Leistung von Rehabilitation entsprechend dem Sozialgesetzbuch nach dem Grundsatz »Reha vor Pflege« bei Patienten verpflichtet, die nicht mehr im erwerbspflichtigen Alter stehen. Die DRV zahlt nach dem Grundsatz »Reha vor Rente« bei Patienten im erwerbspflichtigen Alter (Kladny 2013).

Eine Rehabilitationsmaßnahme, die ohne vorausgegangene Krankenhausbehandlung veranlasst wird, bezeichnet man als Heilverfahren (HV). Die Rehabilitation nach dem operativen Eingriff wird als Anschlussrehabilitation oder Anschlussheilbehandlung (AHB) bezeichnet. Sozialmedizinische Voraussetzung dafür sind eine Diagnose aus der Indikationsgruppe der AHB-Liste, eine Rehabilitationsbedürftigkeit, eine Rehabilitationsfähigkeit sowie eine positive Rehabilitationsprognose. Der »Zustand nach endoprothetischer Versorgung von Hüftgelenk, Kniegelenk, Schultergelenk oder Sprunggelenk« gilt als AHB-relevante Diagnose, wobei als weitere Voraussetzung die Durchführung »nach Abschluss der postoperativen Behandlungsphase« sowie das Vorliegen von »postoperativ persistierenden Funktionseinschränkungen« definiert sind (Deutsche Rentenversicherung 2005).

Rehabilitationsbedürftigkeit bei der gesetzlichen Rentenversicherung besteht, sofern die Erwerbsfähigkeit erheblich gefährdet oder bereits gemindert ist, bei Versicherten der gesetzlichen Krankenversicherung bei nicht nur vorübergehenden alltagsrelevanten Funktionseinschränkungen. Bei einer alleinigen Restmuskelschwäche oder Bewegungseinschränkung sind ambulante Heilmittel bzw. ein Funktionstraining ausreichend (Maier-Börries und Jäckel 2013). Die Indikation zur Einleitung einer postoperativen Rehabilitation sollte entsprechend gestellt werden, wenn Einschränkungen von Aktivitäten und Teilhabe bestehen, die eine ärztlich geleitete und supervidierte, interdisziplinäre und multimodale Behandlung erfordern.

Rehabilitationsfähigkeit umfasst die Möglichkeit, im Rahmen der körperlichen und psychischen Verfassung in der Lage zu sein, das Angebot der Gesamtheit der therapeutischen Leistungen wahrnehmen zu können sowie die Bereitschaft hierzu. Die Rehabilitandin oder der Rehabilitand muss
- frühmobilisiert, insbesondere in der Lage sein, ohne fremde Hilfe zu essen, sich zu waschen und auf Stationsebene zu bewegen;
- für effektive rehabilitative Leistungen ausreichend belastbar sein;
- motiviert und aufgrund der geistigen Aufnahmefähigkeit und psychischen Verfassung in der Lage sein, aktiv bei der Rehabilitation mitzuarbeiten (DRV-Indikationsliste AHB).

Speziell für stationäre Rehabilitationsmaßnahmen nach Hüft- und Knieendoprothese werden in aller Regel gefordert:
- reizfreie Wundverhältnisse ohne Anhalt für eine lokale Infektion,
- weitgehende Eigenständigkeit für die wichtigsten ADL (Barthel-Index von zumindest 65 Punkten),
- ausreichende und sichere Mobilität zumindest für kurze Wegstrecken auf Stationsebene (unter Zuhilfenahme von Gehhilfen),
- ein bereits zumindest zufriedenstellendes Funktionsausmaß des operierten Gelenks:
  - Hüfte: Extension/Flexion 0/0/80° bzw.
  - Knie: Extension/Flexion 0/5/80–90°,
- ausreichende persönliche Motivation zur Rehabilitation sowie
- ein ausreichendes kognitives Zustandsbild (keine schwere Demenz).

Ziel der AHB ist es, die Patienten an die Belastungen des Alltags- und Berufslebens heranzuführen. Es gilt hierbei, verloren gegangene Funktionen wiederzuerlangen und/oder bestmöglich zu kompensieren. Die Rehabilitationsprognose ist eine Beurteilung der Wahrscheinlichkeit, mit der ein angestrebtes Rehabilitationsziel zu erreichen sein wird. Das Erreichen dieses Zieles muss dabei überwiegend wahrscheinlich sein, sowohl unter Berücksichtigung der Art als auch der Dauer der Leistung zur Teilhabe.

Die Nutzung ambulanter Rehabilitationsangebote wird seit einigen Jahren besonders gefördert und ausgebaut (Deutsche Rentenversicherung Bund 2009) und ist gesetzlich etabliert (vgl. § 19 Abs. 2 SGB IX). Voraussetzung für die Teilnahme am ambulanten Rehabilitationsverfahren ist eine über die Reha-Fähigkeit hinausgehende ausreichende Belastbarkeit und Mobilität der Patienten. Sie müssen die Einrichtung mit öffentlichen Verkehrsmitteln in einer angemessenen Fahrtzeit erreichen können. Folgende Aspekte legen eine stationäre Rehabilitation nahe (Heisel und Jerosch 2007):
- Wegefähigkeit unter 100 m,
- Benutzung von öffentlichen Verkehrsmitteln und PKW nicht möglich,
- Sturzgefährdung bei unsicherem Gangbild,
- Treppensteigen nicht möglich,
- erhöhter Pflegebedarf,
- Versorgung zu Hause nicht gewährleistet,
- behandlungsbedürftige Komorbiditäten,
- Fahrtzeit zu einem ambulanten Reha-Zentrum über 30 min.

Den Antrag für eine AHB stellt der behandelnde Arzt im Krankenhaus im Namen des Patienten. Antragsteller ist demnach der Rehabilitand. Der Arzt ist jedoch dafür zuständig, die gegebenen Voraussetzungen zu prüfen und eine Empfehlung über die Notwendigkeit zu einer AHB beim Sozialversicherungsträger auszusprechen.

Die Datenlage für den Bereich der (medizinischen) Rehabilitation gilt allgemein als stark limitiert, fragmentiert und verbesserungswürdig (Augurzky et al. 2011; SVR Gesundheit 2014). Die nachfolgenden Kapitel stellen eine Annäherung an die Situation für TEP-Patienten dar.

3.4.1 Therapieempfehlungen und Therapiestandards

Generell existieren kaum Leitlinien mit spezifischen Therapieempfehlungen für die Rehabilitation einzelner Krankheitsbilder (SVR Gesundheit 2014). Es sind andererseits umfangreiche Lehrbücher (Heisel und Jerosch 2007; Imhoff et al. 2015; Stein und Greitemann 2015) und spezielle wissenschaftliche Publikationen (Heisel 2012; Kladny 2007; Rupp und Wydra 2012), die die Grundlagen dezidiert beschreiben.

Die Deutsche Rentenversicherung (DRV) hat Therapiestandards für die Anschlussrehabilitation nach Hüft- und Knie-TEP erarbeitet, die Teil der Qualitätssicherung der DRV sind. Die Standards unterscheiden sich von Leitlinien dadurch, dass sie keine Therapiealgorithmen beinhalten. Ihr Ziel ist es, eine »evidenzbasierte Versorgung mit therapeutischen Leistungen in der Rehabilitation« zu fördern. Die Standards sind im Wesentlichen auf Basis wissenschaftlicher Leitlinien- und Literaturrecherchen, einer Analyse der tatsächlich vorgenommenen Rehabilitationsleistungen in Deutschland im Bereich der Rentenversicherung und Expertenbefragungen erstellt (Deutsche Rentenversicherung Bund 2010). Die Standards gelten für die Indikationsbereiche Hüft- und Knie-TEP. Im Rahmen dieses Ansatzes wurden »evidenzbasierte Therapiemodule« (ETM) erstellt. Die einzelnen Module enthalten eine Liste von Leistungseinheiten gemäß der standardisierten Klassifikation therapeutischer Leistungen (KTL) mit ETM-individuellen Mindestanteilen (Deutsche Rentenversicherung Bund 2011). Große Bedeutung haben die Bereiche Bewegungstherapie, Alltagstraining, Patientenschulung TEP und Gesundheitstraining (◘ Tab. 3.15).

3.4.2 Versorgungsangebot

Im Jahr 2014 wurden knapp 2 Mio. Patienten in stationären Rehabilitationseinrichtungen behandelt. Angaben über die Indikation der behandelten Pa-

◘ **Tab. 3.15** Evidenzbasierte Therapiestandards in der Rehabilitation der Deutschen Rentenversicherung Bund bei Hüft- und Knie-TEP

ETM	Beschreibung	Mindestanteil entsprechend zu behandelnder Rehabilitanden (%)
01	Bewegungstherapie	90
02	Alltagstraining	90
03	Physikalische Therapie	50
04	Patientenschulung TEP	80
05	Gesundheitsbildung	80
06	Ernährungsschulung	20
07	Psychologische Beratung und Therapie	10
08	Entspannungstraining	10
09	Sozial- und sozialrechtliche Beratung	30
10	Unterstützung der beruflichen Integration	20
11	Nachsorge und soziale Integration	50

ETM = evidenzbasierte Therapiemodule
Quelle: IGES – Deutsche Rentenversicherung Bund (2011)

tienten und Fallzahlen mit explizitem Bezug zu Hüft- oder Kniegelenkersatz liegen nicht vor. In Deutschland gab es im Jahr 2014 366 stationäre Rehabilitationseinrichtungen, die über eine orthopädische Fachabteilung verfügen. Zusammen behandelten diese rund 650.000 Patienten (Destatis 2014).

Dabei wird die Bedeutung der wohnortnahen Rehabilitation bei einigen Indikationen betont, insbesondere um das familiäre und soziale Umfeld zu nutzen. Rehabilitationsmaßnahmen finden nicht zwangsläufig wohnortnah statt. Die Zahlen der gesetzlichen Rentenversicherung aus dem Jahr 2014 belegen, dass auf Bundesebene der Wohnort der Patienten und der Ort der Leistungserbringung variieren. So erhalten z. B. viele Patienten mit Wohnort Berlin, Hamburg oder Bremen ihre stationären Rehabilitationsmaßnahmen in anderen Bundeslän-

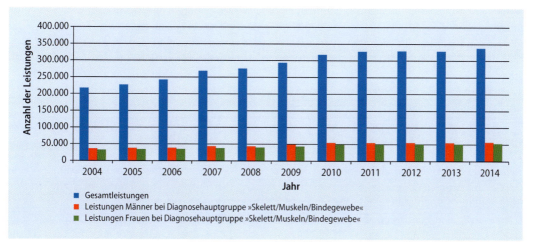

Abb. 3.15 Leistungen der Anschlussrehabilitation in der DRV (2004–2014). (Quelle: IGES – Deutsche Rentenversicherung Bund 2014b)

dern, während z. B. in Hessen, Mecklenburg-Vorpommern und Schleswig-Holstein mehr Patienten eine Rehabilitationsbehandlung erhalten, als dort wohnhaft sind (GBE-Bund 2015).

Im Rahmen der integrierten Versorgung (IV) werden Verträge (§ 140 SGB V) zwischen gesetzlichen Krankenkassen und Leistungserbringern in der Akut- und Rehabilitationsversorgung geschlossen. Ziel ist die bessere Verzahnung zwischen stationärer Akutbehandlung und anschließenden, stationären oder ambulanten Rehabilitationsmaßnahmen. IV-Konzepte zur nahtlosen Verbindung von Akutphase und stationärer Rehabilitation bei Patienten mit Hüft- und Kniegelenkersatz zeigen in einer Studie eine Verbesserung der Versorgung, mit positiven Auswirkungen auf Patientenzufriedenheit und Ergebnisqualität (Bethge et al. 2011).

3.4.3 Inanspruchnahme

Das Statistische Bundesamt veröffentlicht die Anzahl der vollstationären Patienten und Patientinnen der Vorsorge- oder Rehabilitationseinrichtungen mit über 100 Betten nach Hauptdiagnosen (Destatis 2015b). Im Jahr 2014 wurden insgesamt 1,66 Mio. Patienten behandelt, davon 606.000 in orthopädischen Fachabteilungen. 518.000 Patienten hatten Krankheiten des Muskel-Skelett-Systems, weitere 102.000 wiesen Verletzungen auf. Die häufigste Hauptdiagnose in 2014 war die Koxarthrose (Arthrose des Hüftgelenks) gefolgt von der Gonarthrose (Arthrose des Kniegelenks). Mit der Indikation Koxarthrose (ICD-10 M17) wurden rund 104.500 Patienten in diesen Einrichtungen behandelt. Die höchsten Patientenzahlen wurden für die Altersgruppen von 70–75 Jahren (21.099) und von 75–80 Jahren (20.808) erfasst. Mit weiter zunehmendem Alter nehmen die Patientenzahlen deutlich ab. Insgesamt erhielten deutlich mehr Frauen mit Koxarthrose (rund 63.000) als Männer (rund 41.000) Rehabilitationsmaßnahmen, dieses Verhältnis war noch ausgeprägter bei den Gonarthrosen (66.000 bzw. 38.000) (Destatis 2015b). Bei diesen Zahlen sind alle Kostenträger berücksichtigt, es wird aber nicht zwischen Heilverfahren bei Arthrose und Anschlussrehabilitation nach Endoprothese unterschieden.

Die Statistik der DRV weist für Personen im Erwerbsleben im Jahr 2014 mehr als 1 Mio. Leistungen zur medizinischen Rehabilitation auf, 350.655 (36 %) entfallen auf den Bereich »Skelett/Muskeln/Bindegewebe«. Das Leistungsvolumen in der Anschlussrehabilitation umfasst etwa ein Drittel aller medizinischen Rehabilitationsleistungen (337.618), jede Dritte dieser Maßnahmen erfolgt im muskuloskelettalen Bereich (Deutsche Rentenversicherung Bund 2014b). Die Entwicklung seit 2004 sowie die Zahl der Leistungen bei Diagnosehauptgruppe »Skelett/Muskeln/Bindegewebe«, getrennt nach Geschlechtern, ist in Abb. 3.15 dargestellt. Zu den

56.603 bzw. 52.652 Maßnahmen bei den Männern und Frauen im Jahr 2014 zählen neben den Hüft- und Knieendoprothesen auch noch weitere Eingriffe an der Wirbelsäule und den restlichen Extremitäten.

Bezogen auf das gesamte Spektrum der medizinischen Rehabilitation der DRV machen die ambulanten Reha-Leistungen 13 % aus, etwa zwei Drittel entfallen auf den muskuloskelettalen Bereich. In der Diagnosehauptgruppe »Skelett/Muskeln/Bindegewebe« liegt der Anteil der ambulanten Leistungen am Gesamtvolumen der medizinischen Rehabilitation mit etwa 76.000 Maßnahmen bei unter 25 % (Deutsche Rentenversicherung Bund 2014a).

Das Statistische Bundesamt weist für (stationäre) Vorsorge- und Rehabilitationseinrichtungen mit mehr als 100 Betten für 2014 eine durchschnittliche Verweildauer von 22,1 Tagen für Fälle der Hauptdiagnosegruppe »Krankheiten des Muskel-Skelett-Systems u. Bindegewebes« aus. Für Fälle der etwas spezifischeren Hauptdiagnosegruppe Polyarthritis und Arthrose (ICD-10 M05-06 und M15-19) sind es 21,1 Tage (Statistisches Bundesamt 2013).

3.4.4 Umsetzung therapeutischer Maßnahmen

Eine Übersicht therapeutischer Maßnahmen, die in der Anschlussrehabilitation durchgeführt werden, bieten die »Therapiestandards für die medizinische Rehabilitation nach Hüft- und Knie-TEP« der Deutschen Rentenversicherung (▶ Abschn. 3.4.1) (Deutsche Rentenversicherung Bund 2011). Diese wurden aufgrund der Analyse aller von der DRV Bund vergüteten Rehabilitationen, die zwischen 1.1.2007 und

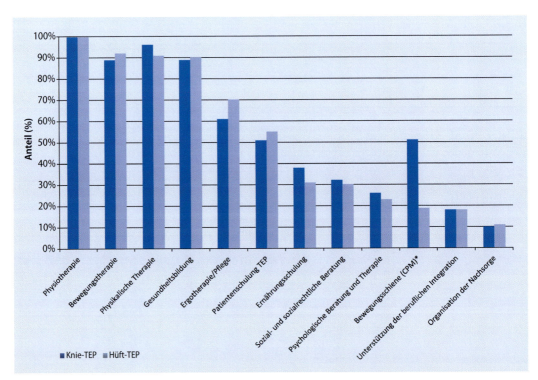

○ **Abb. 3.16** KTL-Analyse: Anteil der Rehabilitanden mit mindestens einer Therapieeinheit/Rehabilitation. (Quelle: IGES – Deutsche Rentenversicherung Bund 2010). Anmerkung: KTL = Klassifikation therapeutischer Leistungen; die Datengrundlage der Darstellung entstammt dem in der gesetzlichen Rentenversicherung üblichen System zur Klassifikation therapeutischer Leistungen. Dieses schlüsselt sämtliche erbrachte Leistungen mithilfe von vierstelligen Codes auf. Die entsprechenden Daten werden jährlich routinemäßig erhoben und dienen der Dokumentation und Qualitätskontrolle innerhalb der gesetzlichen Rentenversicherung dem Stichtag 10.11.2007 beendet wurden, erstellt (Deutsche Rentenversicherung Bund 2010).

Eingeschlossen wurden Rehabilitanden, die eine Therapie im Rahmen einer Anschlussrehabilitation bekamen und als Erst- oder Zweitdiagnose im Entlassungsbericht »Koxarthrose« (ICD-10 M16) bzw. »Gonarthrose« (ICD-10 M17) und das Vorhandensein eines Gelenkimplantates (Z96.6 bzw. Z98.8) hatten. Erfasst wurden auf diese Weise 66.842 KTL-Daten von 3.652 Patienten nach Hüftprothesenimplantation und 41.459 KTL-Daten von 2.186 Patienten nach Implantation von Knieprothesen (Deutsche Rentenversicherung Bund 2010).

Die KTL-Datenanalyse enthält Angaben darüber, bei welchem Anteil der Patienten die betrachteten evidenzbasierten Therapiemodule durchgeführt wurden und wie viele Therapieeinheiten im Mittel pro Woche stattfanden (Gülich et al. 2010). Die Ergebnisse sind in ◘ Abb. 3.16 und ◘ Abb. 3.17 zusammengefasst.

Demnach erhielt eine große Mehrheit der Patienten Physiotherapie (99,5 %), physikalische Therapie (96,0 %), Bewegungstherapie (89,0 %) und Maßnahmen zur Gesundheitsbildung (89,0 %).

Mehr als die Hälfte der Patienten erhielten Ergotherapie/Pflege (61,0 %), Patientenschulung zu TEP (51,0 %) und Therapie mit einer Bewegungsschiene (CPM) (51,0 %). Es ist darauf hinzuweisen, dass die Neufassung der DRV-Therapiestandards aus dem Jahr 2011 zum Teil anders formulierte evidenzbasierte Therapiemodule und anders zugeordnete KTL-Codes enthält, auch wenn einige Module gleich benannt und Kerninhalte vergleichbar sind (vgl. Deutsche Rentenversicherung Bund 2011, 2010). Dieses bedeutet, dass die aktuelle Versorgung, soweit sie nach den Therapiestandards durchgeführt wird, von den dargestellten Ergebnissen leicht abweicht.

Zu beachten ist hierbei, dass in den Analysen ausschließlich Personen berücksichtigt wurden, die im Erwerbsleben stehen. Demnach wiesen die Patienten ein vergleichsweise niedriges Durchschnittsalter auf (Hüft-TEP: 54,1; Knie-TEP: 55,7) und können für die Population aller Rehabilitanden nach einem endoprothetischen Eingriff nicht als repräsentativ angesehen werden (Gülich et al. 2010).

Für Patienten, die nicht im Erwerbsleben stehen, sind bei den Anschlussrehabilitationen im

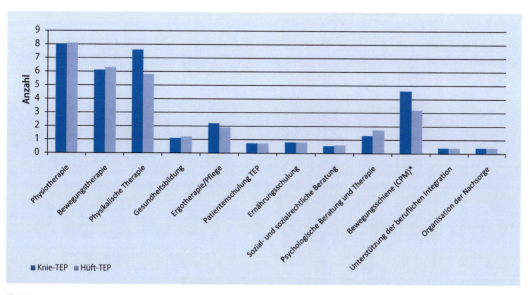

◘ **Abb. 3.17** KTL-Analyse: Therapieeinheiten pro Woche (Mittelwert). (Quelle: IGES – Deutsche Rentenversicherung Bund 2010). Anmerkung: KTL = Klassifikation therapeutischer Leistungen; die Datengrundlage der Darstellung entstammt dem in der gesetzlichen Rentenversicherung üblichen System zur Klassifikation therapeutischer Leistungen. Dieses schlüsselt sämtliche erbrachte Leistungen mithilfe von vierstelligen Codes auf. Die entsprechenden Daten werden jährlich routinemäßig erhoben und dienen der Dokumentation und Qualitätskontrolle innerhalb der gesetzlichen Rentenversicherung

Wesentlichen die gesetzlichen Krankenkassen zuständig. Über die GKV-Versicherten sind bisher allerdings nur wenige Daten zur Rehabilitation publiziert worden.

Die Barmer GEK berichtete, dass von etwa 2.200 Versicherten mit einer Hüft- oder Knie-TEP im Jahr 2009 jeweils fast 90 % eine stationäre Rehabilitationsmaßnahme antraten. Das Durchschnittsalter betrug 65 Jahre, zwei Drittel waren älter als 60 Jahre (Barmer GEK 2010).

In einem Modellprojekt der AOK Rheinland zur Flexibilisierung der Rehabilitationsdauer konnten 120 Hüft-TEP- und 110 Knie-TEP-Patienten untersucht werden. Das Durchschnittsalter betrug 75 bzw. 74 Jahre. Zur Messung der Ergebnisqualität im Bereich der Rehabilitation diente der Staffelstein-Score. Er berücksichtigt neben objektiven klinischen Befunden auch subjektive Aspekte. Die Bereiche »Schmerz«, »activities of daily living« und »Bewegungsausmaß« werden zu je einem Drittel gewichtet. Insgesamt können 120 Punkte erreicht werden. Die Auswertung erfolgt in Bezug auf das mögliche Rehabilitationspotenzial. Er eignet sich sowohl für Hüft- als auch für Knie-TEP. Der Staffelstein-Score verbesserte sich bei den untersuchten Hüft-TEPs von 64 auf 92, bei den Knie-TEPs von 57 auf 87. Im Durchschnitt wurden die diesbezüglich größten Rehabilitationsfortschritte in den ersten 2 Wochen festgestellt. Als Rehabilitationsziel war in beiden Gruppen ein Zielwert von 86 festgelegt, den erreichten 76 % der Hüft-TEP- und 57 % der Knie-TEP-Patienten. Die durchschnittliche Verweildauer betrug 19,1 bzw. 19,8 Tage. Allerdings benötigten in beiden Gruppen fast 10 % der Patienten deutlich mehr als 21 Tage (Tuncel et al. 2015b).

In einer Untersuchung der Techniker Krankenkasse im Rahmen des TK EVA Reha-Projektes konnten mehr als 8.600 Hüft-TEP- und 8.100 Knie-TEP-Patienten in 9 Rehakliniken in Rheinland-Pfalz zwischen 2007 und 2009 untersucht werden, das Durchschnittsalter lag knapp unter 75 Jahre. Mittels eines modifizierten Staffelstein Scores wurden Verbesserungen bei Hüft-TEPs von 53 auf 78 % und bei Knie-TEPs von 50 auf 76 % gemessen (Baulig et al. 2015).

3.4.5 Wirksamkeit der Anschlussrehabilitation

Die Rehabilitation ist allgemein gesehen eine multidimensionale Intervention und entsprechend schwierig zu evaluieren. In einer Vielzahl von häufig kleineren kontrollierten Studien wurden positive Effekte einer Anschlussheilbehandlung nach Endoprothesenersatz an der Hüfte und am Knie in der Literatur beschrieben (Aliyev 2010; Baulig et al. 2015; Kladny et al. 2002, 2001; Middeldorf und Caaer 2010; Müller et al. 2015; Tuncel et al. 2015a, 2015b). In diesem Rahmen finden sich deutliche Hinweise auf eine Verbesserung der Schmerzreduktion, der Verbesserung der Gelenkbeweglichkeit, der zunehmenden Mobilität und Selbstständigkeit, der Sturzsicherheit und Selbstversorgung sowie der Aktivitäts- und Teilhabeverbesserung.

Eine systematische Literaturanalyse zur Wirksamkeit von Therapien bei Rehabilitation nach Hüft- und Kniegelenkersatz zeigte zunächst, dass es eine enorme Heterogenität der Studien gibt, die zumeist auf niedrigem Evidenzniveau durchgeführt wurden. Es konnte gezeigt werden, dass sich einzelne Therapiemaßnahmen wie Sport- und Bewegungstherapie sowie Physiotherapie bisher als wirksam erwiesen haben. Aussagen zu der notwendigen Frequenz und Dauer der Anwendung ließen sich allerdings nicht ableiten (Müller et al. 2009). Der Sachverständigenrat zur Begutachtung der Entwicklung im Gesundheitswesen (SVR) stellte 2014 fest, dass »die in vielen Fällen fehlende Evidenzbasierung jedoch nicht automatisch (beweist), dass Rehabilitation nicht wirkt. Auch bei weitgehendem Fehlen eines Wirksamkeitsnachweises unter kontrollierten Bedingungen kann vermutet werden, dass ein Nutzen durchaus vorhanden ist. Fraglich ist jedoch oftmals der Zusatznutzen gegenüber Alternativbehandlungen« (SVR Gesundheit 2014).

3.4.6 Rehabilitationsnachsorge

Die Nachsorge nach einer Rehabilitationsmaßnahme zur Sicherstellung eines nachhaltigen Ergebnisses stellt unverändert eine Herausforderung dar. Bei den meisten Patienten besteht am Ende der Rehabilitation noch weiterer Behandlungsbedarf. Die DRV hat diesbezüglich das System der IRENA (Intensivierte REhabilitations NAchsorge) initiiert, dem andere Kostenträger bislang noch nicht gefolgt sind. Dieses Programm ermöglicht nach einer Rehabilitationsmaßnahme der DRV die Fortführung bewegungstherapeutischer Maßnahmen in der Regel in der Gruppe in wohnortnahen Rehabilitationseinrichtungen. Alternativ werden oftmals vom weiterbehandelnden Arzt für 3–8 Wochen Physiotherapie oder gerätegestützte Krankengymnastik verordnet. Nicht jeder Patient benötigt aber eine Heilmittelverordnung. In vielen Fällen ist die Fortführung des in der Rehabilitation erlernten Übungsprogramms für etwa 6 Wochen ausreichend, um bestehende Restdefizite auszugleichen. Auch können die Patienten ins Funktionstraining, z. B. organisiert von der Rheumaliga, integriert werden.

3.4.7 Herausforderungen

Nach Einführung der DRGs im Jahre 2003 kam es zu einer signifikanten Reduktion der Verweildauer im Akutkrankenhaus. Die »REhabilitation und DIagnosis Related Groups«-Studie (REDIA-Studie) ist eine prospektive, multizentrische, zufallsgesteuerte Langzeitstudie über die Auswirkungen der DRG-Einführung im Akutbereich auf medizinische Leistungsanforderungen und Kosten in der Rehabilitation (von Eiff et al. 2011). 10 Jahre später erfolgt nach der Implantation einer Hüft- oder Knieendoprothese der Eintritt in die Rehabilitationsklinik im Schnitt mehr als eine Woche früher. Aufgrund dieses verfrühten Rehabeginns konnte eine signifikante Verschlechterung des Patientenzustandes zu Beginn der Rehabilitationsmaßnahmen festgestellt werden. Dieses führt zu erheblichen Mehraufwendungen in den Rehabilitationskliniken. Das bedeutete einen verstärkten Betreuungsaufwand, d. h. unter anderem mehr Begleitpersonal für die Therapien, einen erhöhten Aufwand an Verbandswechseln und Wundbehandlungen, an Schmerzmedikamenten, Antibiotika und Thromboseprophylaxe sowie Laboruntersuchungen. Die Belastbarkeit der Patienten war durch den früh postoperativ noch reduzierten Allgemeinzustand beeinträchtigt. Der Staffelstein-Score verschlechterte sich von 78 auf 70. Auch die Zahl der Komplikationen hatte kontinuierlich zugenommen. So stieg zwischen 2003 und 2009 die Zahl der Wundheilungsstörungen von 1,6 auf 6,5 %, die Zahl der Hämatome von 4 auf 10,8 %, die Mobilitätseinschränkungen wegen Komplikationen von 1,6 auf 12,3 %. Ein nicht unerheblicher Kostenfaktor war die Steigerung der Rückverlegungsraten für die beteiligten Einrichtungen, weil in aller Regel die Transportkosten in Rehabilitationsfallpauschalen enthalten sind.

Während diese Zahlen eindeutig eine auch finanziell erhöhte Belastung der Rehabilitationseinrichtungen zeigen, ist in der Praxis eine erkennbare Steigerung der Vergütungssätze im Anschlussheilbehandlungsbereich, speziell der Kassenpflegesätze, nicht zu erkennen.

Prozessuale Veränderungen können ggf. Besserung bringen: Der unmittelbare Beginn einer sogenannten »fast-track-rehabilitation« bereits im Akutkrankenhaus kann eine interessante Option werden. Eine aktuelle Literaturrecherche erbrachte, dass dies eine Reduktion der Verweildauer ermöglicht. Zusätzlich fanden sich Hinweise, dass eine entsprechend frühzeitige Intervention den körperlichen Zustand des Patienten zu Beginn der Rehabilitation verbessern kann (Quack et al. 2015).

3.4.8 Ausblick

Der demographische Wandel mit der zunehmenden Alterung bei gleichzeitig verbesserten Versorgungsmöglichkeiten führt zu einem deutlichen Anstieg der Patienten mit elektiven Gelenkersatzoperationen aber auch mit endoprothetisch versorgten Schenkelhalsbrüchen (Dreinhofer und Schwarzkopf 2010). Offensichtlich werden dadurch nicht nur die Akutkliniken, sondern vor allem auch die Rehabilitationskliniken deutlich beeinflusst: Mehr und mehr multimorbide, zu Beginn deutlich mobilitätseingeschränkte und pflegebedürftige Patienten müssen zunehmend versorgt werden.

Hierzu sind veränderte Strukturen notwendig: Der Ausbau alterstraumatologischer Zentren versteht sich als Antwort auf die zunehmende Zahl von Fragilitätsfrakturen und ist gekennzeichnet durch eine interdisziplinäre Behandlung chirurgischer Abteilungen mit geriatrischen Einrichtungen. Bei den zu erwartenden Patientenzahlen in Orthopädie und Unfallchirurgie wird es allerdings nur schwerlich möglich sein, den Bedarf im Rahmen der Geriatrie abzudecken. Hinzu kommt, dass nicht alle alten Patienten von einer geriatrischen Behandlung profitieren, da sie dieser nicht bedürfen (Kladny 2015). Vielmehr wird häufig eine fachspezifische Rehabilitation in einem multidisziplinären Team mit altersmedizinischer Kompetenz erforderlich sein. Man wird sich in der fachspezifischen Rehabilitation den Besonderheiten eines zunehmend älter werdenden Patientenklientels stellen müssen (Dreinhofer und Schwarzkopf 2010).

Hier sind auch strukturelle und finanzielle Anpassungen dringend notwendig. Gegenwärtig gibt es in der Orthopädie nur eine sogenannte Rehabilitationsphase, die die zuvor bereits definierte Rehabilitationsfähigkeit voraussetzt und im Wesentlichen von sich selbstversorgenden und mobilen Patienten ausgeht. Dies entspricht mittlerweile bei Weitem nicht mehr der Realität. Ein mehrstufiges Phasensystem, wie es in der Neurologie bereits eingeführt wurde, erscheint für die Orthopädie auch erstrebenswert. Je nach Intensität des Hilfe- bzw. Pflegebedarfs wird der Patient einer bestimmten Rehabilitationsphase zugeordnet. Im Verlauf der Rehabilitation kann es bei zunehmender Selbstständigkeit zu einem Wechsel in die nächste Phase kommen. Die Ressourcen zur Unterstützung sind selbstverständlich deutlich umfangreicher in den schwer pflegeintensiven Phasen und gehen von daher mit erhöhten Pflegesätzen einher.

Aus wissenschaftlicher Sicht existiert im Bereich der Anschlussrehabilitation nach Endoprothetik sowie auch den meisten anderen Prozeduren noch eine unzureichende Datenlage zur Klärung der Effektivität und Kosteneffektivität der Maßnahmen sowie deren Dauer und Intensität. Weiterhin fehlen eindeutige Kriterien zur Differentialzuweisung für eine ambulante oder stationäre Rehabilitation. Der Sachverständigenrat zur Begutachtung der Entwicklung im Gesundheitswesen stellte 2014 fest: »Es fehlt an hochwertigen, mehrarmigen, prospektiven Studien, die trotz einiger methodischer Herausforderungen im Reha-Bereich möglich wären. Zur Realisierung solcher Studien bedarf es einer verstärkten Forschungsförderung im Bereich Reha, sodass entsprechende hochwertige Studiendesigns in großen Patientenkollektiven umgesetzt werden können. Dabei sollte die Rehabilitationsforschung zukünftig verstärkt trägerübergreifend organisiert werden« (SVR Gesundheit 2014).

3.5 Qualitätsaspekte in der Versorgung

Die Versorgungsqualität kann von verschiedenen Perspektiven aus betrachtet werden. Mit Blick auf patientenrelevante Behandlungsergebnisse steht das Behandlungsergebnis im Sinne von Komplikationsvermeidung und Besserung der Lebensqualität im Vordergrund. Aus Perspektive der GKV-Versichertengemeinschaft besteht ein Interesse daran, das durchschnittliche Behandlungsergebnis hoch und im gesamten Bundesgebiet gleich hoch zu halten sowie unnötige Erstimplantationen und vorzeitige Wechseleingriffe zu vermeiden, um monetäre Ressourcen effizient zu nutzen. Die Anbieter der medizinischen Kernleistungen (Implantation/Wechseleingriff) sowie Rehabilitationseinrichtungen sind wiederum daran interessiert, mit begrenzten Mitteln Komplikationen bei Patienten zu vermeiden und optimale Ergebnisse zu erzielen. Dadurch wollen sie ihrem medizinischen Auftrag nachkommen, im Wettbewerb um Patienten mit anderen Einrichtungen bestehen und darüber hinaus im Rahmen der gesetzlichen Qualitätssicherung die Vorgaben erfüllen. Im Folgenden werden Faktoren diskutiert, die Einfluss auf die Qualität der Versorgung haben können.

3.5.1 Materialien

Die Materialien, die im Bereich der Endoprothetik eingesetzt werden, werden als Schrittinnovation seit Längerem kontinuierlich weiterentwickelt. Jegliches bei der Endoprothetik eingesetzte Material ist mechanischen Belastungen unterworfen, insbesondere die artikulierenden, also aufeinander gleitenden und damit reibenden Gelenkflächen. Durch die Reibung kommt es zwangsläufig im Laufe der Zeit zu Verschleiß am Material, bei dem auch Partikel in das umliegende Gewebe freigesetzt werden können. Dadurch kann es zu Gewebereaktionen und Knochenabbau kommen, was zu Lockerungen und Versagen des Gelenkersatzes führen kann. Durch die Weiterentwicklung von Materialien durch tribologische Forschung (Tribologie = Reibungslehre) wurden in der Vergangenheit beispielsweise verschleißärmere Materialien entwickelt (Mittelmeier et al. 2012).

Trotz der fehlenden Möglichkeit valider Direktvergleiche können Endoprothesenregister dazu beitragen, Auffälligkeiten bei bestimmten Produkttypen und Produkten frühzeitig zu erkennen, obgleich in internationalen Registern weder durchgehend noch einheitlich Frühwarnkonzepte umgesetzt werden (Liebs et al. 2014).

Für das mittlerweile etablierte deutsche Endoprothesenregister EPRD (▶ Abschn. 4.3) ist vorgesehen, dass Hersteller »im Sinne eines Frühwarnsystems frühzeitig Rückmeldungen über potenzielle Probleme, Innovationsrisiken und Ergebnisdefizite« erhalten, jedoch auch über längerfristige Ergebnisse zu den eingesetzten Implantaten (Hassenpflug und Liebs 2014). Das australische Hüft- und Knie-Endoprothesenregister führt beispielsweise bereits eine gesonderte Liste mit spezifischen, konkreten Produkten, die nach der Erstimplantation eine höhere Revisionsrate als erwartet aufweisen (AOA 2014). Da die verschiedenen Register unterschiedliche Systeme anwenden, ist für die Bewertung und vergleichende Betrachtung der Ergebnisse wichtig, die genaue Methodik des Registers zu kennen.

3.5.2 Operation und perioperatives Management

Es liegen keine schlüssigen Studienergebnisse vor, die einen eindeutigen Vergleich und prinzipielle Überlegenheit eines Verfahrens zulassen. Weniger invasive Zugänge bei Hüftgelenkersatz mit weichteilschonenden Techniken (keine Ablösung von Muskelansätzen) gelten als vorteilhaft, und es gibt einige Untersuchungen, die auf anschließend weniger Schmerzen, reduzierter Krankenhausverweildauer und weniger häufigen Bluttransfusionen hinweisen. Allerdings ist bei Einführung der weniger invasiven Zugänge auch eine höhere Lernkurve zu beachten, weshalb letztlich der Stellenwert insgesamt noch unklar ist (Ibrahim et al. 2013). Ob bei Kniegelenkersatz weniger invasive Zugänge, die sich ebenfalls durch ein reduziertes Muskeltrauma und damit geringere Beeinträchtigungen in der Gelenkumgebung definieren, vorteilhaft sind im Vergleich zu konventionellen Zugängen, konnte bislang nicht geklärt werden (Ibrahim et al. 2013). Bei der Knieendoprothetik spielt eine möglichst exakte Implantatausrichtung eine große Rolle. Bei fehlerhafter Ausrichtung und unkorrekter Rotation kann es zu abnormal hohem Abrieb des Implantats, vorzeitiger Lockerung und patellofemoralen Problemen kommen (Ibrahim et al. 2013).

Eine retrospektive Analyse von über 1.100 Fällen von primären Hüftendoprothesenversorgungen in einer deutschen Universitätsklinik legt nahe, dass eine längere Operationsdauer die Wahrscheinlichkeit von postoperativen Komplikationen signifikant ansteigen lässt, insbesondere bei Operationen, die länger als 90 min dauern (Steigerung des Komplikationsrisikos um das 6,4-Fache). Demnach ist eine kürzere Operationsdauer günstiger für das Behandlungsergebnis (Zenk et al. 2014).

Ergänzend berichten Prokopetz et al. (2012) einen Zusammenhang von längeren Operationszeiten und Revisionseingriffen zum Auftreten von Infektionen. In Deutschland dauert die durchschnittliche Hüft-TEP-Erstimplantation 74,5 min. Die durchschnittliche Wechseloperation im Sinne der externen stationären Qualitätssicherung dauert hingegen über 2 Stunden und ist im Gegensatz zur Versorgung bei der Erstimplantation mit höheren Komplikationsraten während des stationären Aufenthalts behaftet.

Im Falle von Wechseleingriffen an der Hüfte können die Eingriffe einzeitig oder zweizeitig (also zeitlich versetzt in zwei Schritten) erfolgen. Laut Bericht der externen stationären Qualitätssicherung in Deutschland wurde 2014 bei 9,4 % aller Wechseleingriffe (Hüfte) ein zweizeitiger Eingriff angegeben (AQUA-Institut 2015b).

Bei aseptischen Lockerungen gilt allgemein der einzeitige Eingriff als akzeptiert, wohingegen bei einer Infektion der Endoprothese (septische Endoprothese) die Revision in der Regel als zweizeitiger Eingriff durchgeführt wird. Als bedeutsam wird bei septischen Endoprothesen in jedem Fall eine frühzeitige, radikale Wundtoilette angesehen, mit Entfernung des infizierten Implantats. Das zweizeitige

Vorgehen erlaubt es, quasi zwischen der Entfernung der Endoprothese und der eigentlichen Revision den Erreger und eine etwaige Resistenz desselben zu bestimmen. Nachteilig ist eine höhere Morbidität und eine geringere Lebensqualität des Patienten in der Zeit, in der der Patient ohne Endoprothese bleibt (Gravius et al. 2011).

Unter den nichtchirurgischen Maßnahmen der Qualitätssicherung nimmt die präoperative Patientenaufklärung einen hohen Stellenwert ein. Dies betrifft nicht nur die Aufklärung über Risiken, Vorteile, Ablauf und Nachbetreuung bei entsprechenden Operationen, was an sich bereits zu Vorteilen wie reduziertem Schmerzempfinden und geringere Nervosität des Patienten führen kann. Vielmehr spielt auch der Abgleich von Erwartungen an das Behandlungsergebnis auf Seiten des Patienten und des Operateurs eine große Rolle, da diese einerseits oft auseinanderklaffen und andererseits ein deutlicher Zusammenhang zwischen der Patientenzufriedenheit und der Erfüllung von Erwartungen besteht.

Das Anästhesieverfahren wird patientenbezogen unter anderem unter Berücksichtigung des perioperativen Risikos, Operationsverfahrens und der erwarteten (postoperativen) Schmerzen und Mobilität ausgewählt. Eine Regionalanästhesie bei Hüftgelenkersatz gilt in Studien und Metaanalysen gegenüber der Allgemeinanästhesie hinsichtlich Operationsdauer, Blutverlust, Transfusionsbedarf, Thromboembolierisiko, postoperativer Übelkeit und Erbrechen als überlegen. Ein positiver Effekt auf das funktionelle Outcome 3, 6 und 12 Monate nach dem Eingriff ist nicht eindeutig geklärt (Atchabahian et al. 2015). Die intraoperative Injektion von Lokalanästhetika in die Gelenkumgebung kann sich positiv auf das postoperative Schmerzergebnis auswirken (Andersen und Kehlet 2014; Kerr und Kohan 2008).

Die auch in Deutschland in den allermeisten Fällen angewandte Antibiotikaprophylaxe gilt als notwendig und reduziert insbesondere bei der einmaligen Vergabe (»SingleShot«) das Risiko von postoperativen Wundinfektionen, unabhängig ob die Antibiotika lokal (in der Zementierung) oder systemisch gegeben werden (Gollwitzer et al. 2011).

Multimodale (interdisziplinäre) Versorgungskonzepte (wie Fast-Track oder Enhanced Recovery) umfassen den stationären Behandlungszeitraum von Aufnahme bis Entlassung. Sie haben das Ziel, die Zeit bis zur funktionellen Wiederherstellung bei erhöhter Patientenzufriedenheit zu verkürzen, dadurch dass während der stationären Behandlung funktionelle Ziele schneller erreicht werden und sich so die Verweildauer verkürzt. Des Weiteren sollen insgesamt die Mortalität und Morbidität der Patienten gesenkt werden. Die Vermeidung von Komplikationen bei verkürzter Rekonvaleszenz kann darüber hinaus zu einer verbesserten Kosteneffizienz beitragen (Husted 2012). Innerhalb der multimodalen Versorgungskonzepte werden klinische Elemente wie Schmerztherapie, Prophylaxe von Thrombembolien, Mobilisierung sowie die Erfassung individueller Patientencharakteristika und Aspekte des häuslichen Umfelds in strukturierten Behandlungspfaden mit klar formulierten und dokumentierten Outcomeparametern (therapeutischen Zielen) interdisziplinär umgesetzt (Husted 2012).

Barbieri et al. (2009) untersuchten in einer Metaanalyse (n = 22 Studien) den Effekt strukturierter Behandlungspfade bei Hüft- und Kniegelenkersatz. Im Vergleich zur regulären Versorgung war in den betrachteten Behandlungspfaden die stationäre Komplikationsrate signifikant geringer und die Verweildauer kürzer (Barbieri et al. 2009).

Eine retrospektive Kohortenstudie aus den Niederlanden zeigt eine deutliche Reduktion der Verweildauer bei Hüftgelenkersatz nach Implementierung eines Enhanced-Recovery-Behandlungspfades im Vergleich zu den Zeiträumen vor oder der Implementierungsphase (den Hartog et al. 2015).

Eine Registerstudie zeigte, dass in Norwegen ein Fast-Track-Behandlungskonzept auch im 1-Jahres-Follow-up mit einer niedrigen Komplikations- und Revisionsrate sowie hoher Patientenzufriedenheit nach Erst- und Wechseleingriffen an Hüfte- und Kniegelenk assoziiert war (Winther et al. 2015).

Die von Jaschinski et al. 2014 publizierte bundesweite Umfrage unter Krankenhausärzten erkundigte sich nach deren Einschätzung, welche Faktoren Einfluss auf die Verweildauerreduktion haben (in der Vergangenheit und zukünftig). Die Einschätzungen der Operateure bei Hüft- und Knieendoprothetik und der Anästhesisten sind in ◘ Tab. 3.16 dargestellt, pro potenziellen Einflussfaktor abgestuft in drei Einflussstärken (hoch, mittel, gering).

Tab. 3.16 Einschätzung und Prognose der Einflussstärke einzelner Faktoren auf die Verweildauerreduktion bei Hüft- und Kniegelenkersatz aus Sicht von Operateuren und Anästhesisten

Bereich	Einschätzung für den Zeitraum			
	2010–2012	Prognose (2013–2015)	2010–2012	Prognose (2013–2015)
Hüfte				
	Operateur		Anästhesist	
Anästhesieverfahren	Gering	Gering	Mittel	Gering
Behandlungspfade	Hoch	Hoch	Hoch	Hoch
Feste Entlassungskriterien	Mittel	Mittel	Mittel	Mittel
Komplikationsreduktion	Mittel	Mittel	Mittel	Mittel
Operationstechnik	Mittel	Mittel	Hoch	Mittel
Ökonomische Faktoren	Hoch	Mittel	Mittel	Hoch
Patientenschulung	Mittel	Hoch	Gering	Gering
Patientenselektion	Gering	Gering	Gering	Mittel
Schmerzmanagement	Hoch	Hoch	Hoch	Hoch
Knie				
	Operateur		Anästhesist	
Anästhesieverfahren	Mittel	Mittel	Mittel	Gering
Behandlungspfade	Hoch	Hoch	Hoch	Hoch
Feste Entlassungskriterien	Hoch	Hoch	Mittel	Mittel
Komplikationsreduktion	Mittel	Mittel	Mittel	Mittel
Operationstechnik	Mittel	Mittel	Hoch	Mittel
Ökonomische Faktoren	Mittel	Mittel	Mittel	Hoch
Patientenschulung	Mittel	Mittel	Gering	Gering
Patientenselektion	Gering	Gering	Gering	Mittel
Schmerzmanagement	Hoch	Hoch	Hoch	Hoch

Quelle: IGES – Jaschinski et al. 2014

Zu erkennen ist, dass vor allem die Behandlungspfade und das Schmerzmanagement als Faktoren mit hohem Einfluss auf die Verweildauerreduktion gelten. Patientenselektion (also die sorgfältige Auswahl von Patienten für die Operation) und das gewählte Anästhesieverfahren gelten unter den Befragten hingegen als Faktoren mit dem geringsten Einfluss (Jaschinski et al. 2014).

3.5.3 Chirurg

Dem Operateur kommt eine entscheidende Bedeutung zu. Ihm obliegen die Behandlungsplanung und die Durchführung des Eingriffs, wodurch er alle zuvor genannten verfahrensspezifischen Aspekte maßgeblich beeinflusst, die sich im Behandlungsergebnis niederschlagen.

Prokopetz et al. zeigten in ihrer systematischen Übersichtsarbeit, dass eine geringe Zahl an durchgeführten Eingriffen der Operateure einen Risikofaktor für Wechseleingriffe nach primärem Hüftgelenkersatz darstellt. Im Umkehrschluss bedeutet dies ein geringeres Risiko für Wechseleingriffe bei größerer Erfahrung. Der (praktischen) Erfahrung der Operateure scheint somit eine große Bedeutung zuzukommen. Unabhängig von der exakten Verankerungsart bei Hüftgelenkersatz (hybrid, zementiert, zementfrei) benötigten die erfahrensten Operateure im Durchschnitt nur 53,2 (± 17,4) min, die Operateure mit mittlerer Erfahrung 74,5 (± 25,5) min und die Operateure mit der geringsten Erfahrung im Durchschnitt 80,8 (± 21,9) min.

Die postoperative Komplikationsrate war bei den am wenigsten erfahrenen Operateuren mit 5,0 % am höchsten (gegenüber 3,0 % bei den erfahreneren und 2,7 % bei den erfahrensten Chirurgen). Dabei zeigt die Analyse, dass bei den Operateuren mit der geringsten Erfahrung das Komplikationsrisiko grundsätzlich höher liegt, unabhängig von der tatsächlichen Operationsdauer (Zenk et al. 2014).

Übersichtsarbeiten zeigen auf Ebene der Operateure bei Knie- und Hüftendoprothetik überwiegend einen positiven Zusammenhang von Fallzahl der durchgeführten Operationen des Arztes und Ergebnis hinsichtlich Häufigkeit von Komplikationen oder Revisionseingriffen (Haas et al. 2013). Erfahrene (Fach-)Ärzte mit höherer Zahl durchgeführter Operationen begünstigen demnach das Behandlungsergebnis.

3.5.4 Klinik

Angesichts der Bedeutung der Operateure und deren Erfahrung für das Behandlungsergebnis ist zu hinterfragen, ob sich Mindestmengenforderungen im Bereich der Endoprothetik auf Kliniken erstrecken sollten. Studien zeigen den geschilderten Zusammenhang zwischen der Fallzahl der Operateure für die postoperative Morbidität, während es Hinweise gibt, dass die Mortalität in der Hüftendoprothetik in Zusammenhang mit der Fallzahl der in einer Klinik behandelten Patienten steht (Haas et al. 2013).

Für Totalendoprothesenimplantationen am Kniegelenk sind in Deutschland Mindestmengen pro Klinik festgelegt worden (▶ Kap. 4), für Hüftgelenkimplantationen bislang nicht.

Unabhängig von der Existenz von Mindestmengenregelungen kommt den Krankenhausstrukturen im Rahmen der Vorgabe von Entlassungskriterien eine relevante Bedeutung zu. Entlassungskriterien können im Zusammenspiel mit multidisziplinärer Kooperation die Aufenthaltsdauer im Krankenhaus verkürzen, jedoch sind sie in Deutschland in nur ca. 40 % der Krankenhäuser etabliert (▶ Kap. 4).

Viele Krankenhäuser lassen sich mittlerweile zertifizieren, um ihre Qualitätssicherungsmaßnahmen zu bestätigen oder zu verbessern und ihren Patienten eine gute Qualität in der Versorgung zu signalisieren. Zu nennen ist hier im Besonderen das EndoCert-System, das in ▶ Kapitel 4 beschrieben wird.

3.5.5 Patient

Die Erfüllung von Erwartungen des Patienten an die Operation beeinflusst maßgeblich dessen Zufriedenheit mit dem Behandlungsergebnis. Daher ist es wichtig, dass sich Operateur und Patient vor der Operation über diesen Aspekt austauschen. Befragungen von Patienten und Operateuren legen nahe, dass Patienten mit Hüft-Totalersatz vor allem höhere Erwartungen an die Möglichkeit zu sportlicher Betätigung nach der Operation haben als ihre Chirurgen. Generell zeigen sich demnach körperlich eingeschränktere Patienten und solche mit niedrigerem Einkommen als tendenziell optimistischer hinsichtlich des Behandlungsergebnisses als ihre Operateure (Jourdan et al. 2012).

Eine Studie mit Beteiligung von mehr als 1.300 Patienten, die in insgesamt zwölf europäischen Ländern mit Hüft-Totalendoprothesen erstimplantiert wurden, zeigte, dass Patienten mit größerer Erwartungshaltung vor der Operation mit höherer Wahrscheinlichkeit nach der Operation Verbesserungen aufweisen (gemessen mithilfe von Funktionsscores). Insbesondere zeigte sich dabei ein positiver Zusammenhang in den Erwartungen und der Verbesserung hinsichtlich der Gelenkfunktion bzw. Gelenksteifheit, aber auch hinsichtlich des Schmerzempfindens (Judge et al. 2011). ◘ Tab. 3.17 zeigt die unterschiedlichen Aspekte, die von den befragten

Tab. 3.17 Spektrum von Erwartungen, die Patienten mit Hüft-TEP-Implantation verbinden

Thematik und damit verbundene Patientenerwartungen	Nennung [%] (n = 1.035)
Weites Laufen/Gehen	46,0
Hausarbeit	26,7
Aktivitäten des täglichen Lebens	25,7
Sport & Freizeitaktivitäten	25,1
Weniger Schmerz empfinden	23,6
Schmerzfreiheit	23,0
Gartenarbeiten	19,1
Einkaufen	10,9
Arbeit	8,2
Unabhängiges Leben führen	8,0
Bestmögliche Rückkehr zu normaler Aktivität	7,3
Autofahren	5,4
Urlaub	3,5
Sich um andere kümmern	3,4
Schlafen	1,9
Sexuelle Aktivität	0,5
Keine Erwartungen	1,0

Quelle: IGES – Judge et al. 2011

Patienten in der Studie mit Erwartungen verbunden waren, geordnet nach Häufigkeit der Nennung.

Weitere patientenbezogene Faktoren, die das Behandlungsergebnis beeinflussen können, sind offensichtlich in den Voraussetzungen zu suchen, die die Patienten mitbringen (Günther et al. 2015). Oft diskutiert wurde in der Vergangenheit zum Beispiel der Body-Mass-Index (BMI) des Patienten, d. h. inwiefern Übergewicht das Behandlungsergebnis beeinflusst. Eine Übersichtsarbeit mit quantitativer Analyse gelangt zu dem Schluss, dass es bei adipösen Hüft-TEP-Patienten häufiger zu Dislokationen, aseptischen Lockerungen, Infektionen und venösen Thromboembolien kommt (Haverkamp et al. 2011). Auch bei Kniegelenkersatz kann ein hoher Body-Mass-Index (BMI) eine Ursache einer höheren postoperativen Rate von Komplikationen und verringerter Prothesenstandzeit sein und darüber hinaus die (subjektive) Patientenzufriedenheit negativ beeinflussen (Lüring et al. 2013). Daher scheint Fettleibigkeit einen tendenziell negativen Einfluss auf das Behandlungsergebnis hinsichtlich Komplikationen zu haben. Für Hüft-Wechseleingriffe wurde ebenfalls ein negativer Effekt für Adipositas in einzelnen Studien festgestellt (Lübbeke et al. 2007).

Andere Untersuchungen zeigen unter Einbeziehung mehrerer tausend Hüft-TEP-Patienten unterschiedlicher Studien, dass auch bei hohem BMI bedeutende Verbesserungen hinsichtlich patientenberichteter Behandlungsergebnisse erzielt werden können und unter diesem Gesichtspunkt ein hoher BMI kein Hindernis für eine TEP darstellen sollte (Judge et al. 2014).

Ebenso oft wie patientenbezogene Einflussfaktoren werden Begleiterkrankungen diskutiert. Sie gelten als Kofaktoren für die Implantatüberlebenszeit bei Hüft-TEP und nehmen direkten Einfluss auf die Komplikationsrate. Vor allem beim Vorliegen von Diabetes mellitus und anderen Erkrankungen, die die Immunantwort des Patienten negativ beeinflussen, ist die Rate postoperativer Infektionen erhöht (Günther et al. 2015; Zhu et al. 2015). Dies wird bestätigt durch Berechnungen der Barmer GEK aus Befragungen und Routinedaten, die ein höheres Patientenalter und das Vorliegen von Begleiterkrankungen als negative Faktoren für den Operationserfolg identifizierten (Barmer GEK 2010).

Inwiefern sportliche Aktivitäten das (mittel- bis langfristige) Behandlungsergebnis begünstigen oder negativ beeinflussen, ist offen. Es gibt Hinweise aus Patientenbefragungen, die darauf hindeuten, dass sportlich aktive Patienten nach Hüft-TEP mit der Operation insgesamt zufriedener sind (Simmel et al. 2008). Unabhängig von den in internationalen Leitlinien postulierten »erlaubten« Sportarten werden in der Literatur patientenindividuelle Beratungen zu Möglichkeiten und Risiken der spezifischen sportlichen Aktivität nach Hüft-TEP empfohlen, auch im Hinblick auf konkrete Rehabilitationsmaßnahmen, die zur Vorbereitung der späteren sportlichen Aktivität beitragen können (Jacobs et al. 2009). Bei jüngeren Patienten wird ein vorzeitiger Wechseleingriff mit einer vergleichsweise höheren Beanspruchung der Endoprothese diskutiert (Claes et al. 2012, Wirtz 2011).

Rauchern wird eine Karenz von mindestens 4 Wochen vor und nach der Operation nahegelegt, da sich bei Hüft- und Kniegelenkeingriffen Vorteile bezüglich des Komplikationsrisikos zeigen (Gollwitzer et al. 2011). Darüber hinaus gilt Alkoholmissbrauch als patientenbezogener Risikofaktor für das Auftreten aseptischer Lockerungen, d. h. Verhaltensweisen, die ausschließlich der Verantwortung des Patienten obliegen (AQUA-Institut 2012e). Die postoperativ verordneten Medikamente, u. a. zur Schmerztherapie, müssen schließlich vom Patienten konsequent eingenommen werden, um weitestmöglich beschwerdefrei zu sein (▶ Abschn. 3.3.3).

Darüber hinaus scheint es einen Zusammenhang zwischen einem hohen ASA-Score und der Häufigkeit postoperativer Komplikationen zu geben. Zu einem erhöhten Komplikationsprofil bei Kniegelenkersatz führen auch ein Alter über 70 Jahren, männliches Geschlecht und eine Begleiterkrankung (Lüring et al. 2013).

Einen Zusammenhang scheint es auch hinsichtlich des präoperativen Krankheitsstadiums und der postoperativen Patientenzufriedenheit bei Knieendoprothetik zu geben, in dem Sinne, dass Patienten mit nur milder Arthrose weniger zufrieden sind (bei Ausschluss mechanischer Ursachen). Ebenso kann eine bestehende Osteoporose ein negativer Faktor für das Behandlungsergebnis sein. Weitere Faktoren mit negativem Einfluss, zumindest kurzfristig, können die Lebensumstände des Patienten (Singledasein, getrennt lebend, verwitwet, arbeitslos, verrentet) oder ein Depressionsleiden sein (Schäfer et al. 2010). Diese Zusammenhänge gelten jedoch als letztlich noch nicht gesichert, da einzelne Studien Gegenteiliges berichten und somit die komplexen Zusammenhänge noch nicht vollständig geklärt sind (Lüring et al. 2013).

Durch eine gute präoperative Aufklärung des Patienten können nicht nur Erwartungen, Vorteile und Risiken der Operation besprochen werden. Auf diese Weise kann der Patient ebenso über die Anforderungen aufgeklärt werden, die die postoperative Rehabilitation und die Notwendigkeit der patienteneigenen Mitarbeit am Heilungsprozess mit sich bringen. Speziell bei aufwendigen Rehabilitationen kommt der Therapietreue (engl. Compliance) des Patienten und damit seiner Motivation eine große Bedeutung zu (AQUA-Institut 2012f).

3.5.6 Behandlungsergebnis nach Krankenhausentlassung

Allgemein sollte ca. 6–7 Wochen nach dem (primären) künstlichen Hüft- oder Knie- Gelenkersatz das betroffene Bein weitgehend schmerzfrei bewegt und vollständig belastet werden können. In der Regel ist nach 10–12 Wochen ein vollkommen unterstützungsfreies Gehen möglich. Dennoch sollten jährlich ärztliche Kontrolluntersuchungen stattfinden, bei denen unter anderem Befunde zur Gangentwicklung, dem verbliebenen Beschwerdebild sowie der Notwendigkeit von Hilfsmitteln erhoben werden (Heisel 2008). Ob und zu welchem Zeitpunkt sportliche Aktivitäten außerhalb einer medizinischen Rehabilitation (z. B. Fitness, Radfahren, Schwimmen) nach totalem Endoprothesenersatz – insbesondere nach Hüft-TEP – betrieben werden sollten, ist in hohem Maße von individuellen Patientencharakteristika wie Alter, Begleiterkrankungen, Knochenqualität und vom muskulären Zustand abhängig. Auch psychische Faktoren, darunter Risikobewusstsein und Ehrgeiz, sollten bei Empfehlungen Berücksichtigung finden. In der Regel wird eine Karenzzeit von 3–6 Monaten empfohlen, in der ohne ärztliche Begleitung kein (Freizeit-)Sport aufgenommen werden sollte (Schmitt-Sody et al. 2011). Daneben bietet eine aktuelle Metaanalyse Evidenz, dass die z. T. noch häufig verordneten Verhaltens- bzw. Bewegungsrestriktionen in den ersten Wochen und Monaten nach operativem Ersatz des Hüftgelenks (u. a. in Rückenlage liegen, Verwendung von Gehhilfen, Vermeidung einer Beugung des Hüftgelenks über 90 Grad) nicht zu geringeren Luxationsraten führen. Im Gegenteil zeigten Patienten mit liberaleren Empfehlungen hinsichtlich zu vermeidender Verhaltensweisen (»nicht mit überschlagenen Beinen sitzen«) oder mit keinerlei Bewegungsrestriktionen eine frühere Wiederaufnahme von Aktivitäten und eine höhere Zufriedenheit (van der Weegen et al. 2015).

Der Barmer GEK-Report Krankenhaus 2010 untersuchte mittels schriftlicher, retrospektiver und mehrdimensionaler Befragung von selektierten Ver-

Tab. 3.18 Ergebnisse Patientenzufriedenheit nach Hüft-OP, Befragung im Auftrag der Barmer GEK

	Hüfte		Knie	
	Erstbefragung 2004	Erstbefragung 2009	Erstbefragung 2004	Erstbefragung 2009
Zufriedenheit mit dem künstlichen Hüftgelenk:	n = 556	n = 1.106	n = 334	n = 1.106
- (uneingeschränkt) zufrieden	58,3 %	63,4 %	44,9 %	43,2 %
- eingeschränkt zufrieden	33,3 %	28,7 %	38,0 %	38,5 %
- unzufrieden	8,5 %	8,0 %	17,1 %	18,3 %
Bereitschaft, sich ggf. erneut zu einer TEP-Implantation zu entschließen:	n = 559	n = 1.109	n = 335	n = 1.1020
- uneingeschränkt	76,9 %	75,4 %	62,7 %	60,7 %
- mit Einschränkungen	18,2 %	20,9 %	29,6 %	27,6 %
- Nein	4,8 %	3,7 %	7,8 %	11,7 %
Bereitschaft, die TEP-Implantation weiterzuempfehlen:	n = 552	n = 1.102	n = 332	n = 1.020
- uneingeschränkt	80,3 %	81,1 %	68,7 %	65,5 %
- mit Einschränkungen	15,9 %	15,5 %	20,8 %	21,8 %
- Nein	3,8 %	3,4 %	10,5 %	12,7 %

Quelle: IGES – Barmer GEK 2010

sicherten auch die Lebensqualität der erfassten Patienten und deren Zufriedenheit mit dem jeweiligen Operationsergebnis nach Hüft- und Knie-TEP.

Die Ergebnisse zeigen, dass die Lebensqualität von Hüft-TEP-Patienten des Jahres 2003 und der Patienten mit späterer Operation (2008/2009) nach dem Eingriff vergleichbar war (nach einem durchschnittlichen Zeitabstand von 9,2 und 9,3 Monaten zur Indexoperation). Dies zeigt die gleichbleibende Qualität der Eingriffe über die Jahre hinweg. Betrachtet wurden dabei Scores zu den Bereichen Energie, Schmerz, emotionale Reaktion, Schlaf, soziale Isolation und körperliche Mobilität auf Grundlage des sogenannten Nottingham Health Profile (NHP), einem Instrument zur Erhebung subjektiv berichteter Ergebnisse durch Patienten (Patient-Reported Outcome Measures, PROM). Die höchsten Scores und damit die deutlichsten Beeinträchtigungen wurden für die Bereiche Energie, Schmerz, Schlaf und körperliche Mobilität gemessen (höchster Score und damit schlechtestes Ergebnis: 20,4 von maximal 100 im Bereich Schlaf bei Erstbefragung 2004) (Barmer GEK 2010).

Hinsichtlich der Ergebniszufriedenheit wurden drei Aspekte abgefragt: die Zufriedenheit mit dem künstlichen Hüftgelenk, die Bereitschaft, sich gegebenenfalls erneut zu einer TEP-Implantation zu entschließen, und die Bereitschaft, die TEP-Implantation weiterzuempfehlen. Die Ergebnisse der Erstbefragungen 2004 und 2009 sind in ◘ Tab. 3.18 dargestellt. Demnach waren sowohl Patienten der Jahre 2003 und 2008/2009 mehrheitlich zufrieden mit dem Gelenkersatz und waren bereit, sich einer erneuten TEP-Implantation zu unterziehen bzw. eine solche Operation weiterzuempfehlen. Ein kleiner Teil der Befragten hatte allerdings keine Erstimplantation, sondern einen Revisionseingriff erhalten.

Zusätzlich lagen 2009 Antworten der Patienten vor, die 2004 erstmals befragt worden waren (n = 424, n = 425, n = 421). Die Ergebnisse wichen nur geringfügig von den ehemaligen Ergebnissen ab, sodass bei den Patienten auch 5 Jahre nach dem

Ersteingriff das Gesamtbeschwerdeniveau deutlich reduziert blieb (Lequesne-Index) und auch die Zufriedenheit vergleichbar hoch war wie bei der ersten Befragung (Barmer GEK 2010).

Eine vergleichbare Analyse liegt für Knie-TEP-Patienten vor. Die gesundheitsbezogene Lebensqualität und die Zufriedenheit von selektierten Patienten wurden ca. 9 Monate postoperativ sowohl in der Erstbefragung 2004 als auch in der Erstbefragung 2009 erfasst (Barmer GEK 2010). Dabei wurde das Nottingham Health Profile eingesetzt, das eine Patientenselbstbeurteilung der subjektiven Gesundheit anhand der sechs Bereiche Energie, Schmerz, emotionale Reaktion, Schlaf, soziale Isolation und körperliche Mobilität ermöglicht. Die höchsten Werte und damit die größten Einschränkungen wurden für die Bereiche Schmerz, Schlaf, körperliche Mobilität und Energie gemessen. Dabei war die gesundheitsbezogene Lebensqualität in den Jahren 2004 und 2009 nahezu unverändert. Der insgesamt höchste Score von 31,8 von maximal 100 Punkten wurde für Schmerz bei der Erstbefragung von 2004 gemessen. Sechseinhalb Jahre nach der Indexoperation gab es in allen Bereichen geringfügige bis moderate Verschlechterungen gegenüber der Befragung nach 9 Monaten postoperativ. Auffallende Verschlechterungen gab es in den Bereichen Energie (+5,9) und körperliche Mobilität (+4,0), die jedoch nicht statistisch signifikant waren. Die Werte für den Bereich Schmerz blieben auf einem eher hohen Niveau relativ stabil.

Die Ergebnisse zeigen weiter, dass knapp die Hälfte der Patienten mit dem künstlichen Kniegelenk uneingeschränkt zufrieden war und eine Mehrheit der Patienten bereit wäre, sich erneut einer TEP-Implantation zu unterziehen, sowie bereit wäre, diese weiterzuempfehlen. Tendenziell fallen diese Zufriedenheitsergebnisse jedoch schlechter aus als nach Hüft-TEP.

Zusätzlich liegen die Ergebnisse der Nachbefragung von 2009 vor. Die Antworten der Patienten, die 2004 erstmals befragt worden waren (n = 261 für Zufriedenheit mit dem künstlichen Kniegelenk, n = 260 für die Bereitschaft zu einer erneuten TEP-Implantation, n = 206 für die Bereitschaft, eine TEP Implantation weiterzuempfehlen), wichen nur geringfügig von den ehemaligen Ergebnissen ab. Demzufolge waren die Beschwerdereduktion und die Zufriedenheit 5 Jahre nach dem Eingriff vergleichbar hoch wie nach 9 Monaten postoperativ (Barmer GEK).

In einem systematischen Review wurde die postoperative Patientenzufriedenheit nach Knie-TEP-Implantation in den Zeiträumen 1990–1999 sowie 2000–2012 auf Grundlage durchgeführter Studien untersucht. Tab. 3.19 zeigt die wesentlichen Ergebnisse und veranschaulicht eine im Vergleich zur früheren Dekade höhere Zufriedenheit und geringere Unzufriedenheit der Patienten nach den Eingriffen. Zentrale Einflussfaktoren auf die postoperative Zufriedenheit waren Body-Mass-Index, postoperative Gelenkfunktion, Erwartungen, Schmerz, mentale Funktion und Beschäftigungsstatus (Schulze und Scharf 2013). Zusätzlich haben die präoperativen Erwartungen vor allen Dingen hinsichtlich der Verbesserung der Funktionalität Einfluss auf das Behandlungsergebnis und damit auf die Zufriedenheit der Patienten (Judge et al. 2011). Eine realistische Aufklärung und Grundhaltung der Patienten dem Verfahren gegenüber sowie die sorgfältige Patientenselektion erhöhen die Ergebnisqualität (Halawi et al. 2015).

Darüber hinaus kann der Erfolg einer Gelenkersatzoperation daran gemessen werden, ob der Patient wieder ins Erwerbsleben eingegliedert werden kann. Eine Analyse aus Routinedaten der Deutschen Rentenversicherung zeigt, dass 85 % der Patienten im Alter von 18 bis 60 Jahre, die einen Hüftgelenkersatz sowie eine Anschlussrehabilitation

Tab. 3.19 Mittelwerte und Standardabweichungen in Prozent zufriedener/unzufriedener Patienten nach Knietotalendoprothesenimplantation

	Zufriedenheit (%)	Unzufriedenheit (%)
1990–1999	81,2 (±9,5)	16,9 (±10,5)
2000–2012	85,0 (±7,9)	8,5 (±5,6)
Europa (13 Publikationen)	83,8 (±8,0)	8,9 (±6,6)
Nordamerika (10 Publikationen)	85,2 (±6,9)	12,5 (±4,2)

Quelle: IGES – Schulze und Scharf 2013

erhielten, innerhalb von 2 Jahren nach der Rehabilitationsmaßnahme wieder erwerbstätig waren. Risikofaktoren für das Ausbleiben der Rückkehr ins Arbeitsleben sind insbesondere ein steigendes Alter und ein manueller Beruf. Aus der Analyse ergab sich außerdem, dass etwa 37 % der beobachteten Patienten nach der Rehabilitationsmaßnahme weniger sozialversicherungspflichtiges Einkommen erzielten. Zudem konnten die Autoren zeigen, dass 17 % der betrachteten Patienten nach dem Hüftgelenkersatz einen Berufswechsel vornahmen (Krischak et al. 2013).

3.5.7 Indikationsstellung

Der in der externen stationären Qualitätssicherung in Deutschland bei Hüft- und Knie-TEP-Erstimplantationen erhobene Indikator wird – wie alle Indikatoren – durch eine Bundesfachgruppe definiert. Das ausgegebene Qualitätsziel lautet, dass »oft eine angemessene Indikation« erfolgt, weshalb sich der Indikator an entsprechenden Aspekten orientiert, die in der Literatur und internationalen Leitlinien zu finden sind. Im Bereich der Hüftendoprothesenerstimplantationen werden Operationen bei Patienten erfasst, bei denen mindestens ein Schmerzkriterium oder mindestens ein Bewegungseinschränkungskriterium sowie jeweils ein bestimmter Wert einer Schweregradeinteilung der Arthrose dokumentiert wurde. Bei Kniegelenkerstimplantationen werden Operationen bei Patienten erfasst, bei denen mindestens ein Schmerzkriterium sowie ein bestimmter Wert einer Schweregradeinteilung der Arthrose dokumentiert wurde. Die Zahl der Operationen, die diese Kriterien gemäß der Dokumentation erfüllen, wird ins Verhältnis zu allen erfassten Operationen gesetzt (AQUA-Institut 2015b, d).

Im Rahmen der Bundesauswertung zu Hüft- und Kniegelenkerstimplantationen liegt das Gesamtergebnis seit Jahren im definierten Zielbereich und steigt kontinuierlich an. Die auf dieser Grundlage zu beobachtende steigende Dokumentation einer angemessenen Indikation zeigt, dass nur in Einzelfällen (2014: < 5 %) Eingriffe vorgenommen werden, bei denen nicht definierte Indikationskriterien dokumentiert wurden. Einschränkend ist aber, dass die zugrunde liegenden Kriterien, z. B. hinsichtlich der Schmerzgrade oder des Operationszeitpunktes, derzeit noch nicht einheitlich oder evidenzbasiert vorliegen (Claes et al. 2012, Wirtz 2011, Günther et al. 2013). Des Weiteren werden u.a traumabedingte Fälle, bei denen wiederum die Indikationsstellung einheitlich definiert ist, im Rahmen der externe Qualitätssicherung nicht abgebildet (▶ Kapitel 6).

Bei Wechseleingriffen liegt die Rate der dokumentierten angemessenen Indikationsstellung niedriger als bei Erstimplantationen und zeigt eine gleichbleibende Tendenz. Im Vergleich zu Erstimplantationen wird der Indikator anders definiert. Das Qualitätsziel in den Bereichen Hüft- und Knieendoprothesen lautet, »oft eine angemessene Indikation anhand der klinischen Symptomatik, röntgenologischer Kriterien oder Entzündungszeichen«

Tab. 3.20 Eingriffe bei dokumentierten erfüllten Indikationskriterien, Erstimplantationen und Wechsel, Bundesergebnis auf Ebene der Operationen (2014)

Qualitätsindikator	Ergebnis 2014	Tendenz
Hüftendoprothesenerstimplantation bei erfüllten Indikationskriterien	95,84 %	↗
Hüftendoprothesenwechsel bei erfüllten Indikationskriterien	93,10 %	→
Knieendoprothesenerstimplantation bei erfüllten Indikationskriterien	96,86 %	↗
Knieendoprothesenwechsel bei erfüllten Indikationskriterien	92,31 %	→

Anmerkung: Die eingetragenen Pfeile in der Spalte »Tendenz« beschreiben »ob sich die Versorgungsqualität bei einem Indikator im Vergleich von 2014 zu 2013 positiv (Pfeil nach oben) oder negativ (Pfeil nach unten) entwickelt hat oder ob sie gleich geblieben ist (Pfeil waagerecht)«.
Quelle: IGES – AQUA-Institut 2015b, c, d, e

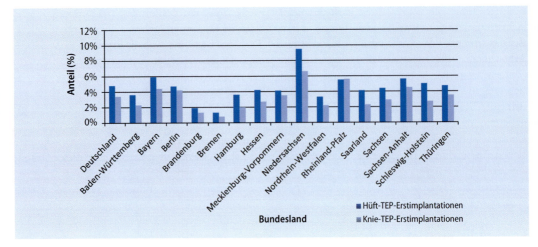

☐ Abb. 3.18 Anteil der Nicht-Erfüllung der Indikationskriterien der externen stationären Qualitätssicherung bei Hüft- bzw. Knie-TEP-Erstimplantationen in den Bundesländern (2013). (Quelle: IGES – AQUA-Institut 2014a, 2014c)

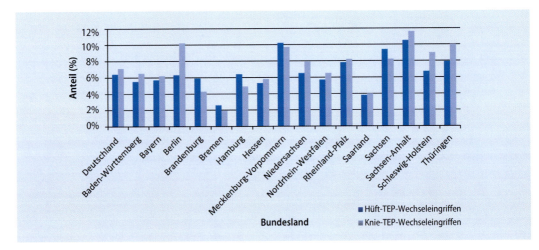

☐ Abb. 3.19 Anteil der Nicht-Erfüllung der Indikationskriterien der externen stationären Qualitätssicherung bei Hüft- bzw. Knie-TEP-Wechseleingriffen in den Bundesländern. (Quelle: IGES – AQUA-Institut 2014b, 2014d)

vorliegen zu haben. Operationen bei Patienten mit den ausgegebenen Kriterien werden wiederum auf die Gesamtzahl der erfassten Operationen bezogen (☐ Tab. 3.20; AQUA-Institut 2015c, e).

3.5.8 Regionale Unterschiede

In Hinblick auf die Versorgungsqualität deuten Studien auf regionale Unterschiede hin. In ☐ Abb. 3.18 sind Raten der Nicht-Erfüllung der vom AQUA-Institut aufgestellten Indikationskriterien auf Basis der in den Bundesländern behandelten Patienten bei Hüft-TEP-Erstimplantation beschrieben. Zum Vergleich ist darüber hinaus die Durchschnittsrate in Deutschland dargestellt. Es ist zu erkennen, dass in Niedersachsen nahezu doppelt so oft die Indikationskriterien nicht erfüllt (oder nicht dokumentiert) werden wie im deutschlandweiten Durchschnitt von 4,8 % bzw. 3,4 %. Neben Niedersachsen liegen Bayern, Sachsen-Anhalt und Rheinland-Pfalz in beiden Endoprothetikbereichen oberhalb des bundesweiten Durchschnitts, was die Häufigkeit der Nicht-Erfüllung der Indikationskriterien angeht. Die Entwicklungstendenzen dieser Raten sind für die meisten Bundesländer in etwa konstant, die Ergebnisse für Gesamtdeutschland, Baden-Württemberg, Bayern und Schleswig-Holstein fallen besser aus als im Vorjahr (AQUA-Institut 2013a).

Dieselbe Analyse für Wechseleingriffe zeigt eine andere regionale Verteilung (◘ Abb. 3.19). Sachsen-Anhalt, Mecklenburg-Vorpommern, Sachsen, Thüringen, Rheinland-Pfalz, Schleswig-Holstein sowie Niedersachsen liegen sowohl für den Bereich Hüfte als auch für den Bereich Knie über dem bundesweiten Durchschnitt von 6,4 % bzw. 7,1 % was die Häufigkeit der Nicht-Erfüllung der Indikationskriterien angeht.

Die Entwicklungstendenzen dieser Raten sind für die meisten Bundesländer in etwa konstant, die Ergebnisse für Gesamtdeutschland, Baden-Württemberg, Bayern und Schleswig-Holstein fallen besser aus als im Vorjahr (AQUA-Institut 2014a).

Während die Entwicklungstendenzen der einzelnen Bundesländer im Vergleich zum Vorjahr keine signifikanten Änderungen aufweisen, ist im Bundesdurchschnitt eine Verschlechterung um 0,7 %-Punkte dokumentiert (AQUA-Institut 2014b).

Open Access Dieses Kapitel wird unter der Creative Commons Namensnennung-Nicht kommerziell 4.0 International Lizenz (http://creativecommons.org/licenses/by-nc/4.0/deed.de) veröffentlicht, welche für nicht kommerzielle Zwecke die Nutzung, Vervielfältigung, Bearbeitung, Verbreitung und Wiedergabe in jeglichem Medium und Format erlaubt, sofern Sie den/die ursprünglichen Autor(en) und die Quelle ordnungsgemäß nennen, ein Link zur Creative Commons Lizenz beifügen und angeben, ob Änderungen vorgenommen wurden.
Etwaige Abbildungen oder sonstiges Drittmaterial unterliegen ebenfalls der genannten Creative Commons Lizenz, sofern sich aus der Abbildungslegende oder der Quellreferenz nichts anderes ergibt. Sofern solches Drittmaterial nicht unter der genannten Creative Commons Lizenz steht, ist eine Vervielfältigung, Bearbeitung oder öffentliche Wiedergabe nur mit vorheriger Zustimmung des betreffenden Rechteinhabers oder auf der Grundlage einschlägiger gesetzlicher Erlaubnisvorschriften zulässig.

Literatur

Aliyev RM (2010): Alloarthroplastischer Hüftgelenkersatz mit dem Staffelstein-Score: Ergebnisevaluation der stationären Rehabilitation. Der Orthopäde 39(12), 1163-1170. DOI: 10.1007/s00132-010-1651-z.

Andersen LO & Kehlet H (2014): Analgesic efficacy of local infiltration analgesia in hip and knee arthroplasty: a systematic review. British journal of anaesthesia 113(3), 360-374. DOI: 10.1093/bja/aeu155. http://www.ncbi.nlm.nih.gov/pubmed/24939863.

AOA (2014): Hip and Knee Arthroplasty. Annual Report 2014. Australian Orthopaedic Association National Joint Replacement Registry. ISSN: 1445-3657.

AQUA-Institut (2010a): Bundesauswertung zum Erfassungsjahr 2009: 17/3 – Hüft-Endoprothesenwechsel und -komponentenwechsel: Qualitätsindikatoren. Göttingen: AQUA Institut für angewandte Qualitätsförderung und Forschung im Gesundheitswesen GmbH (Hrsg.).

AQUA-Institut (2010b): Bundesauswertung zum Verfahrensjahr 2009: 17/2 – Hüft-Endoprothesen-Erstimplantation: Qualitätsindikatoren. Göttingen: AQUA Institut für angewandte Qualitätsförderung und Forschung im Gesundheitswesen GmbH (Hrsg.).

AQUA-Institut (2010c): Bundesauswertung zum Verfahrensjahr 2009: 17/5 – Knie-Totalendoprothesen-Erstimplantation: Qualitätsindikatoren. Göttingen: AQUA Institut für angewandte Qualitätsförderung und Forschung im Gesundheitswesen GmbH (Hrsg.).

AQUA-Institut (2010d): Bundesauswertung zum Verfahrensjahr 2009: 17/7 – Knie-Endoprothesenwechsel und -komponentenwechsel: Qualitätsindikatoren. Göttingen: AQUA Institut für angewandte Qualitätsförderung und Forschung im Gesundheitswesen GmbH (Hrsg.).

AQUA-Institut (2011a): Bundesauswertung zum Erfassungsjahr 2010: 17/3 – Hüft-Endoprothesenwechsel und -komponentenwechsel: Qualitätsindikatoren. Göttingen: AQUA Institut für angewandte Qualitätsförderung und Forschung im Gesundheitswesen GmbH (Hrsg.).

AQUA-Institut (2011b): Bundesauswertung zum Verfahrensjahr 2010: 17/2 – Hüft-Endoprothesen-Erstimplantation: Qualitätsindikatoren. Göttingen: AQUA Institut für angewandte Qualitätsförderung und Forschung im Gesundheitswesen GmbH (Hrsg.).

AQUA-Institut (2011c): Bundesauswertung zum Verfahrensjahr 2010: 17/5 – Knie-Totalendoprothesen-Erstimplantation: Qualitätsindikatoren. Göttingen: AQUA Institut für angewandte Qualitätsförderung und Forschung im Gesundheitswesen GmbH (Hrsg.).

AQUA-Institut (2011d): Bundesauswertung zum Verfahrensjahr 2010: 17/7 – Knie-Endoprothesenwechsel und -komponentenwechsel: Qualitätsindikatoren. Göttingen: AQUA Institut für angewandte Qualitätsförderung und Forschung im Gesundheitswesen GmbH (Hrsg.).

AQUA-Institut (2012a): Bundesauswertung zum Erfassungsjahr 2011: 17/2 – Hüft-Endoprothesen-Erstimplantation: Qualitätsindikatoren. Göttingen: AQUA Institut für angewandte Qualitätsförderung und Forschung im Gesundheitswesen GmbH (Hrsg.).

AQUA-Institut (2012b): Bundesauswertung zum Erfassungsjahr 2011: 17/3 – Hüft-Endoprothesenwechsel und -komponentenwechsel: Qualitätsindikatoren. Göttingen: AQUA Institut für angewandte Qualitätsförderung und Forschung im Gesundheitswesen GmbH (Hrsg.).

AQUA-Institut (2012c): Bundesauswertung zum Erfassungsjahr 2011: 17/5 – Knie-Totalendoprothesen-Erstimplantation: Qualitätsindikatoren. Göttingen: AQUA Institut für angewandte Qualitätsförderung und Forschung im Gesundheitswesen GmbH (Hrsg.).

AQUA-Institut (2012d): Bundesauswertung zum Verfahrensjahr 2011: 17/7 – Knie-Endoprothesenwechsel und -komponentenwechsel: Qualitätsindikatoren. Göttingen: AQUA Institut für angewandte Qualitätsförderung und Forschung im Gesundheitswesen GmbH (Hrsg.).

AQUA-Institut (2012e): Hüftendoprothesenversorgung. Abschlussbericht. Göttingen: AQUA – Institut für angewandte Qualitätsförderung und Forschung im Gesundheitswesen GmbH.

AQUA-Institut (2012f): Knieendoprothesenversorgung. Abschlussbericht. Göttingen: AQUA – Institut für angewandte Qualitätsförderung und Forschung im Gesundheitswesen GmbH.

AQUA-Institut (2013a): Bundesauswertung zum Erfassungsjahr 2012: 17/2 – Hüft-Endoprothesen-Erstimplantation: Qualitätsindikatoren. Göttingen: AQUA Institut für angewandte Qualitätsförderung und Forschung im Gesundheitswesen GmbH (Hrsg.).

AQUA-Institut (2013b): Bundesauswertung zum Erfassungsjahr 2012: 17/3 – Hüft-Endoprothesenwechsel und -komponentenwechsel: Qualitätsindikatoren. Göttingen: AQUA Institut für angewandte Qualitätsförderung und Forschung im Gesundheitswesen GmbH (Hrsg.).

AQUA-Institut (2013c): Bundesauswertung zum Erfassungsjahr 2012: 17/5 – Knie-Totalendoprothesen-Erstimplantation: Qualitätsindikatoren. Göttingen: AQUA Institut für angewandte Qualitätsförderung und Forschung im Gesundheitswesen GmbH (Hrsg.).

AQUA-Institut (2013d): Bundesauswertung zum Erfassungsjahr 2012: 17/7 – Knie-Endoprothesenwechsel und -komponentenwechsel: Qualitätsindikatoren. Göttingen: AQUA Institut für angewandte Qualitätsförderung und Forschung im Gesundheitswesen GmbH (Hrsg.).

AQUA-Institut (2014a): Bundesauswertung zum Erfassungsjahr 2013: 17/2 – Hüft-Endoprothesen-Erstimplantation: Qualitätsindikatoren. Göttingen: AQUA Institut für angewandte Qualitätsförderung und Forschung im Gesundheitswesen GmbH (Hrsg.).

AQUA-Institut (2014b): Bundesauswertung zum Erfassungsjahr 2013: 17/3 – Hüft-Endoprothesenwechsel und -komponentenwechsel: Qualitätsindikatoren. Göttingen: AQUA Institut für angewandte Qualitätsförderung und Forschung im Gesundheitswesen GmbH (Hrsg.).

AQUA-Institut (2014c): Bundesauswertung zum Erfassungsjahr 2013: 17/5 – Knie-Totalendoprothesen-Erstimplantation: Qualitätsindikatoren. Göttingen: AQUA Institut für angewandte Qualitätsförderung und Forschung im Gesundheitswesen GmbH (Hrsg.).

AQUA-Institut (2014d): Bundesauswertung zum Erfassungsjahr 2013: 17/7 – Knie-Endoprothesenwechsel und -komponentenwechsel: Qualitätsindikatoren. Göttingen: AQUA Institut für angewandte Qualitätsförderung und Forschung im Gesundheitswesen GmbH (Hrsg.).

AQUA-Institut (2015a): Beschreibung der Qualitätsindikatoren für das Erfassungsjahr 2014: Knie-Endoprothesenwechsel und -komponentenwechsel: Indikatoren 2014. Göttingen: AQUA Institut für angewandte Qualitätsförderung und Forschung im Gesundheitswesen GmbH (Hrsg.).

AQUA-Institut (2015b): Bundesauswertung zum Erfassungsjahr 2014: 17/2 – Hüft-Endoprothesen-Erstimplantation: Qualitätsindikatoren. Göttingen: AQUA Institut für angewandte Qualitätsförderung und Forschung im Gesundheitswesen GmbH (Hrsg.).

AQUA-Institut (2015c): Bundesauswertung zum Erfassungsjahr 2014: 17/3 – Hüft-Endoprothesenwechsel und -komponentenwechsel: Qualitätsindikatoren. Göttingen: AQUA Institut für angewandte Qualitätsförderung und Forschung im Gesundheitswesen GmbH (Hrsg.).

AQUA-Institut (2015d): Bundesauswertung zum Erfassungsjahr 2014: 17/5 – Knie-Totalendoprothesen-Erstimplantation: Qualitätsindikatoren. Göttingen: AQUA Institut für angewandte Qualitätsförderung und Forschung im Gesundheitswesen GmbH (Hrsg.).

AQUA-Institut (2015e): Bundesauswertung zum Erfassungsjahr 2014: 17/7 – Knie-Endoprothesenwechsel und -komponentenwechsel: Qualitätsindikatoren. Göttingen: AQUA Institut für angewandte Qualitätsförderung und Forschung im Gesundheitswesen GmbH (Hrsg.).

Atchabahian A, Schwartz G, Hall CB, Lajam CM & Andreae MH (2015): Regional analgesia for improvement of long-term functional outcome after elective large joint replacement. Cochrane Database Syst Rev 8, Cd010278. DOI: 10.1002/14651858.CD010278.pub2.

Augurzky B, Reichert AR & Scheuer M (2011): Faktenbuch Medinische Rehabilitation 2011. Heft 66. Essen: Rheinisch-Westfälisches Institut für Wirtschaftsförderung. ISBN: 978-3-86788-285-9.

AWMF (2009a): Endoprothese bei Gonarthrose. AWMF Leitlinien-Register Nr. 012/008. Gültigkeit abgelaufen. Leitlinie wird zur Zeit überprüft. Arbeitsgruppe Leitlinien der Dt. Gesellschaft für Unfallchirurgie (DGU).

Literatur

AWMF (2009b): Koxarthrose. AWMF Leitlinien-Register Nr. 033/001. Deutsche Gesellschaft für Orthopädie und Orthopädische Chirurgie.

AWMF (2015): S3-Leitlinie – Prophylaxe der venösen Thromboembolie (VTE). AWMF Leitlinien-Register Nr. 003/001. 2. komplett überarbeitete Auflage, Stand: 15.10.2015. Marburg: Arbeitsgemeinschaft der Wissenschaftlichen Medizinischen Fachgesellschaften e.V.

Barbieri A, Vanhaecht K, Van Herck P, Sermeus W, Faggiano F, Marchisio S & Panella M (2009): Effects of clinical pathways in the joint replacement: a meta-analysis. BMC medicine 7, 32. DOI: 10.1186/1741-7015-7-32.

BARMER GEK Report Krankenhaus 2010. Schwerpunktthema: Trends in der Endoprothetik des Hüft- und Kniegelenks. Schriftenreihe zur Gesundheitsanalyse, Band 3. St. Augustin: Asgard-Verlag. ISBN: 978-537-44103-4.

Baulig C, Grams M, Röhrig B, Linck-Eleftheriadis S & Krummenauer F (2015): Clinical outcome and cost effectiveness of inpatient rehabilitation after total hip and knee arthroplasty. A multi-centre cohort benchmarking study between nine rehabilitation departments in Rhineland-Palatinate (Western Germany). European Journal of Physical and Rehabilitation Medicine. http://www.ncbi.nlm.nih.gov/pubmed/26006080 [Abruf am: 28. Januar 2016].

Bethge M, Bartel S, Streibelt M, Lassahn C & Thren K (2011): [Improved outcome quality following total knee and hip arthroplasty in an integrated care setting: results of a controlled study]. Die Rehabilitation 50(2), 86-93. DOI: 10.1055/s-0030-1265144.

Beyth RJ, Quinn LM & Landefeld CS (1998): Prospective evaluation of an index for predicting the risk of major bleeding in outpatients treated with warfarin. The American journal of medicine 105(2), 91-99. ISSN: 0002-9343.

Braun B (2013): Knie- und Hüft-(Total-) Endoprothesen 2008 bis 2012 – hkk Gesundheitsreport. Bremen: hkk Erste Gesundheit. https://www.hkk.de/fileadmin/doc/broschueren_flyer/sonstiges/20131129_hkk_Gesundheitsreport_Knie-Hueft-Tep.pdf. [Abruf am: 03.11.2015].

Cappelleri G, Ghisi D, Fanelli A, Albertin A, Somalvico F & Aldegheri G (2011): Does continuous sciatic nerve block improve postoperative analgesia and early rehabilitation after total knee arthroplasty? A prospective, randomized, double-blinded study. regional anesthesia and pain medicine 36(5), 489-492. DOI: 10.1097/AAP.0b013e3182286a2b.

Charlson ME, Pompei P, Ales KL & MacKenzie CR (1987): A new method of classifying prognostic comorbidity in longitudinal studies: development and validation. Journal of Chronic Diseases. 1987; 40(5): 373-83.

Cionac Florescu S, Anastase DM, Munteanu AM, Stoica IC & Antonescu D (2013): Venous Thromboembolism Following Major Orthopedic Surgery. Maedica – A Journal of Clinical Medicine 8(2), 189-194.

Conner-Spady BL, Sanmartin C, Johnston GH, McGurran JJ, Kehler M, Noseworthy TW (2011): The importance of patient expectations as a determinant of satisfaction with waiting times for hip and knee replacement surgery. Health Policy. 101(3):245-52. doi: 10.1016/j.healthpol.2011.05.011.

Claes L, Kirschner S, Perka C & Rudert M (2012): AE-Manual der Endoprothetik – Hüfte und Hüftrevision. Heidelberg: Springer. ISBN: 978-3-642-14645-9.

Decousus H, Tapson VF, Bergmann JF, Chong BH, Froehlich JB, Kakkar AK, Merli GJ, Monreal M, Nakamura M, Pavanello R, Pini M, Piovella F, Spencer FA, Spyropoulos AC, Turpie AG, Zotz RB, Fitzgerald G, Anderson FA & Investigators I (2011): Factors at admission associated with bleeding risk in medical patients: findings from the IMPROVE investigators. Chest 139(1), 69-79. DOI: 10.1378/chest.09-3081.

den Hartoq YM, Mathijssen NM & Vehmeijer SB (2013): Reduced length of hospital stay after the introduction of a rapid recovery protocol for primary THA procedures. Acta Orthop. 84(5), 444-447. DOI: 10.3109/17453674.2013.838657.

Destatis (2013): Fallpauschalenbezogene Krankenhausstatistik (DRG-Statistik) Diagnosen, Prozeduren, Fallpauschalen und Case Mix der vollstationären Patientinnen und Patienten in Krankenhäusern. https://www.destatis.de/DE/Publikationen/Thematisch/Gesundheit/Krankenhaeuser/FallpauschalenKrankenhaus2120640137004.pdf?__blob=publicationFile.

Destatis (2014): Gesundheit – Grunddaten der Vorsorge- oder Rehabilitationseinrichtungen 2013. https://www.destatis.de/DE/Publikationen/Thematisch/Gesundheit/Vorsorge-Rehabilitation/GrunddatenVorsorgeReha.html.

Destatis (2015a): Die 50 häufigsten Operationen der vollstationären Patientinnen und Patienten in Krankenhäusern (Rang, Anzahl, Anteil in Prozent). Gliederungsmerkmale: Jahre, Deutschland, Geschlecht, Art der Operation. http://www.gbe-bund.de/oowa921-install/servlet/oowa/aw92/dboowasys921.xwdevkit/xwd_init?gbe.isgbetol/xs_start_neu/&p_aid=3&p_aid=73077937&nummer=666&p_sprache=D&p_indsp=-&p_aid=38818394 [Abruf am: 02.11.2015].

Destatis (2015b): Durchschnittliche Verweildauer. https://www.destatis.de/DE/ZahlenFakten/GesellschaftStaat/Gesundheit/Glossar/Verweildauer.html [Abruf am: 14.07.2015].

Destatis (2015c): Krankheitskosten. Wiesbaden: Statistisches Bundesamt. https://www.destatis.de/DE/ZahlenFakten/GesellschaftStaat/Gesundheit/Krankheitskosten/Krankheitskosten.html#Tabellen [Abruf am: 11.11.2015].

Deutsche Rentenversicherung (2005): Medizinische Voraussetzungen der ABH. http://www.deutsche-rentenversicherung.de/cae/servlet/contentblob/208282/publicationFile/2266/ahb_indikationskatalog.pdf [Abruf am: 08.12.2015].

Deutsche Rentenversicherung Bund (2009): Rahmenkonzept zur medizinischen Rehabilitation in der gesetzlichen Rentenversicherung. Berlin.

Deutsche Rentenversicherung Bund (2010): Therapiestandards für die Rehabilitation nach Hüft- oder Knietotalendoprothese. Methodenbericht: Ergebnisse der Projektphasen der Entwicklung der Pilotversion Reha-Therapiestandards Hüft- und Knie-TEP. Freiburg, Berlin.

Deutsche Rentenversicherung Bund (2011): Reha-Therapiestandards Hüft- und Knie-TEP. Leitlinie für die medizinische Rehabilitation der Rentenversicherung. Berlin.

Deutsche Rentenversicherung Bund (2014a): Reha-Bericht Update 2014. Die medizinische und berufliche Rehabilitation der Rentenversicherung im Licht der Statistik. Berlin. ISSN: 2193-5718.

Deutsche Rentenversicherung Bund (2014b): Rentenversicherung in Zeitreihen. DRV-Schriften Band 22.

Dreinhoefer KE & Schwarzkopf SR (2010): Outcomes bei Alterstrauma. Der Unfallchirurg 113(6), 462-468. DOI: 10.1007/s00113-010-1746-3.

Drosos GI, Triantafilidou T, Ververidis A, Agelopoulou C, Vogiatzaki T & Kazakos K (2015): Persistent post-surgical pain and neuropathic pain after total knee replacement. World Journal of Orthopedics 6(7), 528-536. DOI: 10.5312/wjo.v6.i7.528.

Effenberger H, Zumstein MD & Rehart SS, A. (2008): Benchmarking in der Hüftendoprothetik. Orthopädische Praxis 44(5), 2013-2225.

European Society of Cardiology (Hrsg) (2014): 2014 ESC Guidelines on the diagnosis and management of acute pulmonary embolism. European Heart Journal, 3033-3080. DOI: 10.1093/eurheartj/ehu283.

Falck-Ytter Y, Francis CW, Johanson NA, Curley C, Dahl OE, Schulman S, Ortel TL, Pauker SG, Colwell CW, Jr. & American College of Chest P (2012): Prevention of VTE in orthopedic surgery patients: Antithrombotic Therapy and Prevention of Thrombosis, 9th ed: American College of Chest Physicians Evidence-Based Clinical Practice Guidelines. Chest 141(2 Suppl), e278S-325S. DOI: 10.1378/chest.11-2404.

Fender D, Harper WM, Thompson JR & Gregg PJ (1997): Mortality and fatal pulmonary embolism after primary total hip replacement. Results from a regional hip register. The Journal of bone and joint surgery 79(6), 896-899. ISSN: 0301-620X.

Finkenstädt V & Niehaus F (2013): Rationierung und Versorgungsunterschiede in Gesundheitssystemen. Ein internationaler Überblick. Köln: Wissenschaftliches Institut der PKV. ISBN: 978-3-9813569-4-6.

Friedrich J & Belvers A (2009): Patientenwege ins Krankenhaus: Räumliche Mobilität bei Elektiv- und Notfallleistungen am Beispiel von Hüftendoprothesen. In: Klauber J, Robra, B.P., Schellschmidt, H.: Krankenhaus-Report 2008/2009. 155-181.

GBE-Bund (2015): Abgeschlossene Leistungen zur medizinischen Rehabilitation und sonstige Leistungen zur Teilhabe in der Gesetzlichen Rentenversicherung (Anzahl). Gliederungsmerkmale: Jahre, Region (Wohnort/Ort der Leistung); Geschlecht, Maßnahmeart. Tabelle für das Jahr 2013. Gesundheitsberichterstattung des Bundes. https://www.gbebund.de/oowa921install/servlet/oowa/aw92/WS0100/_XWD_FORMPROC?TARGET=&PAGE=_XWD_210&OPINDEX=1&HANDLER=XS_ROTATE_ADVANCED&DATACUBE=_XWD_238&D.000=PAGE&... 1/ [Abruf am: 23.06.2015].

Gollwitzer H, Gerdesmeyer L, Gradinger R & von Eisenhart-Rothe R (2011): [Evidence-based update in hip arthroplasty]. Orthopade 40(6), 535-542. DOI: 10.1007/s00132-011-1763-0.

Gravius S, Randau T & Wirtz DC (2011): [What can be done when hip prostheses fail? New trends in revision endoprosthetics]. Der Orthopäde 40(12), 1084-1094. DOI: 10.1007/s00132-011-1844-0.

Guerra ML, Singh PJ & Taylor NF (2015): Early mobilization of patients who have had a hip or knee joint replacement reduces length of stay in hospital: a systematic review. Clinical Rehabilitation 29(9), 844-854. DOI: 10.1177/0269215514558641.

Gülich M, Mittag O, Müller E, Uhlmann A, Bruggemann S & Jackel WH (2010): Ergebnisse einer Analyse der therapeutischen Leistungsdaten (KTL-Daten) von 5838 Rehabilitandinnen und Rehabilitanden nach Hüft- bzw. Knieendoprothesenimplantation. Rehabilitation (Stuttg) 49(1), 13-21. DOI: 10.1055/s-0029-1246155 PM:20178057.

Günther KP, Jeszenszky C, Schäfer T, Hannemann F, Niethard F (2013): Hüft- und Kniegelenkersatz in Deutschland – Mythen und Fakten zur Operationshäufigkeit. Das Krankenhaus Heft 9/2013, Copyright W. Kohlhammer GmbH Stuttgart.

Günther K-P, Haase E, Lange T, Kopkow C, Schmitt J, Jeszenszky C, Balck F, Lützner J, Hartmann A & Lippmann M (2015): Persönlichkeitsprofil und Komorbidität: Gibt es den »schwierigen Patienten« in der primären Hüftendoprothetik? Der Orthopäde 44(7), 555-565. DOI: 10.1007/s00132-015-3097-9.

Haas H, Grifka J, Günther KP, Heller KD, Niethard FU, Windhagen H, Ebner M & Mittelmeier W (2013): EndoCert. Zertifizierung von Endoprothetischen Versorgungszentren in Deutschland. Stuttgart: Georg Thieme Verlag KG. ISBN: 978-3-13-174081-6.

Halawi MJ. (2015): Outcome Measures in Total Joint Arthroplasty: Current Status, Challenges, and Future Directions. Orthopedics. 2015 Aug;38(8):e685-9. doi: 10.3928/01477447-20150804-55.

Hardeman F, Londers J, Favril A, Witvrouw E, Bellemans J & Victor J (2012): Predisposing factors which are relevant for the clinical outcome after revision total knee arthroplasty. Knee Surgery, Sports Traumatology, Arthroscopy 20(6), 1049-1056. DOI: 10.1007/s00167-011-1624-8.

Hassenpflug J & Liebs TR (2014): Register als Werkzeug für mehr Endoprothesensicherheit: Erfahrungen aus anderen Ländern und dem Aufbau des Endoprothesenregisters Deutschland. Bundesgesundheitsblatt – Gesundehitsforschung – Gesundheitsschutz 57(12), 1376-1383. DOI: 10.1007/s00103-014-2057-6.

Haverkamp D, Klinkenbijl MN, Somford MP, Albers GH & van der Vis HM (2011): Obesity in total hip arthroplasty – does it really matter? A meta-analysis. Acta Orthop 82(4), 417-422. DOI: 10.3109/17453674.2011.588859.

Heisel J & Jerosch J (2007): Rehabilitation nach Hüft- und Knieendoprothese. Köln: Deutscher Ärzte-Verlag. ISBN: 978-3769105322.

Literatur

Heisel J (2008): Rehabilitation following total hip and knee replacement. Der Orthopäde 37(12), 1217-1232. DOI: 10.1007/s00132-008-1379-1.

Heisel J (2012): Rehabilitation nach minimal-invasiver Hüftendoprothesenimplantation. Der Orthopäde 41(5), 407-412. DOI: 10.1007/s00132-011-1896-1.

Howie C, Hughes H & Watts AC (2005): Venous thromboembolism associated with hip and knee replacement over a ten-year period: a population-based study. The Journal of bone and joint surgery 87(12), 1675-1680. DOI: 10.1302/0301-620X.87B12.16298.

Husted H (2012): Fast-track hip and knee arthroplasty: clinical and organizational aspects. Acta Orthop Suppl. 83(346), 1-39. DOI: 10.3109/17453674.2012.700593.

Ibrahim MS, Khan MA, Nizam I & Haddad FS (2013): Perioperative interventions producing better functional outcomes and enhanced recovery following total hip and knee arthroplasty: an evidence-based review. BMC Med 11, 37. DOI: 10.1186/1741-7015-11-37.

InEK (2015): Datenbankabfrage. G-DRG V2011 Daten 2010 gem. § 21 KHEntgG – G-DRG Browser. I47A: Revision oder Ersatz des Hüftgelenkes ohne komplizierende Diagnose, ohne Arthrodese, ohne äußerst schwere CC, Alter > 15 Jahre, mit komplizierendem Eingriff oder mit Implantation/Wechsel einer Radiuskopfprothese und I47B: Revision oder Ersatz des Hüftgelenkes ohne komplizierende Diagnose, ohne Arthrodese, ohne äußerst schwere CC, Alter > 15 Jahre, ohne komplizierenden Eingriff.

Jacobs CA, Christensen CP & Berend ME (2009): Sport Activity After Total Hip Arthroplasty: Changes in Surgical Technique, Implant Design, and Rehabilitation. Journal of Sport Rehabilitation 18(1), 47-59.

Jämsen E, Nevalainen P, Eskelinen A, Huotari K, Kalliovalkama J & Moilanen T (2012): Obesity, diabetes, and preoperative hyperglycemia as predictors of periprosthetic joint infection: a single-center analysis of 7181 primary hip and knee replacements for osteoarthritis. The Journal of Bone & Joint Surgery. 2012; 94(14):e101. doi: 10.2106/JBJS.J.01935.

Januel J-M, Chen G, Ruffieux C, Quan H, Douketis JD, Crowther MA, Collin C, Ghali WA & Burnand B (2012): Symptomatic In-Hospital Deep Vein Thrombosis and Pulmonary Embolism Following Hip and Knee Arthroplasty Among Patients Receiving Recommended Prophylaxis: A Systematic Review. Journal of the American Medical Association 307(3), 294-303.

Jaschinski G, Pieper D, Eikermann M, Steinhausen S, Linke C, Heitmann T, Pani M & Neugebauer E (2014): Aktueller Status der Hüft- und Knieendoprothetik in Deutschland – Ergebnisse einer bundesweiten Umfrage. Zeitschrift für Orthopädie und Unfallchirurgie (455-461). DOI: 10.1055/s-0034-1383023.

Jeschke E & Günster C (2014): Zum Zusammenhang von Behandlungshäufigkeit und -ergebnis in der Hüftendoprothetik. In: Wissenschaftliches Institut der AOK: Krankenhaus Report 2014.

Jorgensen CC, Jacobsen MK, Soeballe K, Hansen TB, Husted H, Kjaersgaard-Andersen P, Hansen LT, Laursen MB & Kehlet H (2013): Thromboprophylaxis only during hospitalisation in fast-track hip and knee arthroplasty, a prospective cohort study. BMJ Open 3(12), e003965. DOI: 10.1136/bmjopen-2013-003965.

Jourdan C, Poiraudeau S, Descamps S, Nizard R, Hamadouche M, Anract P, Boisgard S, Galvin M & Ravaud P (2012): Comparison of Patient and Surgeon Expectations of Total Hip Arthroplasty. PLoS ONE 7(1), 1-9. DOI: 10.1371/journal.pone.0030195.

Judge A, Cooper C, Arden NK, Williams S, Hobbs N, Dixon D, Günther K-P, Freinhoefer K & Dieppe PA (2011): Pre-operative expectation predicts 12-month post-operative outcome among patients undergoing primary total hip replacement in European orthopaedic centres. Osteoarthritis and Cartilage 19(6), 659-667. DOI: 10.1016/j.joca.2011.03.009.

Kearon C (2003): Natural history of venous thromboembolism. Circulation 107(23 Suppl 1), I22-30. DOI: 10.1161/01.CIR.0000078464.82671.78.

Kerr DR & Kohan L (2008): Local infiltration analgesia: a technique for the control of acute postoperative pain following knee and hip surgery: a case study of 325 patients. Acta Orthopaedica Scandinavica 79(2), 174-183. DOI: 10.1080/17453670710014950.

Khan A, Kiryluk S & Fordyce MJ (2007): Fatal pulmonary embolism, death rates and standardised mortality ratios after primary total hip replacement in a joint replacement centre. Hip International 17(2), 59-63.

Kladny B (2015): Stationäre und ambulante Rehabilitation in Deutschland: Aktueller Stand und weitere Entwicklung. Der Unfallchirurg 118(2), 103-111. DOI: 10.1007/s00113-014-2613-4.

Krischak G, Kaluscha R, Kraus M, Tepohl L & Nusser M (2013): Rückkehr in das Erwerbsleben nach Hüfttotalendoprothese. Unfallchirurg 116(8), 755-759. DOI: 10.1007/s00113-013-2424-z.

Kuijer PM, Hutten BA, Prins MH & Buller HR (1999): Prediction of the risk of bleeding during anticoagulant treatment for venous thromboembolism. Archives of internal medicine 159(5), 457-460. ISSN: 0003-9926.

Lau TW, Fang C & Leung F (2016): Assessment of postoperative short-term and long-term mortality risk in Chinese geriatric patients for hip fracture using Charlson comorbidity score. Hong Kong Medical Journal. 2016; 22(1):16-22. doi: 10.12809/hkmj154451.

Laubenthal H & Neugebauer E (2009): S3-Leitlinie »Behandlung akuter perioperativer und posttraumatischer Schmerzen« (AWMF-Register Nr. 041/001). 20.04.2009 – Gültigkeit abgelaufen. Bochum: Deutsche Interdisziplinäre Vereinigung für Schmerztherapie e.V.

Liebs TR, Melsheimer O & Hassenpflug J (2014): Frühzeitige Detektion systematischer Schadensfälle durch Endoprothesenregister. Orthopäde 43(6), 549-554. DOI: 10.1007/s00132-014-2293-3.

Lohom G, Walsh M, Higgins G & Shorten G (2002): Effect of perioperative administration of dexketoprofen on opioid requirements and inflammatory response following elective hip arthroplasty. British Journal of Anasthesia 88(4), 520-526.

Lübbeke A, Katz JN, Perneger TV & Hoffmeyer P (2007): Primary and revision hip arthroplasty: 5-year outcomes and influence of age and comorbidity. The Journal of rheumatology 34(2), 394-400. ISSN: 0315-162X.

Maier-Börries O & Jäckel WH (2013): Rehabilitation nach Implantation künstlicher Hüft- und Kniegelenke. Die Rehabilitation 52(03), 202-212. DOI: 10.1055/s-0033-1343142.

Middeldorf S & Caaer R (2010): Verlauf- und Ergebnisevaluation stationärer Rehabilitationsmassnahmen nach alloarthroplastishem Knie- und Hüftgelenksersatz mit dem Staffelstein-Score. Orthopädische Praxis (36), 230-238.

Mittelmeier W, Josten C, Siebert HR, Niethard FU, Marzi I & Klüß D (2012): Forschung in Orthopädie und Unfallchirurgie – Bestandsaufnahme und Ausblick – Weißbuch Forschung in Orthopädie und Unfallchirurgie der Deutschen Gesellschaft für Orthopädie und Unfallchirurgie. Aachen: Shaker Verlag GmbH. ISBN: 978-3-8440-1775-5.

Müller E, Mittag O, Gülich M, Uhlmann A & Jäckel WH (2009): Systematische Literaturanalyse zu Therapien in der Rehabilitation nach Hüft- und Kniegelenks-Total- Endoprothesen: Methoden, Ergebnisse und Herausforderungen. Die Rehabilitation 48(2), 62-72. DOI: 10.1055/s-0029-1202295.

Müller M, Toussaint R & Kohlmann T (2015): Hüft- und Knietotalendoprothesenversorgung – Ergebnisse ambulanter orthopädischer Rehabilitation. Der Orthopäde 44(3), 203-211. DOI: 10.1007/s00132-014-3000-0.

Peduto VA, Ballabio M & Stefanini S (1998): Efficacy of propacetamol in the treatment of postoperative pain. Morphine-sparing effect in orthopedic surgery. Italian Collaborative Group on Propacetamol. Acta Anaesthesiologica Scandinavica 42(3), 293-298.

Perka C (2011): Preoperative versus postoperative initiation of thromboprophylaxis following major orthopedic surgery: safety and efficacy of postoperative administration supported by recent trials of new oral anticoagulants. Thrombosis journal 9, 17. DOI: 10.1186/1477-9560-9-17.

Prokopetz JJ, Losina E, Bliss RL, Wright J, Baron JA & Katz JN (2012): Risk factors for revision of primary total hip arthroplasty: a systematic review. BMC Musculoskeletal Disorders 13(251), 1-13. DOI: 10.1186/1471-2474-13-251.

Quack V, Ippendorf AV, Betsch M, Schenker H, Nebelung S, Rath B, Tingart M & Lüring C (2015): Multidisziplinäre Rehabilitation und multimodale Fast-Track-Rehabilitation in der Knieendoprothetik: Schneller, besser, günstiger? Eine Umfrage und systematische Literaturrecherche. Die Rehabilitation 54(4), 245-251. DOI: 10.1055/s-0035-1555887.

Renkawitz T, Rieder T, Handel M, Koller M, Drescher J, Bonnlaender G & Grifka J (2010): Comparison of two accelerated clinical pathwaysafter total knee replacement how fast can we really go? Clinical Rehabilitation 24(3), 230-239. DOI: 10.1177/0269215509353267.

RKI (2015): Gesundheit in Deutschland. https://www.rki.de/DE/Content/Gesundheitsmonitoring/Gesundheitsberichterstattung/GesInDtld/gesundheit_in_deutschland_2015.pdf?__blob=publicationFile [Abruf 01.07.2016].

Ruíz-Giménez N, Suárez C, González R, Nieto JA, Todolí JA, Samperiz AL & Monreal M (2008): Predictive variables for major bleeding events in patients presenting with documented acute venous thromboembolism. Findings from the RIETE Registry. Thrombosis and Haemostasis 100(1), 26-31. DOI: 10.1160/TH08030193.

Rupp S & Wydra G (2012): Anschlussheilbehandlung nach Knietotalendoprothesenimplantation: Konservative Orthopadie und Sportwissenschaft. Der Orthopäde 41(2), 126-135. DOI: 10.1007/s00132-011-1863-x.

Samama CM, Vray M, Barré J, Fiessinger J-N, Rosencher N, Lecompte T, Potron G, Basile J, Hull R & Desmichels D (2002): Extended Venous Thromboembolism Prophylaxis After Total Hip Replacement: A Comparison of Low-Molecular-Weight Heparin With Oral Anticoagulant. Archives of Internal Medicine 162(19), 2191-2196. DOI: 10.1001/archinte.162.19.2191.

Schäfer T, Krummenauer F, Mettelsiefen J, Kirschner S & Günther KP (2010): Social, educational, and occupational predictors of total hip replacement outcome. Osteoarthritis and Cartilage 18(8), 1036-1042. DOI: 10.1016/j.joca.2010.05.003.

Schäfer T, Pritzkuleit R, Jeszenszky C, Malzahn J, Maier W, Gunther KP & Niethard F (2013): Trends and geographical variation of primary hip and knee joint replacement in Germany. Osteoarthritis and Cartilage 21(2), 279-288. DOI: 10.1016/j.joca.2012.11.006.

Scherz N, Mean M, Limacher A, Righini M, Jaeger K, Beer HJ, Frauchiger B, Osterwalder J, Kucher N, Matter CM, Banyai M, Angelillo-Scherrer A, Lammle B, Husmann M, Egloff M, Aschwanden M, Bounameaux H, Cornuz J, Rodondi N & Aujesky D (2013): Prospective, multicenter validation of prediction scores for major bleeding in elderly patients with venous thromboembolism. Journal of thrombosis and haemostasis 11(3), 435-443. DOI: 10.1111/jth.12111.

Schmitt-Sody M, Pilger V & Gerdesmeyer L (2011): [Rehabilitation and sport following total hip replacement]. Der Orthopäde 40(6), 513-519. DOI: 10.1007/s00132-011-1761-2.

Schulze A & Scharf HP (2013): Zufriedenheit nach Knietotalendoprotheseniplantation: Vergleich 1990–1999 mit 2000–2012. Der Orthopäde 42(10), 858-865. DOI: 10.1007/s00132-013-2117-x.

Shepherd A & Mills C (2006): Fatal pulmonary embolism following hip and knee replacement. A study of 2153 cases using routine mechanical prophylaxis and selective chemoprophylaxis. Hip Internatiol 16(1), 53-56.

Singh JA, Jensen M, Harmsen S & Lewallen D (2013): Are gender, comorbidity and obesity risk factors for postoperative periprosthetic fractures following primary total hip replacement. The Journal of Arthroplasty. 2013; 28(1):126-31. doi: 10.1016/j.arth.2012.03.010.

Silvanto M, Lappi M & Rosenberg PH (2002): Comparison of the opioidsparing efficacy of diclofenac and ketoprofen for 3 days after knee arthroplasty. Acta Anaesthesiologica Scandinavica 46(3), 322-328.

Simanski CJP (2008): Schmerztherapie an den unteren Extremitäten. Der Orthopäde 37(10), 959-969. DOI: 10.1007/s00132-008-1337-y.

Simmel S, Hörterer H & Horstmann T (2008): Sport nach Hüft-Totalendoprothese – Expertenmeinung versus Patientenrealität. Deutsche Zeitschrift für Sportmedizin 59(11), 268-272.

Spencer FA, Gore JM, Lessard D, Emery C, Pacifico L, Reed G, Gurwitz JH & Goldberg RJ (2008): Venous thromboembolism in the elderly. A community-based perspective. Thrombosis and haemostasis 100(5), 780-788. ISSN: 0340-6245.

Stargardt T (2008): Health service costs in Europe: cost and reimbursement of primary hip replacement in nine countries. Health economics 17(1 Suppl), S9-20. DOI: 10.1002/hec.1328.

Statistisches Bundesamt (Hrsg.) (2013): Gesundheit. Diagnosedaten der Patienten und Patientinnen in Vorsorge- oder Rehabilitationseinrichtungen. Fachserie 12 Reihe 6.2.2.

SVR Gesundheit (2014): Bedarfsgerechte Versorgung – Perspektiven für ländliche Regionen und ausgewählte Leistungsbereiche: Gutachten 2014. Sachverständigenrat zur Begutachtung der Entwicklung im Gesundheitswesen (Hrsg.).

Tayrose G, Newman D, Slover J, Jaffe F, Hunter T & Bosco Jr (2013): Rapid mobilization decreases lengthofstay in joint replacement patients. Bulletin of the Hospital for Joint Diseases 71(3), 222-226.

The Commonwealth Fund (2010): The Commonwealth Fund 2010 International Health Policy Survey in Eleven Countries. http://www.commonwealthfund.org/~/media/files/publications/chartbook/2010/pdf_2010_ihp_survey_chartpack_full_12022010.pdf [Abruf am: 05.10.2015].

Tuncel T, Simon S & Peters KM (2015): Flexibilisierte Rehabilitationsdauer nach alloplastischem Hüft- und Kniegelenkersatz. Der Orthopäde 44(6), 465-473. DOI: 10.1007/s00132-015-3089-9.

Tuncel T, Krämer A & Peters KM (2015): Scoregesteuerte Dauer der Anschlussheilbehandlung nach alloplastischem Hüft- und Kniegelenkersatz. Zeitschrift für Orthopädie und Unfallchirurgie 153(1), 30-37. DOI: 10.1055/s-0034-1383257.

von Eiff W, Schüring S, Greitemann B & Karoff M (2011): REDIA – Auswirkungen der DRG-Einführung auf die Rehabilitation. Die Rehabilitation 50(4), 214-221. DOI: 10.1055/s-0031-1275720.

van der Weegen W, Kornuijit A & Das D (2015): Do lifestyle restrictions and precautions prevent dislocation after total hip arthroplasty? A systematic review and meta-analysis of the literature. [Systematic Review] Clinical Rehabilitation, 1-11. DOI: 10.1177/0269215515579421.

WiDO (2007): Qualitätssicherung der stationären Versorgung mit Routinedaten (QSR): Abschlussbericht. Bonn: Wissenschaftliches Institut der AOK (Hrsg.). ISBN: 978-3-922093-42-8.

Winther SB, Foss OA, Wik TS, Davis SP, Engdal M, Jessen V & Husby OS (2015): 1-year follow-up of 920 hip and knee arthroplasty patients after implementing fast-track. Acta Orthop. 86(1), 78-85. DOI: 10.3109/17453674.2014.957089.

Wirtz DC (2011): AE-Manual der Endoprothetik – Knie. Heidelberg: Springer. ISBN: 978-3-642-12888-2.

Zenk K, Finze S, Kluess D, Bader R, Malzahn J & Mittelmeier W (2014): Einfluss der Erfahrung des Operateurs in der Hüftendoprothetik: Abhängigkeit von Operationsdauer und Komplikationsrisiko. Der Orthopäde 43(6), 522-528. DOI: 10.1007/s00132-014-2292-4.

Zhu Y, Zhang F, Chen W, Liu S, Zhang Q & Zhang Y (2015): Risk factors for periprosthetic joint infection after total joint arthroplasty: a systematic review and meta-analysis. Journal of Hospital Infection 89(2), 82-89. DOI: 10.1016/j.jhin.2014.10.008.

Akteure der Versorgung

Hubertus Rosery, Tonio Schönfelder

4.1 Staatliche Akteure – 96

4.2 Gemeinsamer Bundesausschuss – 97

4.3 Initiativen zur Qualitätssicherung – 98
4.3.1 AQUA-Institut – 98
4.3.2 Institut für Qualitätssicherung und Transparenz im Gesundheitswesen – 99
4.3.3 Endoprothesenregister Deutschland – 99
4.3.4 endoCert – 100
4.3.5 Projekt Qualitätssicherung der stationären Versorgung mit Routinedaten – 101
4.3.6 Qualitätssicherungsmaßnahmen in der Rehabilitation – 102
4.3.7 Bestandsaufnahme zur Forschung in Orthopädie und Unfallchirurgie – 103

4.4 Fachgesellschaften und Berufsverbände – 104

4.5 Unterstützung und Beratung von Patienten – 104

4.6 Bundesverband Medizintechnologie e.V. – 105

4.7 Aus- und Weiterbildung medizinischen Personals – 105
4.7.1 Ärztliche Aus- und Weiterbildung – 105
4.7.2 Pflegerische Aus- und Weiterbildung – 106

Literatur – 107

H.-H. Bleß, M. Kip (Hrsg.), *Weißbuch Gelenkersatz*,
DOI 10.1007/978-3-662-53260-7_4, © Der/die Autor(en) 2017

Zusammenfassung

Um in Verkehr gebracht werden zu können, benötigen Medizinprodukte ein CE-Kennzeichen. Dieses wird erteilt, wenn festgelegte Sicherheits- und Leistungsanforderungen erfüllt werden. Die Überprüfung erfolgt durch »Benannte Stellen«. Zur Zertifizierung des Medizinproduktes wählt der Hersteller eine dieser Zulassungsstellen aus. Das Zertifizierungsverfahren für Endoprothesen ist in der Richtlinie 93/42/EWG festgelegt und wird in Deutschland durch das Medizinproduktegesetz und weitere Verordnungen umgesetzt.

Die Aufgaben der gesetzlich vorgeschriebenen externen stationären Qualitätssicherung hat bisher das Institut für angewandte Qualitätsförderung und Forschung im Gesundheitswesen GmbH (AQUA) wahrgenommen. Die Ergebnisse der Datenauswertung stehen sowohl den Krankenhäusern zum Vergleich mit anderen Einrichtungen als auch den Patienten in Form von Qualitätsberichten zur Verfügung. Ab 2016 übernimmt das vom Gemeinsamen Bundesausschuss gegründete Institut für Qualitätssicherung und Transparenz im Gesundheitswesen (IQTiG) diese Aufgabe. 2013 startete das Endoprothesenregister Deutschland mit dem Ziel, die Ergebnisqualität bei Knie- und Hüftgelenkersatzoperationen flächendeckend zu dokumentieren. Das Register soll es ermöglichen, produkttypische Standzeiten von eigesetzten Implantaten zu verfolgen und die Ursache für unerwünschte Behandlungsfolgen zu untersuchen. Aktuell ist die Aussagekraft des Registers noch limitiert, da sich bisher nur rund die Hälfte der Krankenhäuser, in denen künstliche Gelenke eingesetzt werden, am Register beteiligt, und nur ein kleiner Teil der durchgeführten Hüft- und Knie-Erstoperationen und -wechsel abgebildet wird.

EndoCert ist ein Zertifizierungssystem, das von der Deutschen Gesellschaft für Orthopädie und orthopädische Chirurgie und der Deutschen Gesellschaft für Endoprothetik sowie dem Berufsverband der Orthopädie und Unfallchirurgie gegründet worden ist. Erste Ergebnisse zeigen eine Reduktion der Komplikationsrate und eine Verbesserung der Ergebnisqualität in einigen zertifizierten Einrichtungen.

Medizinische Fachgesellschaften nehmen neben der Interessenvertretung ihrer Mitglieder und Fort- und Weiterbildung auch wichtige Aufgaben in der Forschung und Verbesserung der Versorgungsqualität wahr. Das TraumaRegister der Deutschen Gesellschaft für Unfallchirurgie ist ein Zusammenschluss von unfallchirurgischen Schwerpunktkliniken mit dem Ziel, medizinische Behandlungsmethoden auf ihre Effektivität hin zu überprüfen. Die Deutsche Gesellschaft für Endoprothetik ist eine Sektion der Deutschen Gesellschaft für Orthopädie und Unfallchirurgie und befasst sich mit der Qualitätssicherung in der endoprothetischen Versorgung und der Entwicklung neuer Technologie.

4.1 Staatliche Akteure

Um auf den europäischen Markt in Verkehr gebracht werden zu können, benötigen Medizinprodukte eine CE-Kennzeichnung. Die CE-Kennzeichnung kann angebracht werden, wenn das Produkt vorgegebene Sicherheits- und Leistungsanforderungen erfüllt. Medizinprodukte werden in vier Klassen (I, IIa, IIb, III) sowie aktive Implantate differenziert. Diese Einteilung basiert auf dem potenziellen Gefährdungsrisiko des Produktes bei dessen Anwendung. So wird eine Gehhilfe (Klasse I) einer niedrigeren Klasse zugeordnet als ein Zahnimplantat (Klasse IIb) oder als ein Hüftimplantat (Klasse III). Die Klassifizierung des Medizinproduktes bestimmt, welche Konformitätsprüfungen durchzuführen sind. Endoprothesen der Hüfte und des Knies unterliegen der Klasse III und damit der strengsten Überprüfung (BMG 2010).

Das Konformitätsbewertungsverfahren wird durch sogenannte Benannte Stellen durchgeführt. Von ihnen existieren 62 in Europa (Stand November 2015), davon 13 in Deutschland (European Commission 2015). Für die Zertifizierung seines Produktes kann sich der Endoprothesenhersteller an eine Zulassungsstelle seiner Wahl wenden, die für die entsprechende Produktkategorie benannt ist. Die benannten Stellen werden staatlich akkreditiert und staatlich überwacht. Die Fachgruppe Zertifizierungsstellen der Zentralstelle der Länder für Gesundheitsschutz bei Arzneimitteln und Medizinprodukten (ZLG) ist zuständig für die Benennung und Überwachung der Zertifizierungsstellen im Rahmen des Medizinprodukterechtes.

Der Marktzugang für Medizinprodukte über die CE-Kennzeichnung ist zeitlich befristet. Spätestens nach fünf Jahren werden das Qualitätsmanagementsystem des Herstellers und die Produkte rezertifiziert (gemäß § 11 Abs. 11 der »medical device directive« (MDD)). Nach der Erstzertifizierung finden zudem jährliche Wiederholungsaudits durch die benannten Stellen statt. Darüber hinaus erfolgen unangekündigte Audits der benannten Stellen beim Hersteller und dessen wichtigsten Lieferanten (Europäische Union 2013).

Das einheitliche Zertifizierungsverfahren für Endoprothesen ist in der Richtlinie 93/42/EWG festgelegt, die in Deutschland durch das Medizinproduktegesetz (MPG) und zahlreiche Verordnungen umgesetzt wird. Endoprothesen, die nach den Bestimmungen des MPG mit der CE-Kennzeichnung versehen auf den Markt gebracht werden, sind in dem 31 Vertragsstaaten umfassenden Europäischen Wirtschaftsraum verkehrsfähig.

Das Bundesministerium für Gesundheit (BMG) teilt dem Bundesministerium für Wirtschaft und Energie (BMWi) gemäß § 15 MPG die vom ZLG benannten Stellen und deren Aufgabengebiete mit, die von diesem an die Europäische Kommission weitergeleitet werden. Das BMG hat darüber hinaus vielfältige Aufgaben, die den Bereich des Gelenkersatzes direkt und indirekt betreffen. Dazu zählen die Etablierung von Regelungen zur medizinischen Rehabilitation und die Erstellung von Rahmenvorschriften zur Überwachung von Medizinprodukten.

Das Bundesinstitut für Arzneimittel und Medizinprodukte (BfArM) ist eine selbstständige Bundesbehörde im Geschäftsbereich des BMG und hat direkt und indirekt Berührungspunkte mit dem Thema Gelenkersatz. Die Aufgaben des BfArM im Zusammenhang mit Medizinprodukten sind die zentrale Erfassung, Auswertung und Bewertung von auftretenden Risiken und die Koordinierung zu ergreifender Maßnahmen (BfArM 2013).

Das BMG hat zudem die Aufsichtsfunktion über die Gemeinsame Selbstverwaltung, deren oberstes Beschlussgremium der Gemeinsame Bundesausschuss ist (G-BA).

4.2 Gemeinsamer Bundesausschuss

Der Gemeinsame Bundesausschuss (G-BA) ist das oberste Beschlussgremium der gemeinsamen Selbstverwaltung der Leistungserbringer und Kostenträger in Deutschland. Er bestimmt, welche Leistungen von der Gesetzlichen Krankenversicherung (GKV) übernommen werden und beschließt zudem Maßnahmen der Qualitätssicherung bei der Versorgung der Patienten (G-BA 2015a).

Maßnahmen zur externen Qualitätssicherung in Krankenhäusern sind gesetzlich durch § 137 SGB V vorgeschrieben. Die Betreuung und Umsetzung der externen stationären Qualitätssicherung hat der G-BA an das AQUA-Institut für angewandte Qualitätsförderung und Forschung im Gesundheitswesen GmbH vergeben (▶ Abschn. 4.3.1). Die jährlich erscheinenden Publikationen zur externen Qualitätssicherung, u. a. auch zu Hüft- und Knie-TEP, von 2009–2015 sind über den Internetauftritt des AQUA-Instituts erhältlich (http://www.sqg.de, Zugang 24.02.2016). Der G-BA hatte die Aufgabe, gemäß § 137a SGB V das Institut für Qualitätssicherung und Transparenz im Gesundheitswesen (IQTiG) als unabhängiges wissenschaftliches Institut zu gründen. Das IQTiG übernimmt ab 2016 die Aufgaben der Qualitätssicherung des AQUA-Instituts im Bereich der Endoprothetik (▶ Abschn. 4.3.2).

Seit 2005 sind die Krankenhäuser in Deutschland, die zur Behandlung gesetzlich versicherter Patienten zugelassen sind, verpflichtet, strukturierte Qualitätsberichte im Internet zur Verfügung zu stellen. In den Berichten sind unter anderem Fallzahlen zu einzelnen Indikationen und Operationen zu finden, die ein Krankenhaus in der Vergangenheit behandelt hat. Darüber hinaus sind die Kliniken verpflichtet, einige der bei der externen stationären Qualitätssicherung erhobenen Indikatoren und deren Ergebnisse zu veröffentlichen. Patienten können sich so im Vorfeld einer Behandlung darüber informieren, welches Klinikum auf die Behandlung spezialisiert ist und wie in der Vergangenheit die messbare Qualität ausfiel (Qualitätsindikatoren). Die Berichte können nur Hinweise geben, da sie unter anderem stets Ergebnisse der Vergangenheit abbilden und nicht alle potenziellen Qualitätsmerkmale abdecken können (G-BA 2014b). Über eine Referenzdatenbank des G-BA können seit 2013

Qualitätsberichte der deutschen Krankenhäuser vollständig lesbar abgerufen werden. Über Kliniksuchmaschinen können gefundene Daten noch einmal nachgeschlagen oder dort nicht erfasste Detailinformationen zu einzelnen Qualitätsaspekten recherchiert werden. Die Datenbank ist über die Webseite http://www.g-ba-qualitaetsberichte.de/ (Zugang 22.12.2015) erreichbar (G-BA 2015b). Im Bereich Endoprothetik hat der G-BA eine Mindestmengenregelung für Kniegelenk-Totalendoprothesen mit einer jährlichen Mindestmenge von 50 Eingriffen pro Krankenhaus (Betriebsstätte) verordnet. Dies bedeutet, dass Krankhäuser diese Leistungen nur noch zu Lasten der GKV erbringen dürfen, wenn sie voraussichtlich mindestens 50 Knie-TEP-Operationen im Jahr durchführen (G-BA 2014a). Hintergrund dieser Entscheidung ist, dass im Kontext der Hüft- und Knieendoprothetik aus Studiendaten hervorgeht, dass überwiegend ein positiver Zusammenhang zwischen Fallmengen und Behandlungsergebnis besteht (Haas et al. 2013, Lau et al. 2012, Schräder u. Ewerbeck 2007, Zenk et al. 2014).

Die Mindestmengenregelung bezieht sich auf folgende Eingriffe (G-BA 2014a):
- 5-822.9** Sonderprothese
- 5-822.g** Bikondyläre Oberflächenersatzprothese
- 5-822.h** Femoral und tibial schaftverankerte Prothese
- 5-822.j** Endoprothese mit erweiterter Beugefähigkeit
- 5-822.k** Bikompartimentelle Teilgelenkersatzprothese.

Es existieren jedoch Ausnahmetatbestände, die es einer Klinik ermöglichen, auch unterhalb der Schwelle von 50 Eingriffen pro Jahr eine Knie-TEP durchzuführen und die Behandlung über die GKV abzurechnen. Hierzu zählen beispielsweise Notfalleingriffe (G-BA 2014a). Eine Analyse der Daten aus Qualitätsberichten deutscher Krankenhäuser von 2004–2010 kommt zum Schluss, dass sich trotz der Einführung von Mindestmengen die Fallzahlen, die sich unterhalb zutreffender Mindestmengenschwellen bewegen, nicht reduziert haben. Dies gilt auch für Knie-TEP. Der Auswertung zufolge betraf dies 2010 rund 8 % der Knie-TEP-erstimplantierenden Krankenhäuser (n=81) und 1 % aller Fälle (n=2.048). 19 Krankenhäuser wiesen in ihren Qualitätsberichten hierfür keine Ausnahmetatbestände aus. Dagegen sieht die Analyse sprunghafte Anstiege der Anzahl von Krankenhäusern, die nahe am Schwellenwert der Mindestgrenze ihre Fallzahl auf punktgenau den Schwellenwert steigerten (de Cruppé et al. 2014). Im Jahr 2011 gab es gemäß der sogenannten »Knie-TEP-Transparenzliste der Verbände der Krankenkassen auf Bundesebene und des Verbandes der privaten Krankenversicherung« 808 deutsche Krankenhäuser, die die Mindestmenge im Bereich Knie-TEP erfüllten (vdek 2011). Diese Zahl an Krankenhäusern liegt deutlich unter der Anzahl an Krankenhäusern, die in 2011 Knie-TEP-Erstimplantationen durchführten.

Zu bedenken ist, dass sich die Mindestmengenregelung auf die Durchführung von Primärimplantationen von Totalendoprothesen bezieht. Technisch aufwendigere unikondyläre Prothesen und auch Wechseleingriffe sind von der Regelung nicht betroffen. Dadurch können sich Verzerrungen in der Leistungserbringung ergeben, da die Kliniken verstärkt Totalendoprothesen einsetzen, um die in der Mindestmenge geforderte Anzahl an TEP zu erreichen. Als Konsequenz werden weniger unikondyläre Schlittenprothesen eingesetzt, obwohl dies knochenschonender für Patienten ist.

4.3 Initiativen zur Qualitätssicherung

4.3.1 AQUA-Institut

An das AQUA-Institut wurde die Betreuung und Umsetzung der stationären Qualitätssicherung vergeben. In definierten medizinischen Leistungsbereichen wie Hüft- und Knie-TEP (Erstimplantationen und Revisionseingriffe) werden die Behandlungen in allen Krankenhäusern Deutschlands anhand bestimmter Qualitätsindikatoren dokumentiert. Die Daten werden an Landesgeschäftsstellen und das AQUA-Institut (bis 2015) übermittelt, aufbereitet und ausgewertet. Die Krankenhäuser erhalten eine Rückkopplung hinsichtlich ihres Ergebnisses im Vergleich zu anderen Krankenhäusern. Bei Auffälligkeiten in einzelnen Krankenhäusern führen die Landesgeschäftsstellen im Rahmen des sogenannten Strukturierten Dialogs Gespräche mit den betreffenden Krankenhäusern, um Maßnahmen zur Qualitätsverbesserung einzuleiten.

Das AQUA-Institut hat die Ergebnisse der Datenauswertung in umfassenden und detaillierten Qualitätsberichten zur Versorgung der Patienten mit Hüft- und Knieprothesen zur Verfügung gestellt und liefert damit einen wichtigen Beitrag zur Diskussion der Versorgungsqualität in diesem Gesundheitsversorgungsbereich.

Die Veröffentlichungen der externen stationären Qualitätssicherung im Bereich Endoprothetik sind auf einer Internet-Plattform www.sqg.de zu folgenden Leistungsbereichen bereitgestellt:
- Hüftendoprothesen-Erstimplantation
- Hüftendoprothesenwechsel und -komponentenwechsel
- Knietotalendoprothesen-Erstimplantation
- Knieendoprothesenwechsel und -komponentenwechsel.

Auf dieser Internetplattform werden die Bundesauswertungen und Beschreibungen der Qualitätsindikatoren der Jahre 2009–2014 aufgeführt. Ab dem Jahr 2016 übernimmt das neu gegründete IQTiG die Arbeit des AQUA-Instituts im Bereich der Endoprothetik.

4.3.2 Institut für Qualitätssicherung und Transparenz im Gesundheitswesen

Das Institut für Qualitätssicherung und Transparenz im Gesundheitswesen (IQTiG) wurde Anfang 2015 von den Partnern der Selbstverwaltung im Gesundheitswesen und dem BMG gegründet (IQTiG 2015). Es soll im Auftrag des G-BA Maßnahmen zur Qualitätssicherung und zur Darstellung der Versorgungsqualität im Gesundheitswesen erarbeiten und an der Umsetzung mitwirken (IQTiG 2015). Die Aufgaben des IQTiG konzentrieren sich schwerpunktmäßig auf die sektorenübergreifende Qualitätssicherung und die Entwicklung von Bewertungskriterien von Zertifikaten und Qualitätssiegeln. Die Ergebnisse der Arbeit des IQTiG sollen transparent in einer allgemein verständlichen Form publiziert werden (IQTiG 2015).

4.3.3 Endoprothesenregister Deutschland

Das Endoprothesenregister Deutschland (EPRD) (EPRD 2015a) hat das Ziel, die Ergebnisqualität von Knie- und Hüftgelenkersatzoperationen in Deutschland flächendeckend zu dokumentieren (EPRD 2015b). Hierzu werden Routineabrechnungsdaten der Krankenhäuser, pseudonymisierte Patientendaten der Krankenkassen (z. B. Grunderkrankungen des Patienten) mit Herstellerdaten zu Komponenten der eingesetzten Prothesen zusammengeführt und analysiert. Zur Identifikation der Prothesenkomponenten wurde eine Produktdatenbank aufgebaut, die aktuell rund 45.000 Artikel enthält und fortlaufend aktualisiert wird. Die Daten werden über 30 Jahre gespeichert (EPRD 2015b).

Das Register soll es ermöglichen, einzelne Bestandteile der Implantate zu verfolgen, produkttypische Standzeiten zu ermitteln und Ursachen für unerwünschte Behandlungsergebnisse zu untersuchen, die nicht immer einem Implantat anzulasten sind. Bei Auffälligkeiten kann die Information potenziell betroffener Patienten erfolgen. Darüber hinaus sind Analysen auf Krankenhausebene möglich, die neben dem Implantat auch Aspekte der stationären Versorgung und patientenbezogene Faktoren berücksichtigen. Die Auswertungsergebnisse werden an Ärzte, Kliniken, Endoprothesenhersteller und Krankenkassen zurückgespielt und sollen als Grundlage für weitere qualitätssichernde Maßnahmen dienen (EPRD 2015b, Hassenpflug u. Liebs 2014).

Der Aufbau des Registers geht auf eine Initiative der Deutschen Gesellschaft für Orthopädie und Orthopädische Chirurgie (DGOOC), des AOK-Bundesverbandes, des Verbandes der Ersatzkassen e. V. (vdek), des BQS Instituts für Qualität und Patientensicherheit (BQS) sowie auf Hersteller von Prothesen, die durch den Bundesverband Medizintechnologie (BVMed) vertreten werden, zurück (EPRD 2015a, b). Betrieben wird das Register von der Deutschen Endoprothesenregister EPRD gGmbH, die eine Tochter der DGOOC ist (EPRD 2015a). Die Finanzierung erfolgt über die teilnehmenden Krankenkassen, Krankenhäuser und die Industrie. Das Register ist nach eigenen Angaben ausschließlich wissenschaftlichen Grundsätzen verpflichtet und versichert eine unabhängige und neutrale Auswertung der dokumentierten Daten (EPRD 2015b).

Das EPRD startete in Deutschland 2011 und wurde 2013 nach Beendigung der Probephase bundesweit eingeführt. Die Teilnahme ist für Krankenhäuser möglich, in denen Kunstgelenke eingebaut werden (EPRD 2015b). Endoprothesenregister wurden in anderen Ländern wesentlich früher eingeführt als in Deutschland. So existieren in Schweden Knieendoprothesenregister seit 1975 und Hüftendoprothesenregister seit 1979 (Kärrholm 2010, Knutson und Robertsson 2010). Studien zeigten in Folge der Registereinführung eine signifikante Senkung der Komplikationsrate und Wechselwahrscheinlichkeit (Herberts u. Malchau 2000, Malchau et al. 2005, Swedish Knee Arthroplasty Register (Hrsg.) 2014). Weitere Endoprothesenregister werden in Norwegen, Finnland, Dänemark, England, Kanada, Australien und Neuseeland geführt (Hassenpflug u. Liebs 2014).

Aus dem aktuellen Statusbericht (Stand 2015) des EPRD gehen primär deskriptive Daten zu Hüft- und Knieerstoperationen sowie -wechseln gegliedert nach Alter und Geschlecht der Patienten hervor. Der häufigste Wechselgrund des künstlichen Hüft- und Kniegelenks sind Lockerungen der Implantate (Hüfte: 46,7 %, Knie: 39,4 %) gefolgt von Infektionen (Hüfte: 10 %, Knie: 13,9 %). Versagen einer Implantatkomponente als Wechselgrund betrafen 3,3 % der künstlichen Hüftgelenke und 2,9 % der künstlichen Kniegelenke. Informationen zu Standzeiten der Implantate können aus den Daten noch nicht berechnet werden, da die Prothesenwechsel mehrheitlich Patienten betreffen, deren Erstoperation vor Einschluss im EPRD stattfand (EPRD 2015b).

Um aussagekräftige und belastbare Ergebnisse eines Registers zu erhalten, ist eine hohe Teilnahmequote erforderlich (Hassenpflug u. Liebs 2014). Nach aktuellen Zahlen (Stand: Februar 2016) beteiligen sich 684 von 1.200 Krankenhäusern, in denen künstliche Gelenke eingesetzt werden, an dem Register. In dem Register wurden im Jahr 2015 über 140.000 endoprothetische Hüft- und Kniegelenkseingriffe dokumentiert (EPRD 2016).

Die Teilnahmequote und der Anteil der in das Register eingespeisten Daten sind auf die Freiwilligkeit der Teilnahme zurückzuführen. So werden Daten zum Implantat und zur Operation nur nach schriftlicher Zustimmung des Patienten in das Register einbezogen, und es obliegt den teilnehmenden Krankenhäusern, ob sie Daten aller betroffenen Patienten dokumentieren (EPRD 2015b). Ohne verpflichtende Datenerfassung besteht das Risiko, dass eine beträchtliche Anzahl an Daten nicht vollständig oder überhaupt nicht in das Register einfließt. Dies könnte zu einer Verzerrung der Registerdaten führen, sodass die reale Behandlungsqualität möglicherweise nicht vollständig abgebildet wird. Bei der Interpretation der Registerauswertungen ist weiterhin zu beachten, dass die im Register einbezogene Population durch gesetzlich versicherte Patienten der AOK und des vdek repräsentiert wird (EPRD 2015b). Die Quellpopulation entspricht damit rund zwei Dritteln der gesetzlich und privat Versicherten in Deutschland (BMG 2015). Mögliche Unterschiede in der Versichertenpopulation der Krankenkassen- und Versicherungen können die Aussagekraft der Analyseergebnisse des Registers beeinflussen.

4.3.4 endoCert

endoCert ist einerseits eine Initiative und andererseits ein Zertifizierungssystem für Zentren, die Knie- und Hüftendoprothesen implantieren. Die Initiative geht von der DGOOC aus, mit Unterstützung der Deutschen Gesellschaft für Endoprothetik (AE) der Deutschen Gesellschaft für Orthopädie und Unfallchirurgie (DGOU) und des Berufsverbandes der Fachärzte für Orthopädie und Unfallchirurgie (BVOU) (▶ Abschn. 4.4).

Das Ziel von endoCert ist die Sicherstellung der Behandlungsqualität und deren Weiterentwicklung durch Zertifizierung von Zentren auf Basis aktueller wissenschaftlicher Erkenntnisse und der Erfahrung mit der »Zentrenbildung« in anderen medizinischen Fachbereichen. Das Konzept ist aktuell auf elektive Endoprothetikbehandlungen begrenzt (Haas et al. 2013). Die übergeordneten Kriterien des Zertifizierungsprozesses sind in ◘ Abb. 4.1 dargestellt.

Erfasst werden in den Zentren die gestellten Anforderungen hinsichtlich der Strukturqualität der Einrichtung (z. B. Ausstattung, Personalqualifikation), der Prozessqualität (z. B. standardisierte Behandlungspfade) und der Ergebnisqualität (patien-

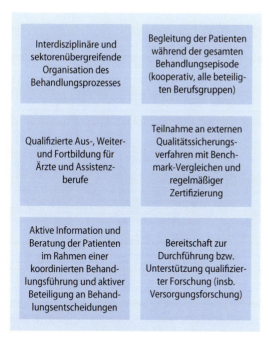

Abb. 4.1 Übergeordnete Kriterien des endoCert Zertifizierungsprozesse. (IGES – Haas et al. 2013)

tenberichtete Ergebnisse, z. B. Zufriedenheit, und objektive Ergebnisse).

Als Schwellenwerte für erbrachte Operationen, die die Initiative ausdrücklich nicht als Empfehlung für gesetzliche Mindestmengenregelungen versteht, gilt auf Zentrumebene:
- Endoprothetikzentrum: Mindestens zwei Hauptoperateure mit jeweils mindestens 50 Hüft- bzw. Knieendoprothesen pro Jahr (eigenständig oder verantwortlich assistiert)
- Endoprothetikzentrum der Maximalversorgung: Mindestens zwei Senior-Hauptoperateure mit jeweils mindestens 100 Hüft- bzw. Knieendoprothesen inklusive Wechseloperationen pro Jahr

Daraus ergibt sich eine Verbindung von Mindestfallzahlen der Operateure mit Mindestfallzahlen der Endoprothetikzentren (mind. 100 pro Jahr) sowie Endoprothetikzentren der Maximalversorgung (mind. 200 pro Jahr).

Zentren, die sich zertifizieren lassen wollen, müssen die Konformität mit den Anforderungen aller Qualitätsdimensionen nachweisen (Einrichtungen, Strukturen, Prozesse, Ergebnis). Nach Antragstellung, Bewertung des Antrags und Klärung etwaiger Fragen und offener Punkte wird ein Audit durch die Fachexperten vor Ort im antragstellenden Zentrum durchgeführt. Bei Mängeln wird dem Zentrum Zeit gewährt, diese zu beseitigen. Eine Zertifizierung ist zeitlich begrenzt (3,5 Jahre). Abgesehen vom ersten Audit finden zusätzliche Überwachungsaudits statt sowie nach Ablauf der Zertifikatsgültigkeit ein Audit im Rahmen der Re-Zertifizierung. Sollten Anforderungen der Zertifizierung in einem Zentrum nicht (mehr) gegeben sein, kann die Zertifizierung ausgesetzt oder im schlechtesten Fall entzogen werden (Haas et al. 2013).

Die endoCert-Webseite (www.endocert.de) listet in Deutschland 471 zertifizierte Behandlungszentren auf (Stand: 24.02.2016). Aus einzelnen Endoprothetikzentren (der Maximalversorgung) wird eine Reduktion der Komplikationsrate und eine Verbesserung der Ergebnisqualität nach Umsetzung der Zertifizierung berichtet (Lewinski et al. 2015). Für die Zentren besteht der Anreiz der Zertifizierung darin, dass sie einerseits der Öffentlichkeit und ihren (potenziellen) Patienten eine gute Versorgungsqualität signalisieren und andererseits das Behandlungsergebnis verbessern, wodurch sie in Benchmarkingprozessen wie der externen stationären Qualitätssicherung tendenziell gute Ergebnisse erzielen. Allerdings wird derzeit davon ausgegangen, dass langfristige Wirkungen von endoCert auf die Behandlungsqualität (Komplikationen, Standzeiten) erst im Zusammenspiel mit dem EPRD (▶ Abschn. 4.3.3) beurteilbar sein werden. Kliniken, die an endoCert teilnehmen, sind verpflichtet, am EPRD teilzunehmen (Haas u. Mittelmeier 2014).

4.3.5 Projekt Qualitätssicherung der stationären Versorgung mit Routinedaten

Im Jahr 2002 wurde das Projekt Qualitätssicherung der stationären Versorgung mit Routinedaten (QSR) als gemeinsames Forschungsprojekt des AOK-Bundesverbandes, der HELIOS-Kliniken, des Forschungs- und Entwicklungsinstituts für das Sozial- und Gesundheitswesen Sachsen-Anhalt (FEISA) und des wissenschaftlichen Instituts der AOK

(WIdO) ins Leben gerufen. Ziel war es, »Möglichkeiten der Qualitätsmessung auf Basis von GKV-Routinedaten zu prüfen«, wobei eigene Qualitätsindikatoren entwickelt worden sind (WiDO 2007).

Ähnlich wie in der gesetzlichen, externen stationären Qualitätssicherung werden Daten von Krankenhausaufenthalten durch Routinedaten erhoben. Der zentrale Unterschied zu den gesetzlichen Qualitätssicherungsmaßnahmen und zugleich Vorteil ist die Möglichkeit zur Verknüpfung mehrerer Behandlungsepisoden der Patienten, wodurch sich Behandlungsergebnisse längerfristig entlang einer Behandlungskette erheben lassen. Möglich wird dies durch die Nutzung der Versichertendaten der AOK. Zentrale Einschränkungen des Ansatzes sind die Verfügbarkeit eines begrenzten Datenpools (nur AOK-Daten) mit von der Gesamtbevölkerung abweichenden Charakteristika und die Tatsache, dass die Daten zur Qualitätsanalyse zu anderen Zwecken erhoben werden und daher nur für spezifische Aussagen über die Behandlungsqualität nutzbar sind (Jeschke et al. 2013).

4.3.6 Qualitätssicherungsmaßnahmen in der Rehabilitation

Qualitätssicherungsmaßnahmen werden darüber hinaus auch in der Rehabilitation vorgenommen. Gesetzlich verankert durch § 137d SGB V werden ambulante und stationäre Rehabilitationseinrichtungen mit Versorgungsverträgen gemäß § 111, § 111a oder § 111c Absatz 1 SGB V zu entsprechenden externen Maßnahmen verpflichtet. Darüber hinaus bestehen gesetzliche Regelungen für die Einrichtung interner Qualitätsmaßnahmen in den Einrichtungen nach § 135a Abs. 2 SGB V. Die externen Qualitätssicherungsmaßnahmen vereinbart der GKV-Spitzenverband mit »maßgeblichen Spitzenorganisationen der Leistungserbringer« nach § 137d SGB V. In der Vereinbarung wurde das QS-Reha®-Verfahren als Maßnahme definiert (GKV Spitzenverband (Hrsg.) 2008).

QS-Reha® berücksichtigt Struktur-, Prozess- und Ergebnisqualität sowie die Patientenzufriedenheit. Ca. 300 Fachabteilungen nehmen nach aktuell verfügbaren Informationen bislang daran teil (http://www.qs-reha.de/; Zugang 24.02.2016). Die teilnehmenden Einrichtungen sind auf der Webseite einsehbar. Unter den einbezogenen Indikationen befindet sich auch die Gruppe der »Muskuloskelettale[n] Erkrankungen«. Als Auswertungsstelle für das Qualitätssicherungsverfahren wurde 2011 nach einer Ausschreibung das BQS-Institut beauftragt. Institutionsbezogene Bewertungen werden dabei mit denen anderer Einrichtungen im selben Indikationsgebiet verglichen, um den Einrichtungen ihre Ergebnisqualität im Vergleich zu einzelnen anderen Einrichtungen und dem Durchschnitt über alle Einrichtungen hinweg zu spiegeln. Das Verfahren ist noch nicht voll etabliert. Erst in der laufenden dreijährigen Datenerhebungsrunde von 2015–2017 werden ambulante Rehabilitationseinrichtungen im Behandlungsspektrum der muskuloskelettalen Erkrankungen (und anderer Gebiete) in das Verfahren integriert (QS-Reha 2015).

Auch die Deutsche Rentenversicherung betreibt intensive Qualitätssicherungsmaßnahmen in den Bereichen der Struktur-, Prozess- und Ergebnisqualität. Die Aktivitäten umfassen (Deutsche Rentenversicherung 2015):

- Erhebungen zur Strukturqualität von Rehabilitationseinrichtungen
- Befragungen von Rehabilitanden bzw. Patienten zur Zufriedenheit mit der Reha-Maßnahme und Beurteilung des Reha-Erfolges
- Bewertungen des individuellen Rehabilitationsprozesses durch erfahrene Mitarbeiter der Rehabilitationseinrichtungen
- Dokumentation des therapeutischen Leistungsspektrums der Reha-Einrichtungen
- Vorgaben für die Ausgestaltung der Rehabilitation in Form von Rehabilitations-Leitlinien

Diese Maßnahmen erstrecken sich auch auf Hüft- und Knie-TEP. Den Rehabilitationseinrichtungen werden sogenannte »Berichte zur Reha-Qualitätssicherung« zur Verfügung gestellt, um ihnen eine Rückmeldung zur Konformität mit den Vorgaben in den beschriebenen Reha-Therapiestandards und zum Vergleich mit anderen Einrichtungen zu geben. Durch die Einteilung der Therapiestandards in Module können bei Verbesserungsbedarf die entsprechenden Module gezielt angegangen werden (Deutsche Rentenversicherung Bund 2011). Eine systematische Veröffentlichung der Ergebnisse der

Qualitätssicherung findet nicht statt, teilweise werden übergeordnete Ergebnisse, wie zur Patientenzufriedenheit, im Rahmen von Veröffentlichungen publiziert (Deutsche Rentenversicherung Bund 2013). Darüber hinaus werden Einrichtungen in einem sogenannten Peer-Review-Verfahren anhand der Beurteilung von Patientenentlassungsberichten durch erfahrene Mediziner geprüft. Die Beurteilung erfolgt anhand von Checklisten zu Rehabilitationsverläufen, Prozessen und indikationsspezifischen Vorgaben (Baumgarten u. Klosterhuis 2007).

4.3.7 Bestandsaufnahme zur Forschung in Orthopädie und Unfallchirurgie

Erkrankungen des Muskel- und Skelettsystems zählen in Deutschland zu den häufigsten Erkrankungen. Im Jahr 2013 entfielen auf diese Erkrankungen 313 Arbeitsunfähigkeitstage pro 100 Versichertenjahre. Damit lagen Muskel- und Skelettkrankheiten vor allen anderen Krankheitsarten (DAK 2014). Arthrose zählt weltweit zu den häufigsten Gelenkerkrankungen bei Erwachsenen. Kennzeichen sind degenerative Erkrankungen der Gelenke, denen Abnutzungserscheinungen der Gelenkknorpel zugrunde liegen. Große Gelenke wie Hüfte (Koxarthrose) und Knie (Gonarthrose) sind dabei am häufigsten betroffen. Arthrose des Hüft- und Kniegelenks betrifft in Deutschland rund 28 % der Frauen und rund 20 % der Männer (Lebenszeitprävalenz) (▶ Kap. 1). Die Implantation von Endoprothesen hat sich bei diesen Gelenkerkrankungen etabliert (Mittelmeier et al. 2012).

Eine Erhebung der zunehmenden Häufigkeit muskoloskelettaler Erkrankungen im Zusammenhang mit der demografischen Entwicklung, mit heute verfügbaren therapeutischen Möglichkeiten und weiterem Forschungsbedarf wurde von der DGOU vorgenommen. Die Ergebnisse dieser Erhebung wurden 2012 in Form des Weißbuchs »Forschung in Orthopädie und Unfallchirurgie – Bestandsaufnahme und Ausblick« veröffentlicht. Dem Weißbuch lassen sich detaillierte Informationen zu den Themen Grundlagenforschung, aktuelle Forschungsaktivitäten sowie Zukunftsperspektiven muskuloskeletaler Forschung entnehmen (Mittelmeier et al. 2012).

Aufgrund der demografischen Entwicklung und der zunehmenden Versorgung jüngerer Patientenpopulationen ist zukünftig von einem weiteren Anstieg der Versorgungszahlen mit Hüft- und Kniegelenken auszugehen (Ewerbeck et al. 2012). Die bundesweite externe Qualitätssicherung im Bereich der Endoprothetik fokussiert die kurzfristige Ergebnisqualität, die nur bis zur Krankenhausentlassung erfasst wird (Liebs u. Hassenpflug 2012). Die langfristige Ergebnisqualität wird aktuell noch nicht systematisch gemessen und die Bedeutung unterschiedlicher Determinanten der Ergebnisqualität ist nicht bekannt. So ist aktuell unklar, wie genau langfristige Ergebnisqualität zu bestimmen ist (Standzeit, gesundheitsbezogene Lebensqualität, Patientenzufriedenheit) und welche Bedeutung in diesem Zusammenhang der Durchführung der Operation, dem Implantat, der Nachbehandlung oder patienteneigenen Faktoren beikommt (Liebs u. Hassenpflug 2012). Eine Möglichkeit zur Erfassung der Langzeitqualität ist nach Meinung der Autoren die Erfassung und Auswertung der Patientendaten mithilfe eines Endoprothesenregisters, mit denen in anderen Ländern die Versorgungsqualität wesentlich erhöht werden konnte (Liebs u. Hassenpflug 2012). Ein solches Register wurde in Deutschland 2013 bundesweit in Krankenhäusern eingeführt (▶ Abschn. 4.3.3).

Als weitere zukünftige Forschungsaufgabe wurde die vergleichende Überprüfung der Nachhaltigkeit der sicheren und risikoarmen Anwendung von medizintechnischen Produkten identifiziert (Mittelmeier et al. 2012). Simulationen sollen bei der Testung von Implantaten eine größere Rolle spielen als bisher. Unter Alltagsbedingungen sollen neue Implantate mittels modernen Computersimulation und Roboterprüfung getestet werden, bevor die Implantate serienmäßig für Patienten zugelassen werden (Mittelmeier et al. 2012).

Im Mittelpunkt weiterer Forschungsschwerpunkte sollen physiologische, biologische, biomechanische Wirkmechanismen und deren Zusammenspiel mit dem Ziel der Entwicklung neuer Materialien und bioaktiver Beschichtungen stehen. Zurückliegende Forschungsanstrengungen konnten durch die Entwicklung von speziellen Kunststoffen zur Reduktion des Abriebs von Implantaten zur Verbesserung der Patientenversorgung beitragen (Ewerbeck et al. 2012).

4.4 Fachgesellschaften und Berufsverbände

Die **Deutsche Gesellschaft für Orthopädie und Orthopädische Chirurgie** (DGOOC) widmet sich der Förderung der orthopädischen Wissenschaft und vertritt die Interessen ihrer circa 3.000 Mitglieder nach außen (DGOU 2013). Neben Fort- und Weiterbildungsprogrammen für den Facharzt Orthopädie ist die DGOOC an der Erstellung von evidenzbasierten Leitlinien in Zusammenarbeit mit anderen Fachgesellschaften beteiligt. Die verschiedenen Sektionen der DGOOC haben die Aufgabe, Fortschritte in Teilgebieten der Orthopädie zu erarbeiten. Jede Sektion kann einen gemeinnützigen Verein gründen. So ist die Sektion Rheumaorthopädie als Deutsche Gesellschaft für orthopädische Rheumatologie e.V. organisiert (DGORh 2015, DGOU 2013). Die Arbeitsgemeinschaften der DGOOC bearbeiten abgegrenzte wissenschaftliche Themengebiete. Aktuell existieren 17 Arbeitsgemeinschaften, zu denen auch die Arbeitsgemeinschaft Endoprothesenregister zählt (DGOOC 2015). Die DGOOC hat in der Rechtsform einer gemeinnützigen GmbH das EPRD (▶ Abschn. 4.3.3) als hundertprozentige Tochtergesellschaft gegründet.

Die **Deutsche Gesellschaft für Unfallchirurgie** (DGU) wurde 1922 gegründet und hat rund 4.600 Mitglieder. Die DGU engagiert sich für die Aus-, Fort- und Weiterbildung im Fach Orthopädie und Unfallchirurgie. Sie veröffentlicht Leitlinien für die unfallchirurgische Diagnostik und Therapie und beteiligt sich maßgeblich an der Qualitätssicherung und Verbesserung der Versorgung Schwerverletzter (DGU 2015b). Das TraumaRegister DGU ist ein Zusammenschluss von unfallchirurgischen Schwerpunktkliniken, um Aussagen hinsichtlich der Versorgungsqualität zu treffen und medizinische Behandlungsmethoden auf ihre Effektivität hin zu untersuchen. Aktuell sind im TraumaRegister DGU über 100.000 Daten von schwerverletzten Patienten dokumentiert (DGU 2015a). Das TraumaNetzwerk DGU hat das Ziel, bundesweite Netzwerke zur interdisziplinären Versorgung von Schwerletzten zu bilden und dadurch die Versorgung zu optimieren (DGU 2015a).

Die **Deutsche Gesellschaft für Orthopädie und Unfallchirurgie** (DGOU) vertritt die gemeinsamen Interessen ihrer beiden Trägervereine, der DGOOC und DGU, im Fach Orthopädie und Unfallchirurgie. Die DGOU wurde 2008 als gemeinnütziger Verein gegründet und hat aktuell rund 10.000 Mitglieder. Zu den Aufgaben der DGOU gehören u. a. die Aus-, Fort- und Weiterbildung, die Förderung der Forschung im Fach Orthopädie und Unfallchirurgie, Bereitstellung von Netzwerken und Plattformen zum Austausch von Wissenschaftlern und Kommunikation wissenschaftlicher Erkenntnisse durch verschiedene Fachzeitschriften (DGU 2015b).

Die **Deutsche Gesellschaft für Endoprothetik e. V.** (AE) ist eine Sektion der DGOU und zuständig für Fragestellungen, die die Endoprothetik betreffen (DGOU 2015). Sie wurde 1996 als gemeinnütziger Verein mit dem Ziel gegründet, die Lebensqualität von Patienten mit Gelenkerkrankungen und -verletzungen zu verbessern (Deutsche Gesellschaft für Endoprothetik 2014). Die Aufgabenschwerpunkte der AE sind die Qualitätssicherung und Qualitätskontrolle der endoprothetischen Versorgung sowie die Weiterentwicklung bestehender und Entwicklung neuer Technologien zur Wiederherstellung der Beweglichkeit. Hierzu arbeitet die AE eng mit der medizintechnischen Industrie zusammen (Deutsche Gesellschaft für Endoprothetik 2014).

Der **Berufsverband für Orthopädie und Unfallchirurgie** (BVOU) vertritt die berufspolitischen Interessen der Fachgruppe Orthopädie und Unfallchirurgie gegenüber den Ärztekammern und der Politik. Der Verband hat aktuell rund 7.000 Mitglieder (BVOU 2015a). Darüber hinaus organisiert der BVOU in Zusammenarbeit mit der Akademie Deutscher Orthopäden zertifizierte Fort- und Weiterbildungen zu orthopädischen, unfallchirurgischen und angrenzenden Themengebieten (BVOU 2015b).

Die DGOOC hat gemeinsam mit der AE und dem BVOU die Initiative zur Zertifizierung medizinischer Einrichtungen für den Gelenkersatz (endoCert, ▶ Abschn. 4.3.4) entwickelt.

4.5 Unterstützung und Beratung von Patienten

Der **Deutsche Arthrose-Hilfe e.V.** ist ein eingetragener gemeinnütziger Verein mit dem Ziel, arthrosebetroffene Menschen über Ursachen, Prävention und Therapie der Arthrose zu informieren und Arthrosekranke in Einzelfällen zu beraten und zu unterstützen. Der Verein veröffentlicht regelmäßig die Informationszeitschrift »Arthrose-Info«, welche Informationen zu verschiedenen Arthrosearten, Diagnose und Behandlung sowie Möglichkeiten der Vorbeugung und Früherkennung enthält (DAH 2015c).

Ein weiteres Ziel des Vereins ist die Förderung der wissenschaftlichen und klinischen Erforschung der Arthrosekrankheit (DAH 2015b). So unterstützt der Arthrose-Hilfe e.V. Forschungsprojekte und vergibt wissenschaftliche Stipendien an Nachwuchswissenschaftler. Finanziell unterstützt wurde z. B. der Aufbau des EPRD (▶ Abschn. 4.3.3), eine Untersuchung zur Messung von Patientenpräferenzen bei Knie-TEP und die in vivo Beurteilung der Implantatverankerung bei Hüft-TEP (DAH 2015a).

Die **Deutsche Rheuma-Liga** ist mit 290.000 Mitgliedern nach eigenen Angaben eine der größten Selbsthilfeorganisationen im Gesundheitsbereich. Aufgaben der Rheuma-Liga sind Angebote der Hilfe und Selbsthilfe für Betroffene, Interessenvertretung Rheumakranker gegenüber Politik, Gesundheitswesen und Öffentlichkeit sowie die Forschungsförderung (Deutsche Rheuma-Liga 2015a). Hierzu arbeitet die Rheuma-Liga eng mit anderen Verbänden und Organisationen wie z. B. der DGOOC zusammen (Deutsche Rheuma-Liga 2015b). Die Rheuma-Liga stellt vielfältige Information zu Endoprothesen und zur Entscheidungsfindung für oder gegen eine solche Operation zur Verfügung. Hierzu zählen u. a. Erfahrungsberichte von Patienten, das Merkblatt »Gelenkendoprothesen« und Informationen zu Handlungsmöglichkeiten bei schadhaften Implantaten (Deutsche Rheuma-Liga 2015c).

Das **Forum Schmerz**, eine Sektion des Deutschen Grünen Kreuzes e. V., klärt Patienten über Möglichkeiten der Schmerztherapie auf und gibt in Zusammenarbeit mit einem wissenschaftlichen Beirat Empfehlungen zu Therapieansätzen. Betroffene finden auf dem Online-Zugang (http://www.forum-schmerz.de/schmerz-infos/arthrose.html, letzter Zugriff: 22.12.2015) Informationen zum Krankheitsbild Arthrose, dessen Ursache, Diagnose, Therapiemöglichkeiten und Möglichkeiten der Selbsthilfe (Forum Schmerz 2015).

4.6 Bundesverband Medizintechnologie e.V.

Der Bundesverband Medizintechnologie e.V. (BVMed) dient als Wirtschaftsverband der Förderung und Vertretung der Interessen von Industrie- und Handelsunternehmen der Medizintechnologie gegenüber Öffentlichkeit und Politik (BVMed 2014b). Aktuell sind im BVMed 227 Unternehmen Mitglied (BVMed 2015a).

Der BVMed vertritt neben dem Implantatebereich von Hüft-, Knie-, Schulter- und Wirbelsäulenimplantaten, Herzklappen und Defibrillatoren zudem den Verbandsmittelbereich, Inkontinenzprodukte, Kunststoffeinmalprodukte wie Katheter und Kanülen, Homecare-Dienstleistungen und Anwendungen der Nanotechnologie (BVMed 2014a).

Neben der Information und Beratung zu rechtlichen Fragen und Verordnungen bietet der BVMed seinen Mitgliedern in verschiedenen Projektgruppen, Arbeitskreisen und Fachbereichen eine Plattform zum Dialog und Austausch. So beschäftigt sich der Fachbereich »Endoprothetik – Implantate« mit der Darstellung des Gelenkersatzes in der öffentlichen Diskussion und sucht nach Möglichkeiten, politischen Entscheidungsträgern den Nutzen der endoprothetischen Versorgung zu vermitteln (BVMed 2015a).

4.7 Aus- und Weiterbildung medizinischen Personals

Das Outcome einer Gelenkersatzoperation wird ergänzend zu patientenindividuellen Faktoren und Begleiterkrankungen auch von dem an der Operation beteiligten medizinischen Personal bestimmt. So zeigen Studien zum Hüft- und Kniegelenkersatz, dass sich die Fachkompetenz der Chirurgen auf die Komplikationsrate bei der Operation auswirken kann (Lau et al. 2012, Zenk et al. 2014).

4.7.1 Ärztliche Aus- und Weiterbildung

In Deutschland sind für Angelegenheiten der ärztlichen Aus- und Weiterbildung zum Facharzt die Landesärztekammern als Körperschaften des Öffentlichen Rechts zuständig. Die von der Bundesärztekammer erarbeitete (Muster-)Weiterbildungsordnung hat für die Landesärztekammern empfehlenden Charakter (BÄK 2015). Ergänzend zur (Muster-)Weiterbildungsordnung existieren (Muster-)Richtlinien zum Inhalt der Weiterbildung. Diese werden gemeinsam mit den Landesärztekammern und in Rückkoppelung mit den Medizinischen Fachgesellschaften und Berufsverbänden erstellt. In den (Muster-)Richtlinien werden die zahlenmäßigen Anforderungen der Weiterbildungsinhalte in den Untersuchungs- und Behandlungsmethoden unter Abwägung des Qualifikationsanspruchs und des durchschnittlichen Leistungsgeschehens in den Kliniken und Praxen andererseits festgelegt (BÄK 2011).

Das Fachgebiet Orthopädie und die Unfallchirurgie als Teilgebiet bzw. Schwerpunkt der Chirurgie wurden im Jahr 2005 zusammengelegt (BÄK 2015). Ziel der sechsjährigen Weiterbildung zum Facharzt für Orthopädie und Unfallchirurgie ist aufbauend auf der Basisweiterbildung die Erlangung der Facharztkompetenz Orthopädie und Unfallchirurgie nach Ableistung der vorgeschriebenen Weiterbildungszeiten.

Gemäß Musterfortbildungsverordnung 2013 der Bundesärztekammer haben sich Ärztinnen und Ärzte zum Erhalt und zur Weiterentwicklung der beruflichen Kompetenz kontinuierlich fortzubilden. Innerhalb eines Zeitraums von fünf Jahren sind Fortbildungsmaßnahmen abzuschließen, mit denen eine Mindestbewertung von 250 Fortbildungspunkten erreicht wird. Für Vertragsärzte und Fachärzte im Krankenhaus sind weitere Nachweispflichten der ärztlichen Fortbildung im SGB V verankert.

Anteil an der Aus- und Fortbildung haben Weiterbildungsveranstaltungen der Fachgesellschaften (z. B. DGOOC, DGOU) und der Einrichtungszentren sowie Workshops und Seminare der Medizinproduktehersteller (BVMed 2015b). Eine systematische Erfassung des Weiterbildungsangebotes liegt nicht vor.

Im Rahmen der endoCert-Initiative nimmt die ärztliche und pflegerische Fort- und Weiterbildung hinsichtlich der Etablierung eines integrierten und umfassenden Risiko-Qualitätsmanagements eine wichtige Rolle ein (Haas et al. 2013).

4.7.2 Pflegerische Aus- und Weiterbildung

Die Berufsausbildung des Gesundheits- und Krankenpflegers ist im Krankenpflegegesetz geregelt. Die Fachgesundheits- und Krankenpfleger für den Operationsdienst (umgangssprachlich OP-Schwester, OP-Pfleger) führen nach einer mindestens sechsmonatigen Arbeitszeit in einer Operationseinheit eine zweijährige berufsbegleitende Weiterbildung hinzu. Der Operationstechnische Assistent (OTA) ist ein Ausbildungsberuf mit einem Umfang von 3 Jahren. OTA unterstützen das Operationsteam und Patienten vor, während und nach operativen Eingriffen (DOSV 2016). Die Inhalte der Ausbildungs- und Prüfungsverordnung für die Pflegefachkraftberufe werden analog zu jenen der Ärzte erstellt. Anteil an der Aus- und Fortbildung im Pflegebereich haben auch Weiterbildungsveranstaltungen, Workshops und Seminare der Medizinproduktehersteller.

Open Access Dieses Kapitel wird unter der Creative Commons Namensnennung-Nicht kommerziell 4.0 International Lizenz (http://creativecommons.org/licenses/by-nc/4.0/deed.de) veröffentlicht, welche für nicht kommerzielle Zwecke die Nutzung, Vervielfältigung, Bearbeitung, Verbreitung und Wiedergabe in jeglichem Medium und Format erlaubt, sofern Sie den/die ursprünglichen Autor(en) und die Quelle ordnungsgemäß nennen, ein Link zur Creative Commons Lizenz beifügen und angeben, ob Änderungen vorgenommen wurden.
Etwaige Abbildungen oder sonstiges Drittmaterial unterliegen ebenfalls der genannten Creative Commons Lizenz, sofern sich aus der Abbildungslegende oder der Quellreferenz nichts anderes ergibt. Sofern solches Drittmaterial nicht unter der genannten Creative Commons Lizenz steht, ist eine Vervielfältigung, Bearbeitung oder öffentliche Wiedergabe nur mit vorheriger Zustimmung des betreffenden Rechteinhabers oder auf der Grundlage einschlägiger gesetzlicher Erlaubnisvorschriften zulässig.

Literatur

BÄK (2011): (Muster-)Richtlinien über den Inhalt der Weiterbildung (MWBO 2003) in der Fassung vom 18.02.2011. http://www.bundesaerztekammer.de/fileadmin/user_upload/downloads/RiliMWBO20110218.pdf [Abruf am: 08. April 2016].

BÄK (2015): (Muster-) Weiterbildungsordnung 2003 in der Fassung vom 23.10.2015. Bundesärztekammer. http://www.bundesaerztekammer.de/fileadmin/user_upload/downloads/pdf-Ordner/Weiterbildung/MWBO.pdf [Abruf am: 30. Januar 2016].

Baumgarten E & Klosterhuis H (2007): Aktuelles aus der Reha-Qualitätssicherung: Peer Review-Verfahren ausgewertet – bessere Reha-Qualität, aber deutliche Unterschiede zwischen Reha-Einrichtungen –. RVaktuell 5, 152-154.

BfArM (2013): Organisation und Aufgaben. Bonn: Bundesinstitut für Arzneimittel und Medizinprodukte,. http://www.bfarm.de/DE/BfArM/Org/_node.html [Abruf am: 10.11.2015].

BMG (2010): Marktzugangsvoraussetzungen für Medizinprodukte – Zuständigkeiten in Deutschland: Stand: Juni 2010 Berlin: Bundesministerium für Gesundheit. http://www.bmg.bund.de/fileadmin/dateien/Downloads/M/Medizinprodukte/Medizin_Produkte_Marktzugangsvoraussetzungen_fuer_Medizinprodukte.pdf [Abruf am: 10.11.2015].

BMG (2015): Gesetzliche Krankenversicherung – Mitglieder, mitversicherte Angehörige und Krankenstand Jahresdurchschnitt 2014 (Ergebnisse der GKV-Statistik KM1/13). Stand: 19. März 2015. Bundesministerium für Gesundheit.

BVMed (2014a): BVMed-Leistungen. Letzte Aktualisierung: 29. März 2014. Berlin. http://www.bvmed.de/de/bvmed/wir-ueber-uns/bvmed-leistungen [Abruf am: 11.11.2015].

BVMed (2014b): BVMed-Satzung. Letzte Aktualisierung: 08. April 2014. Berlin. http://www.bvmed.de/de/bvmed/wir-ueber-uns/satzung [Abruf am: 11.11.2015].

BVMed (2015a): BVMed-Jahresbericht 2014/15. Berlin: BVMed – Bundesverband Medizintechnologie e.V.

BVMed (2015b): Veranstaltungen. http://www.bvmed.de/de/bvmed/veranstaltungen [Abruf am: 11.11.2015].

BVOU (2015a): Über den BVOU. Berlin. http://www.bvou.net/uber-den-bvou/ [Abruf am: 11.11.2015].

BVOU (2015b): Werden Sie Mitglied im BVOU. Berlin. http://www.bvou.net/uber-den-bvou/ [Abruf am: 11.11.2015].

DAH (2015a): Arthroseforschung hilft. Frankfurt/Main. http://www.arthrose.de/forschung.html [Abruf am: 11.11.2015].

DAH (2015b): Aufgaben. Frankfurt/Main. http://www.arthrose.de/verein/aufgaben.html [Abruf am: 11.11.2015].

DAH (2015c): Information und Aufklärung. Frankfurt/Main. http://www.arthrose.de/information.html [Abruf am: 11.11.2015].

DAK (2014): DAK-Gesundheitsreport 2014. Hamburg: DAK Forschung.

de Cruppé W, Malik M & Geraedts M (2014): Umsetzung der Mindestmengenvorgaben: Analyse der Krankenhausqualitätsberichte: Eine retrospektive Studie der Jahre 2004–2010. Deutsches Ärzteblatt 111(33-34), 549-555. DOI: 10.3238/arztebl.2014.0549.

Deutsche Gesellschaft für Endoprothetik (2014): AE – Deutsche Gesellschaft für Endoprothetik e.V. Berlin. http://www.ae-germany.com/index.php?option=com_content&view=article&id=22&Itemid=153 [Abruf am: 30.10.2015].

Deutsche Rentenversicherung (2015). http://www.deutsche-rentenversicherung.de/Allgemein/de/Navigation/0_Home/home_node.html [Abruf am: 10.11.2015].

Deutsche Rentenversicherung Bund (2011): Reha-Therapiestandards Hüft- und Knie-TEP. Leitlinie für die medizinische Rehabilitation der Rentenversicherung. Berlin.

Deutsche Rentenversicherung Bund (2013): Reha-Bericht. Die medizinische und berufliche Rehabilitation der Rentenversicherung im Licht der Statistik. Berlin. ISSN: 2193-5718.

Deutsche Rentenversicherung (2015). http://www.deutsche-rentenversicherung.de/Allgemein/de/Navigation/0_Home/home_node.html [Abruf am: 10.11.2015].

Deutsche Rheuma-Liga (2015a): Eine starke Gemeinschaft. Letzte Aktualisierung: 19. Juni 2015. Bonn. https://www.rheuma-liga.de/verband/ [Abruf am: 11.11.2015].

Deutsche Rheuma-Liga (2015b): Kooperationspartner. Letzte Aktualisierung: 01. Juli 2015. Bonn. https://www.rheuma-liga.de/verband/bundesverband/kooperationspartner/ [Abruf am: 11. November 2015].

Deutsche Rheuma-Liga (2015c): Künstliche Gelenke – Endoprothesen. Bonn. https://www.rheuma-liga.de/gelenkersatz/ [Abruf am: 11.11.2015].

DGOOC (2015): Gremien der DGOOC. Deutsche Gesellschaft für Orthopädie und Orthopädische Chirurgie http://www.dgooc.de/gremien [Abruf am: 10.11.2015].

DGORh (2015): Struktur der DGORh. Deutsche Gesellschaft für Orthopädische Rheumatologie e.V. http://www.rheuma-orthopaedie.de/Die-DGORh.31.0.html [Abruf am: 10.11.2015].

DGOU (2013): Pressemitteilung DKOU Berlin 22.-25.10.203. Immer mehr junge Patienten mit Endoprothesen – Anspruch an künstliche Gelenke wächst. Berlin: Deutscher Kongress für Orthopädie und Unfallchirurgie. http://www.dgou.de/index.php?eID=tx_nawsecuredl&u=0&g=0&t=1446632832&hash=5422d6098211f-9605c06b4750537cb532c138e3a&file=uploads/media/2013_10_23_PM_DKOU_Endoprothesen.pdf [Abruf am: 03.11.2015].

DGOU (2015): AE – Deutsche Gesellschaft für Endoprothetik. http://www.dgou.de/gremien/sektionen/endoprothetik.html [Abruf am: 10.11.2015].

DGU (2015a): TraumaRegister DGU®. http://www.dgu-online.de/qualitaet-sicherheit/schwerverletzte/traumaregister-dgur.html [Abruf am: 10.11.2015].

DGU (2015b): Über uns. http://www.dgu-online.de/ueber-uns/ueber-uns.html [Abruf am: 10.11.2015].

DOSV (2016): DOSV: Hoch qualifizierte Fachkräfte in der OP-Assistenz. http://www.ota.de/das-berufsbild/ [Abruf am: 08.04.2016].

EPRD (2015a): EPRD Endoprothesenregister Deutschland. Berlin. http://www.eprd.de/ [Abruf am: 10.11.2015].

EPRD (2015b): Statusbericht 2014: Mit Sicherheit mehr Qualität. Berlin: EPRD Deutsche Endoprothesenregister gGmbH. ISBN: 978-3-9817673-0-8.

EPRD (2016): Pressemitteilung vom 8. Februar 2016. Erstmals am EPRD teilnehmende Kliniken veröffentlicht. Berlin: Deutsche Endoprothesenregister gGmbH. http://www.eprd.de/fileadmin/Dateien/Medien/PM_EPRD/EPRD_PM_Erstmals_am_EPRD_teilnehmende_Kliniken_veroeffentlicht_final_1_2016_02_08.pdf [Abruf am: 25.02.2016].

Europäische Union (2013): Empfehlungen der Kommission vom 24. September 2013 zu den Audits und Bewertungen, die von benannten Stellen im Bereich der Medizinprodukte durchgeführt werden. Amtsblatt der Europäischen Union (2013/473/EU).

European Comission (2015): Bodies. http://ec.europa.eu/enterprise/newapproach/nando/index.cfm?fuseaction=directive.notifiedbody&dir_id=13 [Abruf am: 10.11.2015].

European Society of Cardiology (Hrsg) (2014): 2014 ESC Guidelines on the diagnosis and management of acute pulmonary embolism. European Heart Journal, 3033-3080. DOI: 10.1093/eurheartj/ehu283.

Ewerbeck V, Bitsch RG & Kretzer JP (2012): Endoprothetik primär. In: Deutsche Gesellschaft für Orthopädie und Unfallchirurgie e.V.: Forschung in Orthopädie und Unfallchirgurgie – Bestandsaufnahme und Ausblick. Weißbuch Forschung in Orthopädie und Unfallchirurgie. 152-153. http://www.dgu-online.de/fileadmin/published_content/4.Wissenschaft/PDF/DGOU_Weissbuch_Muskuloskelettale_Forschung_final.pdf.

Forum Schmerz (2015): Wir über uns. Marburg: Deutsches Grünes Kreuz. http://www.forum-schmerz.de/wir.html [Abruf am: 11.11.2015].

G-BA (2014a): Beschluss des Gemeinsamen Bundesausschusses über eine Involluzgsetzung einer Regelung der Mindestmengenregelungen: Mindestmenge für Kniegelenk-Totalendoprothesen. Berlin: Gemeinsamer Bundesausschuss. https://www.g-ba.de/downloads/39-261-2131/2014-12-18_Mm-R_Knie-TEP_BAnz.pdf [Abruf am: 10.11.2015].

G-BA (2014b): Die gesetzlichen Qualitätsberichte 2012 der Krankenhäuser lesen und verstehen. Berlin: Gemeinsamer Bundesausschuss.

G-BA (2015a): Gemeinsamer Bundesausschuss. Letzte Aktualisierung: 10. November 2015. Berlin. https://www.g-ba.de/ [Abruf am: 10.11.2015].

G-BA (2015b): Wo findet man die Qualitätsberichte der Krankenhäuser? Letzte Aktualisierung: 22. April 2015. Berlin: Gemeinsamer Bundesausschuss. https://www.g-ba.de/institution/themenschwerpunkte/qualitaetssicherung/qualitaetsbericht/suche/ [Abruf am: 10.11.2015].

GKV Spitzenverband (Hrsg.) (2008): Vereinbarung zur externen Qualitätssicherung und zum einrichtungsinternen Qualitätsmanagement in der stationären und ambulanten Rehabilitation und der stationären Vorsorge nach § 137d Absätze 1, 2 und 4 SGB V Letzte Aktualisierung: 17. Februar 2014. Bonn. https://www.gkv-spitzenverband.de/media/dokumente/krankenversicherung_1/rehabilitation/qualitaetsmanagement/Reha_Vereinbarung__137d_Abs_124_Stand_20080601.pdf [Abruf am: 28.10.2015].

Haas H & Mittelmeier W (2014): Die Einführung des Endo Cert-Systems zur Zertifizierung von Endoprothesenzentren: Erfahrungen aus der Pilotphase. Der Orthopäde 43(6), 534-540. DOI: 10.1007/s00132-014-2294-2.

Hassenpflug J & Liebs TR (2014): Register als Werkzeug für mehr Endoprothesensicherheit: Erfahrungen aus anderen Ländern und dem Aufbau des Endoprothesenregisters Deutschland. Bundesgesundheitsblatt – Gesundheitsforschung – Gesundheitsschutz 57(12), 1376-1383. DOI: 10.1007/s00103-014-2057-6.

Herberts P & Malchau H (2000): Longterm registration has improved the quality of hip replacement: a review of the Swedish THR Register comparing 160,000 cases. Acta Orthopaedica Scandinavica 7(2), 111-121.

IQTiG (2015): Herzlich Willkommen beim Institut für Qualitätssicherung und Transparenz im Gesundheitswesen! Berlin: Institut für Qualitätssicherung und Transparenz im Gesundheitswesen. http://www.iqtig.org/index [Abruf am: 10.11.2015].

Jeschke E, Heyde K & Günster C (2013): Der Zusammenhang von Komplikationen im Krankenhaus und im Follow-up und Implikationen für die Qualitätsmessung bei Hüftgelenksendoprothesen – Eine Analyse von AOK-Routinedaten. Das Gesundheitswesen 75(5), 288-295. DOI: 10.1 055/s-0032-1329938.

Kärrholm J (2010): The Swedish Hip Arthroplasty Register (www.shpr.se). Acta Orthopaedica 81(1), 3-4. DOI: 10.3109/17453671003635918.

Knutson K & Robertsson O (2010): The Swedish Knee Arthroplasty Register (www.knee.se): The inside story. Acta Orthopaedica 81(1), 5-7. DOI: 10.3109/17453671003667267.

Lau RL, Perruccio AV, Gandhi R & Mahomed N (2012): The role of surgeon volume on patient outcome in total knee arthroplasty: a systematic review of the literature. Musculoskeletal Disorders 14, 250. DOI: 10.1186/1471-2474-13-250.

Liebs TR & Hassenpflug J (2012): Qualitätssicherung. In: Deutsche Gesellschaft für Orthopädie und Unfallchirurgie e.V.: Forschung in Orthopädie und Unfallchirurgie – Bestandsaufnahme und Ausblick. Weißbuch Forschung in Orthopädie und Unfallchirurgie. 165-166. http://www.dgu-online.de/fileadmin/published_content/4.Wissenschaft/PDF/DGOU_Weissbuch_Muskuloskelettale_Forschung_final.pdf.

Malchau H, Garellick G, Eisler T, Kärrholm J & Herberts P (2005): Presidential guest address: the Swedish Hip Registry: increasing the sensitivity by patient outcome data. Clinical Orthopaedics and Related Research 441, 19-29.

Mittelmeier W, Josten C, Siebert HR, Niethard FU, Marzi I & Klüß D (2012): Forschung in Orthopädie und Unfallchirugie – Bestandsaufnahme und Ausblick – Weißbuch Forschung in Orthopädie und Unfallchirugie der

Deutschen Gesellschaft für Orthopädie und Unfallchirurgie. Aachen: Shaker Verlag GmbH. ISBN: 978-3-8440-1775-5.

QS-Reha (2015): GKV-QS-Reha®. Berlin: GKV-Spitzenverband. http://www.qs-reha.de/ [Abruf am: 10.11.2015].

Schräder P & Ewerbeck V (2007): Erfahrungen mit Mindestmengen in der Orthopädie. Der Chirurg 78(11), 999-1011. DOI: 10.1007/s00104-007-1411-8.

Swedish Knee Arthroplasty Register (Hrsg.) (2014): Annual Report 2014. Lund. ISBN: 978-91-980722-7-3.

vdek (2011): Knie-TEP-Transparenzliste der Verbände der Krankenkassen auf Bundesebene und des Verbandes der privaten Krankenversicherung von den Krankenkassen gemäß der Mindestmengenvereinbarung des Gemeinsamen Bundesausschusses (G-BA) akzeptierte Krankenhäuser zur Operation von Kniegelenk-Totalendoprothesen (Knie-TEP). https://www.rheuma-liga.de/fileadmin/user_upload/Dokumente/Hilfe_bei_Rheuma/Krankheitsbilder/Arthrose/knie_tep_liste.pdf [Abruf am: 04.11.2015].

von Lewinski G, Floerkemeier T, Budde S, Fuhrmann U, Schwarze M, Windhagen H & Radtke K (2015): Erfahrungen mit der Einrichtung eines zertifizierten Endoprothesenzentrums. Der Orthopäde 44(3), 193-202. DOI: 10.1007/s00132-014-3022-7.

WiDO (2007): Qualitätssicherung der stationären Versprgung mit Routinedaten (QSR): Abschlussbericht. Bonn: Wissenschaftliches Institut der AOK (Hrsg.). ISBN: 978-3-922093-42-8.

Zenk K, Finze S, Kluess D, Bader R, Malzahn J & Mittelmeier W (2014): Einfluss der Erfahrung des Operateurs in der Hüftendoprothetik: Abhängigkeit von Operationsdauer und Komplikationsrisiko. Der Orthopäde 43(6), 522-528. DOI: 10.1007/s00132-014-2292-4.

Gesundheitsökonomische Aspekte

Michael Weißer, Hubertus Rosery, Tonio Schönfelder

5.1 Kosten – 112
5.1.1 Direkte Kosten – 112
5.1.2 Indirekte Kosten – 118
5.1.3 Intangible Kosten und Gesundheitslast – 119

5.2 Finanzierung, Vergütung und Regularien – 120

Literatur – 125

Zusammenfassung

Im Zusammenhang mit Gelenkersatz an Knie und Hüfte können Kosten direkt durch die verschiedenen Arten von Behandlungen entlang der Versorgungskette entstehen. Dabei sind auch indirekte Kosten durch Arbeitsunfähigkeit aufgrund der zugrunde liegenden Erkrankungen sowie monetär nicht direkt zu bestimmende (intangible) Kosten im Hinblick auf die Krankheitslast zu berücksichtigen.

Die Finanzierung der Versorgung der Patienten erfolgt im Rahmen etablierter Vergütungssysteme. Publikationen berichten von Hochrechnungen, wonach die gesetzlichen Krankenkassen in Deutschland zwischen 2003 und 2009 jährlich etwa 1,4–1,6 Milliarden Euro für Krankenhausbehandlungen mit Implantationen von Endoprothesen am Hüftgelenk gezahlt haben. Für Endoprothesen am Kniegelenk werden die Beträge im gleichen Zeitraum auf 1,0–1,3 Milliarden Euro jährlich geschätzt.

Die direkten Ausgaben für die zugehörigen Krankenhausaufenthalte werden mithilfe von Fallpauschalen finanziert, die wiederum auf realen, durchschnittlichen Kosten von Krankenhäusern basieren. Für die jeweils am häufigsten abgerechnete Fallpauschale (Hüftgelenkersatz/Kniegelenkersatz) sind in den letzten Jahren Anstiege der Kosten um wenige Prozentpunkte zu sehen, die im Wesentlichen steigende Personalkosten reflektieren. Für diese zwei Fallpauschalen liegt der Anteil der Implantatkosten an den Gesamtkosten bei 21 % (Hüfte) bzw. 25 % (Knie). Kostenintensiv sind vor allem komplizierte Fälle, wie die Behandlung infizierter Hüftendoprothesen.

Hinsichtlich indirekter Kosten ist festzuhalten, dass die Diagnose Koxarthrose (ICD-10 M16) in 2011 2.585.157 Arbeitsunfähigkeitstage unter den Pflichtmitgliedern (ohne Rentner) der gesetzlichen Krankenversicherung verursachte. Für Gonarthrose (ICD-10 M17) waren es mit 4.971.052 Tagen fast doppelt so viele Arbeitsunfähigkeitstage. Einige Patienten, die erwerbstätig sind, können auch nach dem Gelenkersatz nicht ins Erwerbsleben zurückkehren, müssen den Beruf wechseln oder müssen einen Verlust an (sozialversicherungspflichtigem) Einkommen in Kauf nehmen.

Die Arthrose, die im Wesentlichen ursächlich für den Gelenkersatz an Hüfte und Knie ist, geht mit einer bedeutenden, steigenden und teils nicht erfassbaren Krankheitslast einher. Internationale Studien zeigen den Leidensdruck von Patienten, da die überwiegende Mehrheit (70 % und mehr) bereit wären, etwas für den Implantationseingriff an Knie oder Hüfte aus eigenen Mitteln zu bezahlen, wenn die Eingriffe nicht Leistungsbestandteil des Gesundheitssystems wären. Für die Finanzierung der Implantationseingriffe wird den Krankenhäusern in Deutschland, je nach konkreter Leistung und Fallkonstellation, eine von mehreren möglichen Fallpauschalen bezahlt, die die durchschnittlichen Kosten solcher Fälle widerspiegeln. Unter Verwendung von Orientierungswerten weisen die Fallpauschalen 2015 eine Entgeltspanne von ca. 6.400 Euro bis 17.300 Euro auf. Insbesondere bei der Behandlung von komplexen Fällen scheinen die Fallpauschalen nicht immer in der Lage zu sein, die Kosten der Krankenhäuser zu decken.

5.1 Kosten

5.1.1 Direkte Kosten

Direkte Kosten der Behandlung von Patienten, die Gelenkersatz an Knie oder Hüfte erhalten, entstehen vor der Operation, während des stationären Aufenthaltes und im postoperativen Behandlungsverlauf.

Die idealtypischen Behandlungspfade von Gon- und Koxarthrosepatienten beginnen mit der ambulanten Konsultation des Hausarztes und werden mit der Überweisung zum ambulant tätigen Facharzt fortgeführt. Von dort werden Patienten zur Operation in eine Klinik eingewiesen. Die Patienten erhalten nach der Operation (Anschluss-)Rehabilitationsmaßnahmen und werden gegebenenfalls ambulant durch den Facharzt nachbehandelt (AQUA-Institut 2012).

In den Behandlungsprozess involvierte Leistungserbringer, deren unmittelbare Tätigkeit am Patienten Ausgaben des Gesundheitssystems bedingen, sind demzufolge Hausärzte, niedergelassene Fachärzte, Krankenhäuser und Rehabilitationseinrichtungen. Verschreiben Ärzte darüber hinaus Arzneimittel, Heilmittel oder Hilfsmittel, entstehen zusätzliche Gesundheitsausgaben durch weitere Leistungserbringer (z. B. Physiotherapeuten) und durch Sachkosten für Gerätschaft und Verbrauchsmaterial.

5.1 · Kosten

Tab. 5.1 Arthrosebedingte Krankheitskosten in Deutschland im Jahr 2008, unterteilt nach betroffener Einrichtungsart

Einrichtungsart	Gesamtausgabe in Millionen €
Ambulante Einrichtungen	2.547
Arztpraxen	978
Apotheken	939
Ambulante Pflege	515
Sonstige	660
Stationäre/teilstationäre Einrichtungen	4.284
Krankenhäuser	2.705
Vorsorge-/Rehabilitationseinrichtungen	873
Stationäre/teilstationäre Pflege	706
Sonstige Einrichtungen	790
Einrichtungen gesamt	7.620

Quelle: IGES – Destatis (2015)

Für das Jahr 2008 werden für das gesamte Krankheitsspektrum der Arthrose (ICD-10 M15-M19) in Deutschland Krankheitskosten von 7,62 Milliarden Euro genannt. Diese Gesamtkosten verteilen sich auf die Einrichtungstypen entlang der Versorgungskette (Rabenberg 2013), wie in **Tab. 5.1** dargestellt.

Malzahn (2014) nimmt eine ökonomische Betrachtung der konservativen und operativen Behandlung von Gonarthrosepatienten im Erwerbsalter (20–59 Jahre) vor. Herangezogen wird hierfür »der patientenindividuelle Einjahreszeitraum vor und nach einer endoprothetischen Versorgung einer Gonarthrose«. Basis sind Leistungsdaten von männlichen AOK-Versicherten im sicheren Erwerbsalter. **Tab. 5.2** zeigt die patientenindividuellen Gesamtausgaben für die Patienten im Zeitraum 12 Monate vor und 12 Monate nach der Operation, unterteilt in zwei Altersklassen und hinsichtlich konservativer und operativer Behandlung. Deutlich wird, dass zwar die Gruppe der älteren Patienten die absolute Mehrzahl der betrachteten Population stellt, die patientenindividuellen Ausgaben bei der älteren Altersgruppe aber geringer sind als bei den jüngeren Patienten. Das gilt sowohl im Bereich der konservativen als auch im Bereich der operativen Behandlung (Malzahn 2014).

Bei den ermittelten patientenindividuellen Ausgaben, die nicht spezifisch im Krankenhaus anfallen, stellen die Ausgaben für Heilmittel die größten Einzelposten dar. Dies gilt solange die Arzneimittelausgaben, wie in der Publikation vorgenommen, aufgeteilt werden in arthrosebedingte Arzneimittelausgaben im engeren Sinne und Ausgaben für möglicherweise mit der Arthrose in Zusammenhang stehende Arzneimittel. Die Ausgaben sind in **Tab. 5.3** zusammengefasst dargestellt.

In **Tab. 5.4** werden die Ausgaben für Krankenhausleistungen des betrachteten Patientenkollektivs

Tab. 5.2 Patientenindividuelle Gesamtausgaben bei Patienten mit Gonarthrose und Knietotalendoprothesenimplantation

Patientenalter (Jahre)	Fallzahl	Ausgaben (€)			
		12 Monate vor Operation	12 Monate nach Operation		
		Konservative Behandlung	Operative Behandlung		
				Inklusive Ausgaben für Implantation der Knieendprothese	Exklusive der Ausgaben für Implantation der Knieendprothese
20–49	452	1.249,34		9.638,71	2.533,21
50–59	3.895	988,26		8.145,07	1.039,57

Quelle: IGES – Mahlzahn (2014)

Tab. 5.3 Ausgaben für Heilmittel, vertragsärztliche Versorgung und Arzneimittel bei Patienten mit Gonarthrose und Knietotalendoprothesenimplantation

Patientenalter (Jahre)	Ausgaben 12 Monate vor Operation (€)	Ausgaben 12 Monate nach Operation (€)
Heilmittelausgaben		
20–49	125,25	378,97
50–59	133,38	395,57
Ausgaben für vertragsärztliche Versorgung		
20–49	75,19	87,55
50–59	95,55	106,81
Arzneimittelausgaben I: arthrosebedingt im engeren Sinne		
20–49	55,13	58,19
50–59	65,91	65,09
Arzneimittelausgaben II: möglicherweise mit der Arthrose im Zusammenhang stehend		
20–49	196,52	313,14
50–59	114,39	100,45

Quelle: IGES – Mahlzahn (2014)

Tab. 5.4 Krankenhausausgaben bei Patienten mit Gonarthrose und Knietotalendoprothesenimplantation

Patientenalter (Jahre)	Patientenindividuelle Ausgaben 12 Monate vor Operation (€)	Patientenindividuelle Ausgaben 12 Monate nach Operation (€)
Krankenhausausgaben		
20–49	797,28	8.800,86
50–59	579,03	7.477,15
Krankenhausausgaben ohne Endoprothetik		
20–49	797,28	1.695,36
50–59	579,03	371,65

Quelle: IGES – Mahlzahn (2014)

dargestellt. Die Implantation der eigentlichen Endoprothese wird dabei den Ausgaben für den Zeitraum 12 Monate nach der Operation zugerechnet, weshalb die präoperativen Krankenhausausgaben bei beiden Betrachtungen (mit/ohne Endoprothetik) gleich hoch ausfallen.

Für den endoprothetischen Eingriff werden Kosten von 7.105,50 Euro unterstellt, die jeweils die Differenz zwischen den Krankenhausausgaben mit und ohne Endoprothetik ausmachen (patientenindividuelle Ausgaben 12 Monate nach der Operation). Diese Endoprothetik-Kosten sind dabei als Näherung zu verstehen, die auf Basis des niedrigsten zu ermittelnden Wertes angenommen wurde. Dieser Wert liegt höher als die durchschnittlichen Leistungsausgaben für die Implantation einer Knieendoprothese, weil im vorliegenden Fall Behandlungen mit eingerechnet werden, die innerhalb von drei Monaten nach der Endoprothesenimplantation stattfinden und auf Gonarthrose (Hauptdiagnose M17) zurückzuführen sind (Malzahn 2014).

Nach Angaben von Barmer GEK (2010) ergeben Hochrechnungen der ehemaligen GEK, dass die gesetzlichen Krankenkassen in Deutschland zwischen 2003 und 2009 jährlich etwa 1,4–1,6 Milliarden Euro für Krankenhausbehandlungen mit Implantationen von Endoprothesen am Hüftgelenk gezahlt haben. Für Endoprothesen am Kniegelenk werden die Beträge im gleichen Zeitraum auf 1,0–1,3 Milliarden Euro jährlich geschätzt (Barmer GEK 2010).

Die Vergütung eines stationären Behandlungsfalles, die ein Krankenhaus erhält, stellt die direkten Kosten der Krankenkassen für diesen Behandlungsfall dar. Für die einzelnen Krankenhausaufenthalte eines Patienten anlässlich der Erstimplantation oder Revision/Wechseleingriffe erhalten die Krankenhäuser Fallpauschalen (auch: Diagnosis Related Groups, DRGs). Die Fallpauschalen reflektieren durchschnittliche Kosten für durchschnittliche Behandlungsfälle während eines Patientenkrankenhausaufenthalts.

Mit Abstand am häufigsten abgerechnet wird im Bereich der endoprothetischen Eingriffe am Hüftgelenk die DRG I47B (Revision oder Ersatz des Hüftgelenkes ohne komplizierende Diagnose/ohne komplizierenden Eingriff). Im Bereich der endoprothetischen Eingriffe am Kniegelenk ist die häufigste DRG die I44B (Implantation einer bikondylären Endoprothese oder andere Endoprothesenimplantation/-revision am Kniegelenk) (InEK 2009), vgl. Tab. 5.5 und Tab. 5.6.

Wie aus den Bezeichnungen der DRG-Fallpauschalen ersichtlich ist, decken diese in der Regel mehrere Arten von Eingriffen ab. Allgemein gültige Durchschnittskosten für Erstimplantationen oder Revisionen bzw. Wechsel von Knie- oder Hüftgelenkendoprothesen lassen sich aus den Pauschalen daher nicht berechnen. Dies ist darauf zurückzuführen, dass das DRG-System ähnliche Patientenfälle und Behandlungen pauschaliert vergütet und sich an Durchschnittskosten dieser verschiedenartigen Eingriffe orientiert.

Die kalkulatorische Zusammensetzung der Kosten innerhalb einer DRG ist in Tab. 5.5 und Tab. 5.6 exemplarisch am Beispiel der DRG I47B

Tab. 5.5 Vereinfachte Kalkulationsmatrix der exemplarisch herangezogenen G-DRG I47B, Revision oder Ersatz des Hüftgelenks

Personal- und Sachkosten, Daten des Jahres	Personalkosten [€]			Sachkosten [€]					Personal-/Sachkosten		Summe
	Ärztlicher Dienst	Pflege/Erziehungs-Dienst	Med.Techn. Dienst	Arzneimittel		Implantate	Übriger medizinischer Bedarf		Med. Infrastr.	Nicht med. Infrastr.	
	1	2	3	4a	4b*	5*	6a*	6b*	7	8	
2013	1.152,40	938,59	659,34	84,29	42,73	1.329,94	305,10	158,01	430,18	1.191,12	6.291,70
2012	1.113,4	938,5	639,3	88,2	50,8	1.303,4	297,1	166,9	419,4	1.147,8	6.164,7
2011	1.070,7	920,4	610,5	90,6	57,0	1.320,9	305,2	159,9	411,2	1.151,4	6.097,8
2010	1.020,0	884,0	587,1	100,4	52,3	1.331,8	303,5	145,4	395,5	1.127,4	5.947,4
2009	973,6	891,3	602,1	108,5	45,9	1.360,3	326,5	140,0	385,4	1.132,8	5.966,3

Anmerkung: *Einzelkosten/Ist-Verbrauch; Quelle: IGES – InEK (2015c)

(Endoprothetik Hüftgelenk) und der DRG I44B (Endoprothetik Kniegelenk) dargestellt. Die zugehörigen Kostendaten erhebt das Institut für das Entgeltsystem im Krankenhaus (InEK) jährlich von mehreren hundert deutschen Krankenhäusern (§ 17b KHG, (InEK 2014)). Die Basis dieser Kalkulationsmatrix sind reale, durchschnittliche Kostendaten des jeweiligen Jahres bei entsprechenden Fällen. Um die Entwicklung der Kostenanteile zu zeigen, sind in den Abbildungen die Kostendaten der Jahre 2008–2013 enthalten.

Aus ◘ Tab. 5.5 ist ersichtlich, dass der größte Kostenanteil eines der DRG I47B zugehörigen durchschnittlichen Behandlungsfalles mit Ersatz oder Revision eines Hüftgelenks auf den Personaleinsatz (Kostenarten 1–3) entfällt (2013 mit 2.750,33 Euro bzw. knapp 44 % der Gesamtsumme). Der Anteil der Implantatkosten hingegen beläuft sich auf einen kleineren Anteil, d. h. 1.329,94 Euro bzw. rund 21 % der Gesamtsumme. Die Kosten eines durchschnittlichen Behandlungsfalles sind in den Jahren 2009 bis 2013 um rund 325 Euro gestiegen, insbesondere durch einen Anstieg der Personalkosten. Die Höhe der kalkulierten Implantatkosten hat sich kaum geändert.

Ein ähnliches Bild zeigt sich in ◘ Tab. 5.6. Für stationäre Behandlungsfälle in der DRG I44B (Implantation einer bikondylären Endoprothese oder andere Endoprothesenimplantation/-revision am Kniegelenk) sind für das Jahr 2013 2.887,37 Euro Personalkosten kalkuliert (Kostenarten 1-3), was rund 43 % der Gesamtsumme ausmacht. Der Anteil der Implantatkosten beläuft sich auf 1.504,78 Euro, bzw. rund 22 %. Auch bei den Fällen dieser DRG sind die Kosten von 2009–2013 um rund 315 Euro gestiegen. Die Implantatkosten sind in diesem Zeitraum zwar gefallen, allerdings sind wie bei der DRG I47B insbesondere die Personalkosten gestiegen. Haenle et al. (2012) berichten die Kosten bei Durchführung von Revisionseingriffen nach primärer Hüfttotalendoprothese, wenn der Eingriff auf eine periprothetische Infektion zurückzuführen ist. Betrachtet wurde retrospektiv eine Gruppe von 49 Revisionspatienten (mit verschiedenen Arten von Revisionseingriffen), deren Kosten und Vergütung 21 Patienten mit primärer Implantation von Hüfttotalendoprothesen gegenübergestellt wurde. Alle Patienten waren an der Universitätsklinik Rostock behandelt worden. Die 49

◘ **Tab. 5.6** Vereinfachte Kalkulationsmatrix der exemplarisch herangezogenen G-DRG I44B, Implantation einer bikondylären Endoprothese oder andere Endoprothesenimplantation/-revision am Kniegelenk

Personal- und Sachkosten, Daten des Jahres	Personalkosten [€]			Sachkosten [€]					Personal-/Sachkosten		Summe
	Ärztlicher Dienst	Pflege/Erziehungs-Dienst	Med.-Techn. Dienst	Arzneimittel		Implantate	Übriger medizinischer Bedarf		Med. Infrastr.	Nicht med. Infrastr.	
	1	2	3	4a	4b*	5*	6a*	6b*	7	8	
2013	1.203,56	935,55	748,26	87,37	30,89	1.504,78	313,83	214,74	446,37	1.263,37	6.749,13
2012	1.133,8	916,2	711,3	91,4	36,9	1.527,4	309,4	211,9	429,3	1.203,3	6.571,0
2011	1.060,2	912,2	662,2	93,5	40,2	1.508,4	316,4	187,7	420,9	187,4	6.389,0
2010	1.032,6	869,1	644,6	103,9	43,1	1.566,1	320,0	163,1	410,4	1.163,9	6.316,9
2009	995,0	892,1	666,3	112,8	37,9	1.632,0	344,1	164,9	401,6	1.189,9	6.436,6

Anmerkung: *Einzelkosten/Ist-Verbrauch; Quelle: IGES – InEK (2015c)

Tab. 5.7 Kosten infizierter Hüftendprothesen im DRG-System

Gruppe	Patientenzahl	Kosten je Patient (€)
Infizierte Hüftprothese	49	29.331,36
Primäre Hüft-TEP-Implantation	21	6.263,59

Quelle: IGES – Haenle et al. (2012)

Patienten mit infizierter Endoprothese verbrachten durchschnittlich 52,7 Tage im Krankenhaus, 4,4 Tage davon intensivpflichtig. Die durchschnittlichen Kosten bei beiden Gruppen sind in ◘ Tab. 5.7 dargestellt (Haenle et al. 2012).

Zu erkennen ist, dass Wechseleingriffe mit periprothetischer Infektion im Vergleich zu Erstimplantationen ein Mehrfaches an Kosten verursachen. Die jeweils größten Kostenblöcke der Eingriffe sind in ◘ Tab. 5.8 dargestellt (Haenle et al. 2012).

Die Analyse bezog sich auf eine kleine Gruppe von Patientenfällen eines einzelnen Zentrums und ist daher nicht repräsentativ für Deutschland. Die Kalkulationen zeigen jedoch den ökonomischen Mehraufwand bei der Behandlung infizierter Endoprothesen.

Im Hinblick auf Hüftgelenkrevisionen aufgrund von aseptischen Lockerungen der Endoprothese (eine der häufigsten Ursachen von Revisionen ▶ Kap. 3.3) zeigt eine weitere deutsche Studie mit 114 Patienten die Kosten der Eingriffe (Assmann et al. 2014). Der Fokus lag dabei auf der Erfassung der direkten Kosten des Eingriffs und der Gegenüberstellung dieser Kosten mit der entsprechenden Kalkulation der DRG. Die Kalkulation der DRGs wird vom Institut für das Entgeltsystem im Krankenhaus (InEK) auf Grundlage von Kostendaten einiger hundert deutscher Krankenhäuser gepflegt (▶ Kap. 5.2). Für die von Assmann et al. (2014) publizierte Analyse wurden die Kostenbestandteile in zwei Kostenstellengruppen zusammengefasst, den Kosten auf der Station und den eigentlichen Operationskosten. ◘ Tab. 5.9 zeigt die Gegenüberstellung der durchschnittlichen Kosten der Behandlungen der Studienpopulation und der Kosten in der Kalkulation der am häufigsten zutreffenden DRGs. Zu beachten ist, dass sich die Charakteristika und Kalkulationen der DRGs auf das Jahr 2011 beziehen (Assmann et al. 2014).

Zu erkennen ist, dass die Mehrzahl der Wechseleingriffe (98 von insgesamt 114 Patienten) den DRGs I46A (Bezeichnung 2011: »Prothesenwechsel am Hüftgelenk mit äußerst schweren CC oder mit allogener Knochentransplantation«) und I46B (»Bezeichnung 2011: Prothesenwechsel am Hüftgelenk ohne äußerst schwere CC, ohne allogene Knochentransplantation«) zuzuordnen war. Die direkten, durchschnittlichen Kosten in der Studienpopulation betrugen 4.380 Euro. Damit lagen diese Kosten unterhalb der kalkulierten Kosten der DRGs. Die Differenzen zwischen den in der Studienpopulation erhobenen Kosten und der DRG-Kalkulation führen die Autoren auf die indirekten Kosten der Krankenhäuser zurück (Kosten der Verwaltung, Gebäude, Energie etc. (Assmann et al. 2014). Die Studie bildet die Kostenstruktur in einem einzelnen Krankenhaus ab und kann somit nicht repräsentativ für ganz Deutschland sein.

Im Hinblick auf die Frage, ob verzögerte oder nicht rechtzeitige Behandlungen (zusätzliche) Kos-

Tab. 5.8 Kosten für primäre Hüft-TEP-Implantation und infizierte Hüftprothese

Kosten für	Primäre Hüft-TEP-Implantation	Infizierte Hüftprothese
Implantat	2.111,66 € (33,7 %)	5.133,12 € (17,5 %)
Medizinischer Bedarf	1.165,27 € (18,6 %)	6.254,99 € (21,3 %)
Normalstation	1.713,76 € (27,4 %)	7.134,91 € (27,4 %)
Anästhesie	710,27 € (11,3 %)	5.395,61 € (18,4 %)

Quelle: IGES – Haenle et al. (2012)

Tab. 5.9 Durchschnittliche Patientenfallkosten in einer Studienpopulation und durchschnittliche Kosten der zutreffenden DRG-Kalkulation bei Hüftgelenkrevisionen aufgrund aseptischer Lockerungen

	I46A (n=55)			I46B (n=43)			Andere DRGs (n=16)	Alle Patienten der Studie (n=114)
	Studie	DRG Kalkulation	Differenz	Studie	DRG Kalkulation	Differenz	Studie	
Kosten auf Station	1.847,3	2.554,8	−707.5 (72.3 %)	1.351,0	1.897,8	−546.8 (71.2 %)	1.811,8	1.655,1
Operationskosten	2.627,7	3.517,4	−889.7 (74.7 %)	2.520,1	2.645,4	−125.3 (95.3 %)	3.609,6	2.724,9
Gesamtkosten	4.475,0	6.072,2	−1.597,2 (73.7 %)	3.871,1	4.543,2	−672.1 (85.2 %)	5.421,4	4.380,0

Quelle: IGES – Assmann (2014)

ten verursachen, zeigt eine randomisiert-kontrollierte Studie für Patienten mit Knietotalendoprothesen Ergebnisse aus Finnland (Tuominen et al. 2010). Über 400 Arthrose-Patienten wurden per Zufall entweder auf einer Warteliste platziert, auf der sie innerhalb von drei Monaten den Eingriff erhielten, oder auf einer Liste, auf der sie länger als drei Monate (wie im normalen Klinikalltag) warten mussten. Die mittleren Wartezeiten betrugen 94 Tage in der einen und 239 Tage in der anderen Gruppe. Statistisch signifikante Unterschiede zwischen den Gruppen wurden hinsichtlich zweier Aspekte festgestellt. In der Gruppe, die länger auf den Eingriff warten musste, fiel die gesundheitsbezogene Lebensqualität ein Jahr nach der Operation höher aus als in der anderen Gruppe. Hingegen lagen die wöchentlichen Kosten der Medikation in der Gruppe mit kürzerer Wartezeit höher zum Zeitpunkt der Krankenhausaufnahme. Letzteres Ergebnis diskutieren die Autoren als Folge von stärker ausgeprägtem Schmerz bei kürzer wartenden Patienten bei Studieneinschluss. Zu den Nachbeobachtungen drei Monate und ein Jahr nach der Operation waren keine statistisch signifikanten Unterschiede bei den wöchentlichen Kosten der Medikation zu erkennen (Tuominen et al. 2010).

In den meisten Fällen nach Hüft- und Kniegelenkersatz erfolgt eine Anschlussrehabilitation, einige Patienten erhalten schon vor der Operation medizinische Rehabilitationsmaßnahmen (▶ Kap. 3.4). Diese direkten Kosten der Rehabilitation sind zu den Kosten der sonstigen ambulanten Versorgung und der stationären Aufenthalte hinzuzurechnen. Wie allerdings in Abschnitt 3.4 bereits benannt, gilt die Datenlage für den Bereich der Rehabilitation als fragmentiert und limitiert.

5.1.2 Indirekte Kosten

Indirekte Kosten aus gesamtgesellschaftlicher Sicht entstehen bei Patienten mit Gon- oder Koxarthrose aufgrund von Arbeitsunfähigkeit und verlorenen Erwerbstätigkeitsjahren.

Für das Jahr 2011 waren aufgrund der Diagnose Koxarthrose (ICD-10 M16) 2.585.157 Arbeitsunfähigkeitstage unter den Pflichtmitgliedern (ohne Rentner) der gesetzlichen Krankenversicherung registriert. Für Gonarthrose (ICD-10 M17) waren es mit 4.971.052 Tagen fast doppelt so viele Arbeitsunfähigkeitstage. Im gleichen Jahr wurden rund 1.600 Erwerbstätige wegen verminderter Erwerbsfähigkeit aufgrund von Koxarthrose und rund 3.100 Erwerbstätige wegen Gonarthrose verrentet. Dies waren fast 80 % aller arthrosebedingten Rentenzugänge 2011, bei denen das durchschnittliche Eintrittsalter zur Rente bei rund 55 Jahren bei Frauen und rund 56 Jahren bei Männern lag. Die Krankheitsbilder Gon- und Koxarthrose besitzen daher große volkswirtschaftliche Bedeutung im Hinblick auf die indirekten Kosten (Rabenberg 2013).

Dies wird unterstrichen durch eine Analyse von Routinedaten der Deutschen Rentenversicherung. Auch wenn Patienten nach einem Gelenkersatz wieder in das Erwerbsleben eingegliedert werden können, kann dies mit einem Berufswechsel oder einem Verlust an (sozialversicherungspflichtigem) Einkommen einhergehen. Die Analyse zeigte letzteres bei 36,5 % der betrachteten Patienten nach Implantation einer Hüfttotalendoprothese (Krischak et al. 2013).

5.1.3 Intangible Kosten und Gesundheitslast

Neben den direkten und indirekten Kosten entstehen auf Patientenseite intangible Kosten.

> Mit intangiblen Kosten werden nicht direkt als Ressourcenverbrauch berechenbare bzw. in Geldeinheiten bewertbare Erfahrungen wie Schmerz oder Angst aufseiten der Behandelten bezeichnet (IQWiG 2015).

Intangible Kosten sind schwer quantifizierbar, sodass diesbezüglich eine nur sehr geringe Anzahl an Studien zur Verfügung steht. Hinsichtlich der zugrunde liegenden Diagnosen (▶ Kap. 2) ist von hohen intangiblen Kosten durch Schmerzen sowie bei den Implantationen von Angstzuständen der Patienten vor den Operationen auszugehen. Angesichts der verfügbaren Datenlage werden an dieser Stelle Zahlungsbereitschaftsuntersuchungen aus dem internationalen Kontext beschrieben, deren Aussagen für Deutschland jedoch limitiert sind. Mit Zahlungsbereitschaftsansätzen sollen die intangiblen Kosten zur Vermeidung von Krankheit, Schmerzen oder Angst monetär bewertet werden.

In einer australischen Studie wurden Patienten, die sich einer Knie- oder Hüft-TEP unterziehen mussten, zwei bis drei Jahre nach der Operation zu ihrer Zahlungsbereitschaft befragt. Erfragt wurde, ob und wie viel die Patienten für den Implantationseingriff aus eigenen Mitteln bezahlen würden, wenn die Eingriffe nicht Leistungsbestandteil des Gesundheitssystems wären. 71 % der Hüft-TEP-Patienten waren bereit, etwas für den Eingriff zu bezahlen, 11 % hingegen gaben an, nichts zahlen zu wollen. 25 % der Patienten gaben an, bereit zu sein, mehr als 15.000 Australische Dollar zu bezahlen, was den damaligen Krankenhauskosten eines Gelenkersatzes entsprach. Bei den Knie-TEP-Patienten antworteten 70 %, dass sie bereit seien, etwas für den Eingriff zu zahlen, 16 % hingegen verneinten dies. 18 % der Patienten gaben an, mehr als 15.000 Australische Dollar bezahlen zu wollen. Unter den Patienten beider Gruppen (Hüft- und Knie-TEP), die bereit waren, etwas für den Eingriff zu zahlen, gab jeweils eine relative Mehrheit einen Betrag von bis zu 4.999 Australische Dollar an. Die Berechnungen der Autoren zeigen, dass diejenigen Patienten eher bereit waren, etwas zu bezahlen, die nach der Operation hinsichtlich des allgemeinen, aber auch des krankheitsspezifischen Gesundheitszustands (u. a. hinsichtlich Schmerz, Steifheit des Gelenks und körperliche Funktion) bessere Ergebnisse erzielten. Neben dem Gesundheitszustand spielten den Berechnungen der Autoren zufolge weitere Aspekte für die Zahlungsbereitschaft eine Rolle. Für Knie-TEP-Patienten waren die wichtigsten Aspekte die Bereitschaft der Patienten, die Behandlung weiterzuempfehlen, der Besitz einer privaten Krankenversicherung, ein höheres Alter und niedrigere Schmerz-Einteilungen im WOMAC-Score. Für Hüft-TEP-Patienten war der stärkste Prädiktor für die Zahlungsbereitschaft das Einkommen, gefolgt von der Schmerzklassifizierung im WOMAC-Score (Cross et al. 2000).

Eine Studie mit 105 Patienten mit Kniearthrose aus einem Zentrum in Singapur untersuchte, welchen Betrag die Studienteilnehmer bereit wären, für eine hypothetische, vollständige und nebenwirkungsfreie Heilung der Arthrose zu zahlen. Die Zahlungsbereitschaft war neben dem Einkommen und Erwerbsstatus der Befragten zudem abhängig von deren allgemeinen Gesundheitszustand. Ein höher wahrgenommener Gesundheitszustand führte zu einer geringeren Zahlungsbereitschaft (Xie et al. 2008).

Gesundheitsbezogene Faktoren mit hohem Einfluss auf die (hypothetische) Zahlungsbereitschaft für Behandlungen bei Gonarthrose bzw. Hüft- und Knie-TEP als stellvertretende Variable für intangible Kosten scheinen somit vor allem der Schmerzzustand und der allgemeine Gesundheitszustand zu sein. Daneben scheinen hinsichtlich der Höhe der Zahlungsbereitschaft (sozio)ökonomische Faktoren eine Rolle zu spielen.

Ein Ansatz, die Lebensqualität der Patienten im Rahmen von Kostenbetrachtungen zu berücksichtigen ist das Konzept der QALY (quality adjusted life years). Hierbei wird der Nutzen einer medizinischen Maßnahme bzw. eines Eingriffs in Form der Lebenszeitverlängerung in Beziehung zur gewonnenen Lebensqualität des Patienten gesetzt (Schulenburg u. Greiner 2007). Hierzu muss die Wirkung des Eingriffes auf die Lebensqualität als auch auf die Lebenszeitverlängerung bekannt sein. Innerhalb dieses Konzeptes entspricht ein Jahr in voller Gesundheit dem Wert 1 (= bestmöglicher Gesundheitszustand) und der Tod dem Wert 0 (= schlechtestmöglicher Gesundheitszustand) (Phillips u. Thompson 2009, Schulenburg u. Greiner 2007). Beispielsweise würden für einen Eingriff der die Restlebensdauer des Patienten um 10 Jahre verlängert bei eingeschränkter Gesundheit von 0,75 die qualitätskorrigierten Lebensjahre (10 x 0,75 =) 7,5 QALY betragen.

Eine Untersuchung von Mujica-Mota et al. analysierte aus Sicht des deutschen GKV-Systems die durchschnittlichen Kosten sowie die inkrementellen Kosten pro QALY von Patienten, die entweder konservativ (nichtchirurgisch) behandelt wurden oder eine Hüft-TEP erhielten (Mujica-Mota et al. 2015). Die Analyse zeigte, dass für die Behandlungsvarianten vergleichbare Kosten entstehen. So ergeben sich bei Patienten im Alter von 55 Jahren durch die nichtchirurgische Behandlung Aufwendungen von rund 27.300 Euro für die verbleibende Lebenszeit. Bei Hüft-TEP wurden »rechtzeitige« (timely) und »verzögerte« (delayed) separat betrachtet. Zwischen beiden Eingriffen lagen im Median 11 Jahre. Für die verzögerte Hüft-TEP entstanden Aufwendungen von rund 26.800 Euro und für die rechtzeitige Hüft-TEP rund 28.600 Euro. Hinsichtlich der QALY wurden jedoch ausgeprägte Unterschiede zwischen den Behandlungsverfahren ermittelt. Für die nichtchirurgische Behandlung wurden 10,3 QALY berechnet und für die beiden Hüft-TEP wesentlich höhere Werte mit 18,8 QALY für die verzögerte und 20,7 QALY für die rechtzeitige Hüft-TEP. Bei Betrachtung der beiden chirurgischen Behandlungsverfahren hinsichtlich der inkrementellen Kosten pro QALY (diskontiert mit 5 %) war die rechtzeitige Hüft-TEP gegenüber der verzögerten Hüft-TEP kosteneffektiv mit rund 1.000 Euro bzw. 1.250 Euro bei Frauen, die im Alter von 55 bzw. 65 Jahren behandelt wurden, und mit 1.100 Euro und 1.900 Euro bei Männern (Mujica-Mota et al. 2015).

Chronische Gelenkerkrankungen gelten als häufigste Ursache für Behinderungen in den USA. Gemäß Berechnungen der WHO sind sie die vierthäufigste Ursache für »mit Behinderungen verbrachte Lebensjahre (YLD = years lived with a disability)« weltweit (Merx et al. 2007).

In der Global Burden of Disease Studie wurde bei dem Vergleich von 291 Erkrankungen bezüglich der Ursache von Behinderungen, gemessen als YLD, die Hüft- und Kniearthrose im Jahr 2010 weltweit auf Rang 11 eingestuft. Somit gehörten sie zu den am häufigsten zu Behinderung führenden Krankheiten, u. a. nach Diabetes und Stürzen. Im Jahr 1990 belegten sie Platz 15. Laut Berechnungen in dieser Studie sind die YLDs für Arthrose an Hüfte und Knie weltweit von 10,5 Millionen im Jahr 1990 auf 17,1 Millionen im Jahr 2010 angestiegen (Cross et al. 2014).

Bei dem Vergleich der gesamten Krankheitslast, berechnet als »behinderungsbereinigte Lebensjahre« (DALY=disability adjusted life years), lagen Hüft- und Kniearthrose im Jahr 2010 auf Platz 38, u. a. nach kardiovaskulären Erkrankungen und Epilepsie. Wie auch bei den YLDs kam es seit 1990 mit Arthrose an Hüfte und Knie auf Rang 48 zu einem Anstieg der DALYs und damit zu einem Anstieg der Krankheitslast für diese Erkrankungen. Im Jahr 1990 betrug ihr Anteil 0,42 % an den berechneten Gesamt-DALYs. Dieser stieg im Jahr 2010 auf 0,69 % an (Cross et al. 2014).

Gelenkerkrankungen, insbesondere die Arthrose, die ursächlich für den Gelenkersatz sind, gehen folglich mit einer bedeutenden, steigenden und teils nicht erfassbaren Krankheitslast einher.

5.2 Finanzierung, Vergütung und Regularien

Im Bereich der gesetzlichen Krankenkassen in Deutschland werden die ambulanten Leistungen durch in kassenärztlichen Vereinigungen organisierte Ärzte erbracht. Diese Leistungen sind gemäß dem einheitlichen Bewertungsmaßstab (EBM) abrechenbar. Leistungen, die im EBM gelistet sind, werden dem Arzt direkt vergütet, ohne dass der Patient die Leistung selbst bezahlt.

Im privatärztlichen Bereich rechnet der behandelnde Arzt gegenüber dem Patienten direkt gemäß der Gebührenordnung für Ärzte (GOÄ) ab. Der Patient bezahlt die Leistung und erhält die Kosten von seiner privaten Krankenversicherung erstattet.

Die Kosten der vom Arzt verschriebenen Arznei-, Heil- und Hilfsmittel werden, sofern diese anerkannt sind, von den Kostenträgern übernommen.

In beiden Bereichen, in der GKV als auch im privatärztlichen Bereich, kann es von den Kostenträgern nicht anerkannte Leistungen geben, die der Patient ohne Erstattung selbst bezahlen muss. Im Bereich der GKV werden diese Leistungen Individuelle Gesundheitsleistungen (IGeL) genannt.

Die unmittelbaren, laufenden Kosten der medizinisch notwendigen Leistungen in Krankenhäusern werden von den gesetzlichen und privaten Krankenversicherungen übernommen und gemäß dem deutschen Fallpauschalensystem (G-DRG) vergütet. Das G-DRG-System wird durch das InEK jedes Jahr inhaltlich weiterentwickelt. In ▶ Kap. 5.1.1 sind die typischen DRGs bei Hüft- und Kniegelenkersatz, die zugehörigen Orientierungswerte 2015 und illustrativ die Kalkulation einer DRG dargestellt. Die häufigsten Fallpauschen gemäß inhaltlichem Bezug und verfügbarer Daten (Datenveröffentlichung gemäß § 21 KHEntgG) im Zusammenhang mit Hüftendoprothesen sind in ◘ Tab. 5.10 gelistet, diejenigen im Zusammenhang mit Knieendoprothesen in ◘ Tab. 5.11. In den Tabellen sind die Vergütung für jede Pauschale als monetärer Orientierungswert des Jahres 2015 bei Normallliegerfällen angegeben sowie die in 2013 erfassten Fallzahlen der Normallieger. Normallliegerfälle sind Fälle, bei denen die Patienten weder außergewöhnlich kurz noch außergewöhnlich lange im Krankenhaus bleiben. Die Höhe der Vergütung kann in einzelnen Bundesländern vom dargestellten Orientierungswert abweichen.

Eine weitere DRG, die aufgrund ihrer Zurechenbarkeit zu Hüft- und Kniegelenkendoprothetik nicht in den Tabellen aufgeführt ist, ist die DRG I36Z (»Beidseitige Implantation oder Wechsel einer Endoprothese an Hüft- und/oder Kniegelenk«), die 2013 rund 800 Normallliegerfällen in Deutschland zugeordnet wurde und deren Orientierungswert, analog zur Berechnung in ◘ Tab. 5.10 und ◘ Tab. 5.11, 2015 bei 11.978,06 Euro liegt (InEK 2015a).

In der Regel müssen die Krankenhäuser mit diesen Pauschalen ihre Kosten decken. Für die Krankenkassen sind die Vergütungspauschalen direkte Kosten der jeweiligen Behandlungsfälle.

Für kostenintensive Behandlungen stehen im Wesentlichen zwei Vergütungsmöglichkeiten zur Verfügung, die zusätzlich zur jeweils gültigen DRG-Fallpauschale zum Einsatz kommen. Beide Möglichkeiten werden wie die Fallpauschalen selbst durch das InEK definiert.

Als Möglichkeit der Zusatzfinanzierung von Innovationen existiert der NUB-Prozess (NUB: Neue Untersuchungs- und Behandlungsmethoden). Krankenhäuser können einmal im Jahr NUB-Anfragen an das DRG-Institut InEK richten. Dabei wird ermittelt, ob Bedingungen erfüllt sind, um krankenhausindividuelle, zeitlich befristete Zusatzentgelte (NUB) mit den Kostenträgern zu verhandeln. Bei einem positiv entschiedenen NUB-Antrag wird dieser im Rahmen der Gesamtbudgetverhandlung des Krankenhauses mit dem Kostenträger verhandelt. Dabei ist die Anzahl der Versorgungen und die Höhe des Entgeltes Verhandlungssache (§ 6 Abs. 2 KHEntG, (SVR Gesundheit 2014)). Für 2015 wurden im Bereich implantierbarer Endoprothesen vom InEK für die »Kiefergelenkendoprothese (Totalersatz)« und für die »Wachstumsendoprothesen« krankenhausindividuelle Verhandlungen ermöglicht (InEK 2015b).

Neben dem NUB-Prozess besteht als weitere Möglichkeit, zusätzlich zur DRG-Fallpauschale, sogenannte Zusatzentgelte (ZE) abzurechnen (vgl. § 7 KHG). Diese ZE sind dabei nicht auf Innovationen beschränkt (SVR Gesundheit 2014). 2015 existieren insgesamt 170 Zusatzentgelte, die teilweise krankenhausindividuell zu verhandeln sind. Im Bereich endoprothetischer Implantationseingriffe können krankenhausindividuelle Zusatzentgelte für modulare Endoprothesen (ZE 2015-25, OPS 5-829.k, OPS 5-829.m) zwischen Krankenhausträger und Krankenkassen vereinbart werden (InEK 2015a).

Aus ◘ Abb. 5.1 ist ersichtlich, dass bei einem Vergleich der Gesamtkosten der Implantation eines einseitigen, primären Hüftgelenkersatzes von neun europäischen Ländern die Vergütung in allen Län-

Tab. 5.10 Krankenhausfallpauschalen Endoprotheseneingriffe Hüfte, Hauptabteilung (2015)

DRG	Text	Pauschale (Orientierungswert, €).	Registrierte Normalliegerfälle Hauptabteilung 2013
I03A	Revision oder Ersatz des Hüftgelenkes mit kompl. Diagnose od. Arthrodese od. Alter < 16 Jahre oder beidseitige od. mehrere gr. Eingr. an Gelenken der unt. Extr. mit kompl. Eingriff, mit äuß. schw. CC oder mehrzeitigem Wechsel oder Eingr. an mehr. Lok.	17.280,46	1.835
I03B	Revision oder Ersatz des Hüftgelenkes mit kompl. Diagnose od. Arthrodese od. Alter < 16 Jahre oder beidseitige od. mehrere gr. Eingr. an Gelenken der unt. Extr. mit kompl. Eingriff, ohne äuß. schw. CC, ohne Mehrzeit. Wechsel, ohne Eingr. an mehr. Lok.	12.049,15	4.919
I05A	Revision oder Ersatz des Hüftgelenkes ohne komplizierende Diagnose, ohne Arthrodese, ohne komplexen Eingriff, mit äußerst schweren CC	10.129,81	6.773
I46A	Prothesenwechsel am Hüftgelenk mit äußerst schweren CC oder Eingriff an mehreren Lokalisationen	17.089,82	1.247
I46B	Prothesenwechsel am Hüftgelenk ohne äußerst schwere CC, ohne Eingriff an mehreren Lokalisationen	9.105,52	14.188
I47A	Revision oder Ersatz des Hüftgelenkes ohne komplizierende Diagnose, ohne Arthrodese, ohne äußerst schwere CC, Alter > 15 Jahre, mit komplizierendem Eingriff o. Implantation/Wechsel einer Radiuskopfprothese oder Inlaywechsel Hüfte	7.861,51	10.317
I47B	Revision oder Ersatz des Hüftgelenkes ohne komplizierende Diagnose, ohne Arthrodese, ohne äußerst schwere CC, Alter > 15 Jahre, ohne komplizierenden Eingriff	7.237,9	147.861

* Unter Annahme des Bundesbasisfallwerts 2015 von 3231,20 Euro; Abkürzung: CC = Komplikationen oder Komorbiditäten; Quelle: IGES – Berechnungen nach InEK (2015a)

dern außer Polen über den ermittelten Kosten lag. Für Spanien konnte gesundheitssystembedingt keine Vergütung ermittelt werden. Zu sehen ist dabei ebenfalls, dass die Vergütung in Deutschland nicht die höchste der ausgewählten Länder war (Stargardt 2008).

Obwohl die Analyse für Deutschland einen finanziellen Gewinn von Krankenhäusern bei Durchführung der Operation impliziert, kann die tatsächliche Situation je nach Behandlungsfall deutlich davon abweichen.

Haenle et al. 2012 berichten nicht nur von den Kosten bei Durchführung von Revisionseingriffen im Vergleich zu Erstimplantationen bei Hüfttotalendoprothesen, sondern auch von den zugehörigen Über- oder Fehlbeträgen angesichts der DRG-Vergütung. Durchschnittliche Kosten, DRG-Vergütung und Über- oder Fehlbetrag bei beiden Gruppen sind in Tab. 5.12 dargestellt (Haenle et al. 2012).

Zu erkennen ist, dass die Behandlungen infizierter Hüftendoprothesen in der vorgenommenen Analyse bei Kosten von fast 30.000 Euro mit einer

5.2 · Finanzierung, Vergütung und Regularien

Tab. 5.11 Krankenhausfallpauschalen Endoprotheseneingriffe Knie, Hauptabteilung (2015). IGES-Berechnungen nach InEK (2015a)

DRG	Text	Pauschale (Orientierungswert, €)*	Registrierte Normalliegerfälle Hauptabteilung 2013
I04Z	Implantation, Wechsel oder Entfernung einer Endoprothese am Kniegelenk mit komplizierender Diagnose oder Arthrodese	11.451,37	4.111
I43A	Implantation oder Wechsel bestimmter Endoprothesen am Knie oder am Ellenbogengelenk oder Prothesenwechsel am Schulter oder am Sprunggelenk, mit äußerst schweren CC	15.836,11	1.014
I43B	Implantation oder Wechsel bestimmter Endoprothesen am Knie oder am Ellenbogengelenk oder Prothesenwechsel am Schulter oder am Sprunggelenk, ohne äußerst schwere CC	10.297,83	11.075
I44A	Implantation einer bikondylären Endoprothese oder andere Endoprothesenimplantation/-revision am Kniegelenk, mit äußerst schweren CC oder Korrektur einer Brustkorbdeformität	11.121,79	1.314
I44B	Implantation einer bikondylären Endoprothese oder andere Endoprothesenimplantation/-revision am Kniegelenk, ohne äußerst schweren CC oder ohne Korrektur einer Brustkorbdeformität	7.764,57	103.628
I44C	Verschiedene Endoprotheseneingriffe am Kniegelenk	6.407,47	17.875

* Unter Annahme des Bundesbasisfallwerts 2015 von 3231,20 Euro; Abkürzung: CC = Komplikationen oder Komorbiditäten; Quelle: IGES – Berechnungen nach InEK (2015a)

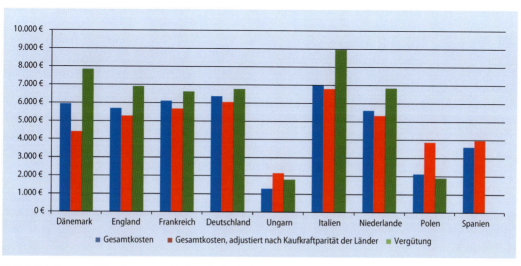

Abb. 5.1 Kosten und Vergütung von primärem Hüftgelenkersatz in neun europäischen Ländern des Jahres 2005. (Quelle: IGES – Stargardt 2008)

Tab. 5.12 Unter-/Überdeckung infizierter Hüftendoprothesen im DRG-System

Gruppe	Patientenzahl	Kosten je Patient (€)	DRG Erstattung (€)	Über- o. Fehlbetrag (€)
Infizierte Hüftprothese	49	29.331,36	16.645,76	–12.685,60
Primäre Hüfttotalendoprothesenimplantation	21	6.263,59	7.045,00	781,41

Quelle: IGES – Haenle et al. (2012)

Unterdeckung von rund 12.700 Euro einhergingen. Für das behandelnde Krankenhaus waren diese Fälle also unterfinanziert. Dies zeigt die ökonomische Herausforderung entsprechender Behandlungsfälle für die Kliniken, die die Fälle durch Gewinne bei anderen Behandlungen kompensieren müssen.

Im Zusammenhang mit der Finanzierung im Rahmen der GKV ist auf eine Besonderheit hinzuweisen. Zum 1. Januar 2009 wurde der sog. Gesundheitsfonds eingeführt. Aus diesem erhalten die gesetzlichen Krankenkassen für jeden Versicherten den gleichen Beitrag (Grundpauschale) sowie alters-, geschlechts-und risikoadjustierte Zu- bzw. Abschläge (KV Berlin 2007). Die finanzielle Berücksichtigung des Gesundheitszustandes der Versicherten stellt den morbiditätsorientierten Risikostrukturausgleich (Morbi-RSA) dar (Jahn et al. 2012). Die Morbiditätszuschläge erfolgen auf Grundlage von 80 kostenintensiven, chronischen Krankheiten und Krankheiten mit schwerem Verlauf. Zu den vom Bundesversicherungsamt festgelegten Krankheiten gehört auch die »Osteoarthrose der großen Gelenke«, inklusive Gon- und Koxarthrose (Bundesversicherungsamt 2014).

Durch den Morbi-RSA erhalten Krankenkassen mit älteren und kränkeren Versicherten mehr Mittel als Krankenkassen mit einer Vielzahl an jungen und gesunden Mitgliedern. Auf diese Weise wird ein Ausgleich gemäß dem Solidarprinzip in der GKV geschaffen und Krankenkassen erhalten keinen wirtschaftlichen Anreiz, gezielt junge und gesunde Patienten als Mitglieder zu umwerben (Bundesversicherungsamt 2008). Dies bedeutet, dass für jeden Versicherten mit einer dieser 80 Erkrankungen standardisierte Krankheitskostenzuschläge geltend gemacht werden. Wird während einer stationären Behandlung eine relevante Krankheit diagnostiziert, wird der Zuschlag für den Patienten der Krankenkasse unmittelbar gewährt. Erfolgt die Diagnose bei ambulanten Behandlungen, wird der Zuschlag erst gewährt, wenn die Diagnose im nächsten Quartal bestätigt wird (DIMDI 2015).

Die Vergütung der Rehabilitationsleistungen, die insbesondere im Anschluss an den akutstationären Aufenthalt eine Rolle spielen, erfolgt nach Tagessätzen oder nach Fallpauschen. Tagessätze kommen eher im Bereich der Trägerschaft der Rentenversicherung zur Anwendung, Fallpauschalen eher im Bereich der Trägerschaft der Krankenversicherung. Durch die nur grobe Differenzierung der Fallpauschalen werden Fallschweregrade nicht unterschieden. Dadurch liegt das finanzielle Risiko bei der Versorgung von Patienten hoher Fallschwere bei den Leistungserbringern und nicht den Kostenträgern. Die Fallpauschalen decken alle Kosten ab, inklusive Investitionskosten. Über die Höhe der Pauschalen liegen »kaum repräsentative Daten vor« (SVR Gesundheit 2014).

Open Access Dieses Kapitel wird unter der Creative Commons Namensnennung-Nicht kommerziell 4.0 International Lizenz (http://creativecommons.org/licenses/by-nc/4.0/deed.de) veröffentlicht, welche für nicht kommerzielle Zwecke die Nutzung, Vervielfältigung, Bearbeitung, Verbreitung und Wiedergabe in jeglichem Medium und Format erlaubt, sofern Sie den/die ursprünglichen Autor(en) und die Quelle ordnungsgemäß nennen, ein Link zur Creative Commons Lizenz beifügen und angeben, ob Änderungen vorgenommen wurden.
Etwaige Abbildungen oder sonstiges Drittmaterial unterliegen ebenfalls der genannten Creative Commons Lizenz, sofern sich aus der Abbildungslegende oder der Quellreferenz nichts anderes ergibt. Sofern solches Drittmaterial nicht unter der genannten Creative Commons Lizenz steht, ist eine Vervielfältigung, Bearbeitung oder öffentliche Wiedergabe nur mit vorheriger Zustimmung des betreffenden Rechteinhabers oder auf der Grundlage einschlägiger gesetzlicher Erlaubnisvorschriften zulässig.

Literatur

AQUA-Institut (2012): Knieendoprothesenversorgung. Abschlussbericht. Göttingen: AQUA – Institut für angewandte Qualitätsförderung und Forschung im Gesundheitswesen GmbH.

Assmann G, Kasch R, Hofer A, Schulz AP, Kayser R, Lahm A, Merk H & Flessa S (2014): An economic analysis of aseptic revision hip arthroplasty: calculation of partial hospital costs in relation to reimbursement. Archives of orthopaedic and trauma surgery 134(3), 413-420. DOI: 10.1007/s00402-014-1920-0.

BARMER GEK Report Krankenhaus 2010. Schwerpunktthema: Trends in der Endoprothetik des Hüft- und Kniegelenks. Schriftenreihe zur Gesundheitsanalyse, Band 3. St. Augustin: Asgard-Verlag. ISBN: 978-537-44103-4.

Bundesversicherungsamt (2008): So funktioniert der neue Risikostrukturausgleich im Gesundheitsfonds 2015/10/29/. www.bundesversicherungsamt.de/fileadmin/redaktion/Risikostrukturausgleich/Wie_funktioniert_Morbi_RSA.pdf [Abruf am: 03.11.2015].

Bundesversicherungsamt (2014): Bekanntgabe der für das Ausgleichsjahr 2015 zu berücksichtigenden Krankheiten und Diagnosen nach § 31 Abs. 2 RSAV.

Cross MJ, March LM, Lapsley HM, Tribe KL, Brnabic AJ, Courtenay BG & Brooks PM (2000): Determinants of willingness to pay for hip and knee joint replacement surgery for osteoarthritis. Rheumatology (Oxford) 39(11), 1242-1248. ISSN: 1462-0324.

Destatis (2015): Krankheitskosten. Wiesbaden: Statistisches Bundesamt. https://www.destatis.de/DE/ZahlenFakten/GesellschaftStaat/Gesundheit/Krankheitskosten/Krankheitskosten.html#Tabellen [Abruf am: 11.11.2015].

DIMDI (2015): Morbi-RSA und Gesundheitsfonds. 2015/08/13/. Deutsches Institut für Medizinische Dokumentation und Information. https://www.dimdi.de/static/de/klassi/icd-10-gm/anwendung/zweck/morbi-rsa/index.htm [Abruf am: 11.11.2015].

Haenle M, Skripitz C, Mittelmeier W & Skripitz R (2012): [Economic impact of infected total hip arthroplasty in the German diagnosis-related groups system]. Der Orthopäde 41(6), 467-476. DOI: 10.1007/s00132-012-1939-2.

InEK (2009): Krankenhausentgeltgesetz - KHEntgG. http://www.g-drg.de/cms/Rechtsgrundlagen/Gesetze_und_Verordnungen/Krankenhausentgeltgesetz_KHEntgG [Abruf am: 10.11.2015].

InEK (2014): Krankenhäuser mit einer Kalkulationsvereinbarung für DRG/PEPP oder Investitionskosten. Stand: 22.07.2014. Siegburg. http://www.g-drg.de/cms/Kalkulation2 [Abruf am: 10.11.2015].

InEK (2015a): Fallpauschalen-Katalog 2015. http://www.g-drg.de/cms/G-DRG-System_2015/Fallpauschalen-Katalog/Fallpauschalen-Katalog_2015 [Abruf am: 10.11.2015].

InEK (2015b): Informationen nach § 6 Abs. 2 KHEntgG für 2015: Neue Untersuchungs- und Behandlungsmethoden. http://www.g-drg.de/cms/G-DRG-System_2015/Neue_Untersuchungs-_und_Behandlungsmethoden_NUB/Aufstellung_der_Informationen_nach_6_Abs._2_KHEntgG_fuer_2015 [Abruf am: 10.11.2015].

InEK (2015c): Report-Browser 2013/2015. http://www.g-drg.de/cms/G-DRG-System_2015/Abschlussbericht_zur_Weiterentwicklung_des_G-DRG-Systems_und_Report_Browser/Report-Browser_2013_2015 [Abruf am: 10.11.2015].

IQWiG (2015): Allgemeine Methoden: Version 4.2 vom 22.04.2015. Köln: Institut für Qualität und Wirtschaftlichkeit im Gesundheitswesen. ISBN: 978-3-9815265-1-6.

Jahn R, Schillo S & Wasem J (2012): Morbiditätsorientierter Risikostrukturausgleich - Wirkungen und Nebenwirkungen. Bundesgesundheitsblatt Gesundheitsforschung. Gesundheitsschutz. 55(5), 624-632. DOI: 10.1007/s00103-012-1470-y.

Krischak G, Kaluscha R, Kraus M, Tepohl L & Nusser M (2013): Rückkehr in das Erwerbsleben nach Hüfttotalendoprothese. Unfallchirurg 116(8), 755-759. DOI: 10.1007/s00113-013-2424-z.

KV Berlin (2007): GKV-WSG: Gesundheitsfonds. 2015/08/13/. https://www.kvberlin.de/20praxis/70themen/gesundheitsreform/gesundheitsfonds/ [Abruf am: 04.11.2015].

Malzahn J (2014): [Conservative and operative treatment of working age patients with gonarthritis. Economic considerations]. Der Orthopäde 43(6), 503-506, 508-510. DOI: 10.1007/s00132-014-2295-1.

Merx H, Dreinhofer KE & Gunther KP (2007): [Socioeconomic relevance of osteoarthritis in Germany]. Zeitschrift fur Orthopadie und Unfallchirurgie 145(4), 421-429. DOI: 10.1055/s-2007-965552.

Mujica-Mota RE, Watson L & Tarricone R (2015): Kosten-/Nutzenanalyse von rechtzeitiger vs. verzögerter primärer Hüft-Totalendoprothetik in Deutschland. [Poster].

Phillips C & Thompson G (2009): What is a QALY? What is...? series. Hayward Medical Communication.

Rabenberg M (2013): Arthrose. Gesundheitsberichterstattung des Bundes. Heft 54. Berlin: Robert Koch-Institut, Statistisches Bundesamt. ISBN: 978-3-89606-219-2.

Schulenburg, J.M. von der, & Greiner W (2007): Gesundheitsökonomik. 2. Auflage. Tübingen: Mohr Siebeck. ISBN: 978-3161490606.

Stargardt T (2008): Health service costs in Europe: cost and reimbursement of primary hip replacement in nine countries. Health economics 17(1 Suppl), S9-20. DOI: 10.1002/hec.1328.

SVR Gesundheit (2014): Bedarfsgerechte Versorgung – Perspektiven für ländliche Regionen und ausgewählte Leistungsbereiche: Gutachten 2014. Sachverständigenrat zur Begutachtung der Entwicklung im Gesundheitswesen (Hrsg.).

Tuominen U, Sintonen H, Hirvonen J, Seitsalo S, Paavolainen P, Lehto M, Hietaniemi K & Blom M (2010): Is LongerWaiting Time for Total Knee Replacement Associated with Health Outcomes and Medication Costs? Randomized Clinical Trial. Value in Health 13(8), 998-1004. DOI: 1098-3015/10/998.

Xie F, Thumboo J, Fong K-J, Lo N-N, Yeo S-J, Yang K-Y & Li S-C (2008): A Study on Indirect and Intangible Costs for Patients with Knee Osteoarthritis in Singapore. Value in Health 11(Supplement 1), S84-S90.

Anforderungen an eine angemessene Versorgung von Patienten mit Gelenkersatz (Expertenkapitel)

Hans-Holger Bleß

6.1 Häufigkeit endoprothetischer Hüft- und Knieeingriffe – 128
6.1.1 Verankerungstechniken und Wechseloperationen – 130
6.1.2 Regionalverteilung und internationaler Vergleich – 131

6.2 Versorgungssituation Gelenkersatz von Hüfte und Knie – 132
6.2.1 Medizinische Rehabilitation – 134
6.2.2 Standzeiten und Revisionen – 135
6.2.3 Indikationstreue – 135
6.2.4 Mindestmengenregelung und Fallzahlsteigerung – 136

6.3 Gesundheitsökonomische Aspekte der Endoprothetik – 137

Zusammenfassung

In den vorangegangenen Kapiteln erfolgte die literaturbasierte Bestandsaufnahme der Versorgungssituation bei Gelenkersatz an Knie und Hüfte. In diesem Kapitel soll eine Einschätzung der aktuellen Situation der Versorgung und eine Interpretation und Diskussion der verfügbaren Daten aus Sicht von Experten erfolgen. Zur Anfertigung des Kapitels wurde im August 2015 im Rahmen der Erstellung dieses Buches ein Expertenworkshop durchgeführt, an dem namhafte Akteure der Versorgungsgestaltung teilgenommen haben. Die Ergebnisse der Expertendiskussion sind im folgenden Kapitel wiedergegeben. Die Freigabe durch die Teilnehmer ist erfolgt.

Die Experten (Tab. 6.1) vertraten folgende Versorgungsebenen:
- Forschung und Lehre
- Klinisch spezialisierte Versorgung
- Medizinische Rehabilitation
- Fachgesellschaften
- Register
- Gesetzliche Krankenversicherung
- Medizintechnik

Im Rahmen des Expertenworkshops wurden nicht alle aus der Literatur erhaltenen Daten zur Diskussion gestellt, sondern relevante Aussagen zu endoprothetischen Hüft- und Knieeingriffen aus folgenden Bereichen ausgewählt:
- Häufigkeit von Erst- und Wechseleingriffen
- Versorgungssituation bei Erst- und Wechseleingriffen
- Gesundheitsökonomie

Die Experten wurden gebeten, die dargestellten Daten aus ihrer Perspektive zu interpretieren und Anforderungen, Ziele und Problemfelder der Versorgung mit Gelenkersatz sowie Lösungsansätze und zukünftigen Handlungsbedarf zu diskutieren.

6.1 Häufigkeit endoprothetischer Hüft- und Knieeingriffe

Nach den Angaben des Statistischen Bundesamtes wurden im Jahr 2013 in Deutschland rund 210.000 stationäre Fälle registriert, bei denen eine Erstimplantation einer Hüftgelenksendoprothese (Teil- oder Totalendoprothese) vorgenommen wurde. Für Primärimplantationen von Kniegelenksendoprothesen (Teil- oder Totalendoprothese) wurden im gleichen Jahr rund 143.000 stationäre Fälle registriert (▶ Kap. 2). Sowohl für endoprothetische Eingriffe an der Hüfte wie auch am Knie stellt die Altersgruppe der 70- bis 80-Jährigen die anteilig größte Patientengruppe dar (Hüfte: 41,8 %, Knie: 41,0 %). Das mittlere Alter der Patienten, die erstmalig eine Hüft-TEP erhalten, lag im Jahr 2013 bei 69,7 Jahren, bei Patienten mit einer Kniegelenkersatz-Erstimplantation bei 69,2 Jahren.

Bei Betrachtung der Fallzahlen auf der Basis des Statistischen Bundesamtes ist für den Zeitraum 2008 bis 2013 für die Erstimplantation von Hüftgelenksendoprothesen in den Jahren 2009 bis 2011 ein Plateau mit etwa 213.000 Eingriffen pro Jahr zu beobachten. In den Jahren 2012 bis 2013 sind die Fallzahlen nach einem Höchststand von 213.935 Fällen im Jahr 2011 leicht rückläufig (▶ Kap. 2). Ein ähnlicher Verlauf zeigt sich für die Fälle von Kniegelenk-Erstimplantationen: Auch hier ist für die Jahre 2009 bis 2011 eine Plateauphase zu beobachten, mit einem anschließend deutlichen Rückgang der Fallzahlen in den Jahren 2012 und 2013. Während im Jahr 2009 rund 159.000 Fälle mit Implantation von Knieendoprothesen erfasst wurden, ist im Jahr 2013 ein Rückgang auf rund 143.000 Primärimplantationen von Knieendoprothesen zu verzeichnen (▶ Kap. 2).

Die publizierten Daten des Statistischen Bundesamtes seien nach Einschätzung der Experten nur eingeschränkt für eine verlässliche Beurteilung der Mengenentwicklung in der Hüft- und Knieendoprothetik geeignet. Die vom Statistischen Bundesamt herangezogenen Daten wurden ursprünglich allein zu Abrechnungszwecken erhoben. Inwieweit z. B. politische Faktoren oder Gründe auf Patientenebene die Häufigkeit von Endoprothesen-Implantationen beeinflussen, sei daher den Daten nicht zu entnehmen. Für eine belastbare Einschätzung sowohl der Häufigkeit endoprothetischer Eingriffe als auch möglicher Einflussfaktoren sollten zukünftig weitere Daten (z. B. aus dem Endoprothesenregister und der EndoCert-Initiative) herangezogen werden. Damit wäre eine vollständige, qualitätsgesicherte und sektorenübergreifende Zusammenfüh-

☐ **Tab. 6.1** Teilnehmer des Expertenworkshops

Name	Tätigkeit
Univ.-Prof. Dr. Karsten Dreinhöfer	Professor für muskuloskeletale Rehabilitation, Prävention und Versorgungsforschung, Centrum für Muskuloskeletale Chirurgie (CMSC), Charité Universitätsmedizin Berlin Ärztlicher Direktor und Chefarzt Orthopädie und Unfallchirurgie Medical Park Berlin Humboldtmühle Vizepräsident des Berufsverbandes der Fachärzte für Orthopädie und Unfallchirurgie e. V. (BVOU)
Prof. Dr. med. Klaus-Peter Günther	Geschäftsführender Direktor des UniversitätsCentrums für Orthopädie und Unfallchirurgie, Universitätsklinikum Carl Gustav Carus an der Technischen Universität Dresden Past Präsident Deutsche Gesellschaft für Endoprothetik (AE) Past Präsident Deutsche Gesellschaft für Orthopädie und Orthopädische Chirurgie (DGOOC)
Dr. med. Dipl.-Ing. Hans Haindl	Öffentlich bestellter und vereidigter Sachverständiger für Medizintechnik
Prof. Dr. Karl-Dieter Heller	Chefarzt der Orthopädischen Klinik Herzogin-Elisabeth-Hospital Braunschweig Generalsekretär der Deutschen Gesellschaft für Endoprothetik (AE) 1. Vorsitzender des Verbandes leitender Orthopäden und Unfallchirurgen (VLOU) Vizepräsident des Berufsverbandes für Orthopädie und Unfallchirurgie (BVOU) Vorstandsmitglied der Deutschen Gesellschaft für Orthopädie und Orthopädische Chirurgie (DGOOC) Vizepräsident der Deutschen Hüftgesellschaft (DHG)
Dr. med. Andreas Hey	Geschäftsführer Endoprothesenregister Deutschland gGmH (EPRD)
Prof. Dr. Dr. Reinhard Hoffmann	Ärztlicher Direktor und Chefarzt der Unfallchirurgie und Orthopädischen Chirurgie der Berufsgenossenschaftlichen Unfallklinik (BGU) Frankfurt am Main Generalsekretär der Deutschen Gesellschaft für Unfallchirurgie (DGU) Generalsekretär der Deutschen Gesellschaft für Orthopädie und Unfallchirurgie (DGOU)
Univ.-Prof. Dr. med. Rüdiger Krauspe	Direktor der Klinik für Orthopädie und Orthopädische Chirurgie, UKD Universitätsklinikum Düsseldorf Präsident der Deutschen Gesellschaft für Orthopädie und Orthopädische Chirurgie (DGOOC)
N. N.	Vertreter einer gesetzlichen Krankenversicherung
Univ.-Prof. Dr. med. Georg Matziolis	Professor für Orthopädie am Universitätsklinikum Jena, Campus Eisenberg, Klinik für Orthopädie und Unfallchirurgie Ärztlicher Direktor der Klinik für Orthopädie und Unfallchirurgie im Waldkrankenhaus »Rudolf Elle« GmbH
Univ.-Prof. Dr. med. Henning Windhagen	Ärztlicher Direktor der Orthopädischen Klinik der Medizinischen Hochschule Hannover im DIAKOVERE Annastift Past Präsident der Deutschen Gesellschaft für Orthopädie und Orthopädische Chirurgie (DGOOC) und der Deutschen Gesellschaft für Orthopädie und Unfallchirurgie (DGOU)

rung von Daten möglich, die eine verlässliche Aussagekraft haben.

In den Vorjahren immer wieder angestellte Vergleiche mit internationalen Daten zur Mengenentwicklung in der Hüft- und Knieendoprothetik (z. B. im OECD-Vergleich), die eine angebliche Spitzenposition Deutschlands belegen sollten, seien nach Einschätzung der Experten aufgrund mehrerer Faktoren (u. a. unterschiedliche Patientenkollektive, Erhebungsinstrumente und Einschlusskriterien sowie teilweise fehlende Altersstandardisierung) haltlos. Mittlerweile sei dies auch in entsprechenden Publikationen korrigiert worden (▶ Abschn. 2.6).

Trotz der Limitationen in der Aussagekraft der bislang verfügbaren Daten seien aus Sicht der Experten einige Zusammenhänge naheliegend. Im Zeitraum der beobachteten Plateaubildung in den Jahren 2009 bis 2011 erfolgte eine intensive kritische Diskussion in den Medien, die zu einer Verunsicherung der Patienten hinsichtlich der Notwendigkeit einer endoprothetischen Versorgung geführt habe. Vor allem die fehlerhafte und zwischenzeitlich korrigierte Einschätzung, dass Deutschland einen Spitzenplatz in der Versorgungshäufigkeit mit künstlichen Gelenken einnehme, habe betroffene Patienten nachweislich irritiert und dem Vertrauensverhältnis zu behandelnden Ärzten geschadet. Die Knieendoprothetik sei von dieser Diskussion überproportional tangiert gewesen. Zugleich stünden bei der Behandlung mit konservativen Maßnahmen vor einem chirurgischen Eingriff beim Knie mehr Alternativen und somit mehr Wahlmöglichkeiten für den Patienten zur Verfügung als bei der Hüfte. Zudem werde die Indikationsstellung für eine Hüftendoprothetik häufiger auf Basis einer Fraktur gestellt. Vor diesem Hintergrund sei auch der stärkere Mengenrückgang bei der Knieendoprothetik nachvollziehbar. Des Weiteren stehe der Rückgang der Implantationshäufigkeit möglicherweise auch mit der Optimierung konservativer Therapien in den vergangenen Jahren in Zusammenhang.

Künftig sei allerdings nach Einschätzung der Experten wieder mit einem Anstieg der Versorgung mit Hüft- bzw. Kniegelenksendoprothesen zu rechnen. Dies sei insbesondere in der demographischen Entwicklung und der damit verbundenen Zunahme degenerativer Gelenkerkrankungen in der Bevölkerung begründet. Für einen künftigen Anstieg in der Knieendoprothetik spräche auch, dass gelenkerhaltende arthroskopische Eingriffe bei Arthrose des Kniegelenks in der Kritik stünden und von Kostenträgern möglicherweise nicht mehr refinanziert werden, da diese keinen kurativen Eingriff darstellten. In der Folge sei zu erwarten, dass zukünftig diese gelenkerhaltenden Eingriffe mit abnehmender Häufigkeit durchgeführt würden. Weichere Kriterien wie der Zugang zur Versorgung, Verortung der Indikationsstellung (hausärztlich, fachärztlich, Krankenhaus) oder auch Veränderungen in der öffentlichen Wahrnehmung von Gelenkersatz werden die Entwicklung beeinflussen, seien aber derzeit in ihren Auswirkungen nicht abschätzbar.

6.1.1 Verankerungstechniken und Wechseloperationen

Die Daten des Statistischen Bundesamtes zur Art der implantierten Endoprothesen sowie deren Verankerungstechniken zeigen, dass in der Hüftendoprothetik der größte Anteil (51 % im Jahr 2013) als Totalersatz ohne Einsatz von Knochenzement implantiert wird (▶ Abschn. 2.2). Hingegen entfällt im Bereich der Knieendoprothetik der größte Einzelanteil auf Totalersatz, der mit Knochenzement verankert wird (Anteil: 66 % im Jahr 2013) (▶ Abschn. 2.2).

Werden – ebenfalls auf Basis der Angaben des Statistischen Bundesamtes – die Revisions- bzw. Wechseleingriffe der letzten Datenjahre (2008 bis 2013) betrachtet, ist eine Zunahme der Eingriffe bei Hüft-TEP zu beobachten, die ursprünglich nicht zementiert implantiert wurden. Außerdem ist im Zeitraum 2008 bis 2013 eine deutliche Abnahme der Eingriffszahlen bei ursprünglich zementiert implantierten Hüft-TEPs ersichtlich (▶ Abschn. 2.3). Im Bereich der Knieendoprothetik zeigen sich im Wesentlichen konstante Raten von Wechsel- bzw. Revisionseingriffen. Lediglich bei bikondylären Oberflächenersatzprothesen ist nach einer Zunahme bis zum Jahr 2011 die Häufigkeit von Wechseleingriffen im weiteren Zeitverlauf abnehmend.

Nach Einschätzung der Experten seien auch die veröffentlichten Daten zur Mengenentwicklung von Revisions- und Wechseleingriffen nur eingeschränkt interpretierbar, da es sich bei den zugrunde gelegten Daten um Rohdaten handele, die von den Kostenträgern an das Statistische Bundesamt gemeldet würden. Es gäbe eine Vielzahl ganz unterschiedlicher Revisions- und Wechseleingriffe, die von einem Eingriff ohne bzw. mit nur teilweisem Austausch von Prothesenkomponenten bis hin zum vollständigen Austausch reichten. Es sei unsicher, inwieweit die derzeitige Dokumentations- bzw. Übermittlungs- und Analysepraxis sowohl in Kliniken als auch externen Einrichtungen (Kostenträger, AQUA, Statistisches Bundesamt) damit die Zahl und Art der tatsächlich durchgeführten Eingriffe korrekt abbildeten. Sowohl eine Unter- als auch Überschätzung von Operationen könne dadurch bedingt sein.

Ein Zusammenhang zwischen Implantation und Wechsel bzw. Revision sei auf Basis der vorhandenen Daten grundsätzlich nicht zu beurteilen, da diese nicht fallbezogen miteinander verknüpft seien. Der Verlauf von Wechsel- und Revisionshäufigkeiten sei typischerweise von zwei Peaks geprägt. Kurz nach der Implantation könne es zur Notwendigkeit eines erneuten Eingriffes kommen, der vorwiegend durch Infektionen und Komplikationen, seltener auch durch implantatbezogene Probleme bedingt sei. Ein zweiter Peak entstehe nach zehn und mehr Jahren und sei dann insbesondere durch Lockerungen des Implantates begründet. Diese beiden Peaks überlagerten sich in der aufsummierenden Darstellung des Statistischen Bundesamtes, sodass der Bezug zwischen dem Eingriff und einer Notwendigkeit von Wechsel bzw. Revision nicht mehr hergestellt werden könne. Dieser Bezug würde erst mit künftigen Auswertungen der Daten aus dem Endoprothesenregister hergestellt werden können.

6.1.2 Regionalverteilung und internationaler Vergleich

Publizierte Analysen von AOK-Versichertendaten zeigen für die Erstimplantation von Hüft- und Kniegelenkersatz regionale Unterschiede bezogen auf die Eingriffsraten pro 100.000 Einwohner (▶ Abschn. 2.4). Dabei ist für das Jahr 2013 tendenziell eine Achse vom Südosten zum Nordwesten Deutschlands mit höheren Eingriffsraten erkennbar.

Die Experten bewerten die Darstellung der Regionalverteilung anhand von AOK-Daten als eingeschränkt repräsentativ, da sich möglicherweise das Patientenkollektiv der AOK-Versicherten von Patienten anderer Kostenträger unterscheide. Zudem müssten für eine abschließende Beurteilung weitere potenzielle Einflussfaktoren auf die regionalen Versorgungsraten in die Diskussion einbezogen werden. Dazu gehören mögliche Unterschiede im Anspruchsverhalten und sozioökonomische Faktoren (z. B. Lebensstil) sowie Stadt-Land-Unterschiede. Aus internationalen Erhebungen kann zudem abgeleitet werden, dass die soziale Deprivation die Häufigkeiten von Knie- und Hüftgelenkersatz erheblich beeinflusst. So sind auch in Deutschland in Gebieten mit hoher sozialer Deprivation niedrigere Eingriffsraten zu beobachten. Als weitere Gründe halten einige Experten angebotsgesteuerte oder auch wirtschaftliche Gründe für möglich: Es sei auch niedergelassenen Ärzten möglich, endoprothetische Operationen als Belegarzt durchzuführen bzw. im Rahmen einer anderweitigen vertraglichen Bindung an stationären Einrichtungen tätig zu sein (z. B. als sog. Honorararzt). Für eine mögliche Bedeutung auch monetärer Einflussfaktoren spreche beispielsweise die Tatsache, dass gerade die Versorgungsraten auf Landkreisebene an den Grenzen einzelner Bundesländer erhebliche Unterschiede aufweisen. Daraus könne ein Einfluss der dort jeweils unterschiedlichen Vergütungsformen für operative Tätigkeit von freiberuflich tätigen Operateuren abgeleitet werden. Andererseits sei erstaunlich, dass höhere Operationsraten gerade in Gebieten mit niedrigerer Facharztdichte zu beobachten seien. Dies spreche möglicherweise für eine intensivere konservative Behandlung als Alternative zum operativen Eingriff in Regionen mit höherer Zahl an niedergelassenen Orthopäden. Aus Sicht der Experten können die regionalen Unterschiede in Deutschland jedoch nicht abschließend beurteilt werden, da eine Vielzahl koinzidenter Einflussfaktoren diskutiert werde, deren kausaler Zusammenhang zum jetzigen Zeitpunkt noch größtenteils unklar sei. Es bestehe daher die Notwendigkeit, mehr Ressourcen bereitzustellen, um eine verbesserte Versorgungsforschung auch hinsichtlich dieser Fragestellung zu ermöglichen.

Für einen Vergleich der Eingriffsraten in Deutschland im internationalen Vergleich gibt es widersprüchliche Daten aus Publikationen, die Daten aus anderen OECD-Ländern zugrunde legen. Ein vor zwei Jahren veröffentlichter Vergleich endoprothetischer Eingriffe in fünf großen EU-Ländern (Großbritannien, Frankreich, Deutschland, Italien, Spanien) sowie der USA auf der Basis roher, nicht altersstandardisierter Daten zeigt sowohl für den Hüft- als auch den Kniegelenkersatz in den ausgewählten Ländern eine trendgleiche Zunahme der Eingriffsraten pro 100.000 Einwohner im Zeitraum 2000 bis 2012. In der seinerzeit von der OECD publizierten Datenbasis war ein Ranking der OECD-Länder nach Eingriffsraten vorgenommen worden, wonach Deutschland in der Hüftendoprothetik als das Land mit der höchsten Eingriffsrate galt (287 Eingriffe pro 100.000 Einwohner in 2012) (▶ Abschn. 2.6) und im Bereich der Knieendoprothetik auf dem dritten Platz hinter Österreich (höchste Eingriffsrate) und Finnland (zweithöchste Eingriffsrate) lag (▶ Abschn. 2.6).

Werden für das Ranking der OECD-Länder die Daten hingegen altersstandardisiert dargestellt und damit der demographische Faktor der einzelnen Länder berücksichtigt, rückt Deutschland im Bereich des Hüftgelenkersatzes von Platz eins auf Platz fünf des Rankings. Im Bereich Kniegelenkersatz verschiebt sich die Position Deutschlands von Platz drei auf Platz acht (▶ Abschn. 2.6).

Die Experten weisen nachdrücklich darauf hin, dass das von der OECD vorgenommene internationale Ranking der Eingriffsraten methodisch ausgesprochen fehlerhaft sei. Die zugrunde gelegten Daten seien aus Datenquellen gespeist, die derart unterschiedlich seien, dass eine vergleichende Darstellung unzulässig sei.

Es existierten international unterschiedliche Kodiersysteme, die einer direkten Vergleichbarkeit grundsätzlich entgegenstünden. So ließen beispielsweise die auf ICD-Schlüsseln basierenden Versorgungszahlen in der OECD-Datenbank eine sichere Differenzierung in elektive (arthrosebedingte) und frakturbedingte Endoprothetik nicht zu. Auch enthielten sie zumindest teilweise Primär- und Revisions-endoprothetische Eingriffe. Auf die zumindest in den ersten Veröffentlichungen fehlende Altersadjustierung der Angaben sei bereits hingewiesen worden, denn absolute Zahlen ohne eine entsprechende Korrektur demographischer Effekte führten gerade bei der im Alter zunehmenden Arthrosehäufigkeit zu einer deutlichen Verzerrung und damit Überbewertung von Raten in Regionen mit älterer Bevölke-

rung (wie dies z. B. in Deutschland der Fall ist). Schließlich fehlten meist Angaben dazu, auf welche Population (Gesamtbevölkerung oder nur stationär behandelte Patientenkollektive bzw. mit/ohne Einschluss privater Kostenträger) sich die von der OECD erhobenen Daten bezögen. Auch sprächen teils gravierende Unterschiede in den Gesundheitssystemen gegen die Vergleichbarkeit der Zahlen. So existierten z. B. in einzelnen Ländern erhebliche Wartelisten für die dargestellten Eingriffe.

Die tatsächliche Rangfolge der Versorgungsraten unter Berücksichtigung aller dargestellten Einflussfaktoren würde nach Einschätzung der Experten ein abweichendes Bild ergeben. Auch gäbe es eindeutige Hinweise darauf, dass die Versorgungszahlen mit dem Bruttosozialprodukt eines Landes korrelierten und deshalb bei finanziell schwächeren Ländern eher davon ausgegangen werden könne, dass ein vorhandener Versorgungsbedarf nicht gedeckt würde.

Handlungsbedarf und Lösungsansätze
- Versachlichung der Diskussion über Nutzen und Risiken von Gelenkersatz in der Öffentlichkeit, basierend auf vollständigen, qualitätsgesicherten und sektorenübergreifend zusammengeführten Daten.
- Überarbeitung und Vereinheitlichung der Definitionen und Kodierrichtlinien von Wechsel- und Revisionseingriffen, um eine verlässliche Verschlüsselung der in den Kliniken durchgeführten Leistungen zu erreichen.
- Intensivierung der Versorgungsforschung, um regional und überregional verlässliche Erkenntnisse zu Versorgungsbedarf und Angebot zu erhalten.

6.2 Versorgungssituation Gelenkersatz von Hüfte und Knie

Hinsichtlich der Versorgungssituation mit Gelenkersatz in Deutschland scheint eine flächendeckende Versorgung gewährleistet zu sein (▶ Kap. 3). Dies gilt sowohl für die Knie- als auch die Hüftendoprothetik und kann unter anderem darauf zurückgeführt werden, dass mehr als die Hälfte der deutschen Krankenhäuser entsprechende Operationen durchführen (▶ Abschn. 3.3). Primärimplantationen von Hüftendoprothesen sind in 80 % der Fälle auf eine Koxarthrose zurückzuführen (▶ Abschn. 3.3) und in etwa 25 % auf einen Schenkelhalsbruch. Bei den Knieendoprothesen werden rund 96 % der Erstimplantationen aufgrund einer Gonarthrose durchgeführt (▶ Abschn. 3.3). Jeweils rund ein Drittel der Patienten, die einen Totalersatz von Hüfte oder Knie erhalten, weisen zusätzlich schwere Allgemeinerkrankungen und Leistungseinschränkungen auf (ASA-Score 3) (▶ Abschn. 3.3).

Die Verweildauer von Hüft-TEP-Patienten im Krankenhaus liegt etwa 4,5 Tage über der Verweildauer eines durchschnittlichen Krankenhausfalls in Deutschland. Seit einigen Jahren sind insgesamt kürzere Verweildauern zu beobachten. Während die durchschnittliche Verweildauer im Jahr 2012 noch bei rund 14 Tagen lag, reduzierte sich die Dauer im Jahr 2014 auf durchschnittlich 12 Tage. Für die Verweildauer von Knie-TEP-Patienten ist ein vergleichbarer Trend zu beobachten.

Die Behandlung beginnt nicht erst mit der eigentlichen Operation, sondern bereits mit der Behandlungsplanung. Diese erstreckt sich von den Voruntersuchungen über die Operationsplanung bis zur Planung der Nachbehandlung. Vielfältige Aspekte haben daher Einfluss auf die Behandlung und deren Ergebnis.

Laut Angaben der externen, stationären Qualitätssicherung sind nahezu alle Hüft- und Knie-TEP-Patienten bei der Entlassung selbstständig gehfähig und in der Lage, selbstständig die tägliche Hygiene auszuführen.

Von den Experten wird bestätigt, dass in Deutschland für den Bereich der Hüft- und Knieendoprothetik eine flächendeckende Versorgung gewährleistet ist. Die sich aus dem flächendeckenden Angebot ergebende Fahrzeit für Patienten sei daher nicht zu beanstanden. Nach Ansicht einzelner Experten gäbe es in Bezug auf die Anzahl der Kliniken, die endoprothetische Operationen durchführen, sogar ein Überangebot. Dieses sei aber nicht über die bloße Anzahl der Kliniken festzumachen, die Gelenkersatz anbieten. Vielmehr verlange die differenzierte Bewertung der Versorgungssituation eine entsprechende Darstellung nach zertifizierten Endoprothetikzentren. Nur so könne auch auf qualitativer Ebene eine Einschätzung über die Anzahl der Kliniken erhalten werden, in denen endoprothetische Eingriffe nach definierten Qualitätskriterien durchgeführt werden.

Die Experten weisen darauf hin, dass sich das Anspruchsverhalten der Patienten an die endoprothetischen Eingriffe in den letzten Jahren deutlich verändert habe. Die Patienten würden eine schnellere Belastbarkeit und Wiederherstellung der Beweglichkeit wie auch von sportlichen Aktivitäten fordern. Dies führe nicht dazu, dass häufiger operiert werde, jedoch die Erwartungen an die Operation selbst und das Ergebnis seien gestiegen. Zugleich sei mit den veränderten Erwartungen seitens der Patienten auch eine Veränderung im Alltagsverhalten nach einem Gelenkersatz zu beobachten, die mit einer höheren Beanspruchung und Belastung des Implantats einhergehe.

Hinsichtlich der Qualität der Produkte stellen die Experten in den letzten Jahren eine deutliche Verbesserung fest. Positiv bewertet werden beispielsweise die Entwicklungen im Bereich der sogenannten Gleitpaarungen. Dazu gehören insbesondere unterschiedliche Techniken zur Herstellung von ultrahochvernetztem Polyäthylen und neue Keramikwerkstoffe mit deutlich reduziertem Bruchrisiko. Diese Implantate seien zwar teurer als konventionelle Materialien, führten jedoch zu deutlich weniger Abrieb und damit geringeren Spätkomplikationen. Andere Aspekte, wie z. B. die Auswirkung unterschiedlicher Schaftlängen auf das Behandlungsergebnis, seien zum gegenwärtigen Zeitpunkt nur eingeschränkt zu beurteilen. Insgesamt sei die Situation aufgrund der Vielzahl angebotener Produkte unübersichtlich und die Datenlage zu den Operationsergebnissen mit diesen verschiedenen Prothesenarten zu intransparent.

Darüber hinaus problematisieren die Experten, dass in der Praxis durch verändertes Einkaufverhalten der Klinikverwaltungen Wechsel bei der Implantatbeschaffung resultierten. Für Klinikverwaltungen stünden weniger qualitative als vielmehr ökonomische Aspekte im Vordergrund. Hierdurch würden immer wieder neue Lernprozesse für Operateure und OP-Team erforderlich, wodurch sich die Gefahr von Komplikationen erhöhe. Sinnvoller sei, wenn sich eine Klinik auf einen Warenkorb mit einigen wenigen hochwertigen und durch wissenschaftliche Daten hinsichtlich ihrer Qualität gesicherten Produkten einigte, zu dem dann hausintern entsprechende Erfahrungen existierten.

6.2.1 Medizinische Rehabilitation

In der Regel schließt sich an den akutstationären Aufenthalt zur Gelenkimplantation eine Anschlussheilbehandlung (AHB) an. In diesem Rahmen erfolgt eine allgemeine Kräftigung und Mobilisation unter Berücksichtigung der persönlichen und individuell festzulegenden Rehabilitationsziele, insbesondere der Anpassung an die benötigten Aktivitäten des täglichen Lebens (ADLs) (▶ Abschn. 3.4).

Diese Rehabilitationsmaßnahmen werden von unterschiedlichen Kostenträgern finanziert. Abhängig vom Versicherungsstatus sind die Rentenversicherung (DRV), die Krankenversicherung (GKV und PKV) oder die Berufsgenossenschaften verantwortlich. Zu den Anschlussheilbehandlungen liegen bisher nur relativ wenige und unstrukturierte Daten vor, ein Gesamtüberblick über alle Maßnahmen existiert bisher nicht. Zudem sind die Datentiefe und Datenqualität in den meisten Bereichen so limitiert, dass eine differenzierte Auswertung und Interpretation nur eingeschränkt möglich ist.

Nach Einschätzung der Experten seien die von der DRV publizierten Daten zur Anzahl und zu den Inhalten der AHB-Maßnahmen für Patienten mit Knie- und Hüft-TEP nur eingeschränkt repräsentativ, da sich die von der DRV publizierten Darstellungen im Wesentlichen auf Rehapatienten allgemein bezögen und nicht ausschließlich Patienten mit TEP berücksichtigt würden. Auch die vereinzelt publizierten Daten einiger Krankenkassen seien sehr rudimentär und nur eingeschränkt zu verwenden.

Der Sachverständigenrat zur Begutachtung der Entwicklung im Gesundheitswesen (SVR) stellte zur Rehabilitation fest, dass »auch bei weitgehendem Fehlen eines Wirksamkeitsnachweises unter kontrollierten Bedingungen vermutet werden (kann), dass ein Nutzen durchaus vorhanden ist.«

Die Experten kamen in ihrer Einschätzung überein, dass die Notwendigkeit einer postakutstationären Rehabilitationsbehandlung bei den allermeisten Patienten bestehe. Insbesondere bei jüngeren und anderweitig gesunden Patienten sei eine ambulante wohnortnahe Rehabilitation zu überlegen, bei den zunehmend Älteren sei jedoch eine stationäre Rehabilitation in der überwiegenden Zahl der Fälle sinnvoll.

Die deutlich abnehmende Verweildauer in den Akuthäusern, die größere Zahl der operierten Älteren sowie der Patienten mit Begleiterkrankungen habe in den letzten Jahren dazu geführt, dass Patienten zunehmend kränker und pflegebedürftiger in die Rehabilitationskliniken verlegt würden. Für diese Patienten besteht ein deutlich erhöhter Pflege- und Medikamentenbedarf, der jedoch in der bisherigen Vergütung der orthopädischen Anschlussheilbehandlung nicht abgebildet ist. Aus diesem Grund kommt es häufig zu Verlegungen pflegeintensiverer Patienten in die Geriatrie, die jedoch eine benötigte fachspezifische Rehabilitation nicht immer gewährleisten kann.

Die Experten sehen die Notwendigkeit einer engeren sektoren- und trägerübergreifenden Zusammenarbeit sowie eines gestaffelten Vergütungssystems, um eine adäquate Versorgung aufrecht halten zu können.

Aus Sicht der Experten sei die Tatsache, dass die AHB nicht unmittelbar im Anschluss an die Entlassung aus der Klinik stattfindet, nicht immer gleichbedeutend mit einer Unterversorgung. Häufig würde seitens der Patienten nach stationärer Entlassung zunächst der Wunsch nach einem Aufenthalt in der gewohnten häuslichen Umgebung bestehen. Die Empfehlung der DRV, dass eine AHB innerhalb von 14 Tagen nach Entlassung erfolgen sollte, sei zudem nicht evidenzbasiert. Im internationalen Vergleich seien hierzu unterschiedliche Regelungen üblich. Beispielsweise gäbe es Länder, in denen eine häusliche Versorgung ohne AHB oder eine AHB im häuslichen Bereich erfolgen würde. Dennoch sollte die AHB schnellstmöglich im Anschluss an den stationären Aufenthalt erfolgen. Vorteile könnten sich aus einer schnelleren Wiederherstellung der Arbeitsfähigkeit, aber auch durch die Vermeidung von Komplikationen ergeben. Vermeidbare Verzögerungen seien insbesondere prozedural bedingt, z. B. durch aufwendige Antragstellung aufgrund unterschiedlicher Kostenträger oder durch umständliche Verlegungsprozesse und die Organisation der Anschlussheilbehandlung. Eine Beschleunigung dieser Prozesse sei wünschenswert.

6.2.2 Standzeiten und Revisionen

Zu Standzeiten von Hüft- und Knieendoprothesen in Deutschland wurden außerhalb von Studien bisher keine Daten untersucht bzw. publiziert. Das Endoprothesenregister Deutschland (EPRD) befindet sich noch im Aufbau, sodass bisher auch keine Registeranalysen durchgeführt werden konnten. Internationale Register, wie beispielsweise das NJR-Register in England, Wales und Nordirland sowie verschiedene skandinavische und das australische Prothesenregister erheben seit mehreren Jahren umfassende Daten zu Standzeiten von Endoprothesen (▶ Abschn. 4.3). Insbesondere im Bereich des Hüftgelenkersatzes können diese Daten jedoch nicht unmittelbar auf Deutschland übertragen werden. Gründe hierfür sind unter anderem eine sich von Deutschland unterscheidende Versorgungspraxis. So lassen sich in Skandinavien und auch in England beispielsweise höhere Versorgungsarten mit zementierten Hüftendoprothesen feststellen. In Norwegen, Finnland und Australien, wo die Versorgung mit zementfreien Hüftendoprothesen – wie auch in Deutschland – relativ häufig ist, werden andererseits Implantate und Operationstechniken verwendet, die sich wiederum von denen in anderen Ländern unterscheiden. Darüber hinaus sind die verschiedenen internationalen Register hinsichtlich der Art ihrer Datenerhebung sehr heterogen. Auch werden bestimmte Ereignisse wie beispielsweise Revisionen unterschiedlich definiert (▶ Abschn. 4.3). Derzeit werden deshalb im Rahmen der Etablierung des Deutschen Endoprothesenregisters erhebliche Anstrengungen unternommen, um die weltweite Standardisierung in den Endoprothesenregistern zu unterstützen.

Nach Aussage der Experten kommen für Revisionen unterschiedliche Gründe in Betracht: An erster Stelle stehen heute infektbedingte Revisions- und Wechseleingriffe. Ihre Häufigkeit unterscheidet sich bei Knie- bzw. Hüftendoprothesen und wird maßgeblich von verschiedenen Risikofaktoren (v. a. Übergewicht, Diabetes mellitus und weiteren Erkrankungen mit eingeschränkter Immunabwehr) beeinflusst. Weitere Ursachen für Revisions- und Wechseleingriffe insbesondere im frühen postoperativen Verlauf können Luxationen bzw. Instabilitäten sein. Im längerfristigen Verlauf können aseptische Lockerungen und abriebbedingte Schäden bei noch fester Prothese Revisions- oder Wechseleingriffe erforderlich machen. Sehr selten seien entgegen der Wahrnehmung in der Bevölkerung Revisionen aufgrund von Prothesenfrakturen infolge von Materialversagen. Untersuchungen zu gelegentlich auftretenden Brüchen von Keramikprothesen (weniger als 0,01 % der Implantationen) hätten gezeigt, dass diese Brüche nicht allein aufgrund von Materialfehlern erfolgen, sondern auch die Implantationstechnik eine Rolle spielen kann. Deshalb erfolgen z. B. intensive Schulungsmaßnahmen durch Fachgesellschaften in Zusammenarbeit mit den Herstellern. Das Versagen einer Prothese kann auch durch gewichts- oder aktivitätsbedingte Überbelastung provoziert werden. Wie häufig dies der Fall sei, könne derzeit aufgrund fehlender Daten nicht abschließend beurteilt werden.

Der Wechsel einer implantierten Hüft- oder Knieendoprothese oder Teilen hiervon geht mit einer im Durchschnitt deutlich höheren Verweildauer im Krankenhaus einher als die Erstimplantation (▶ Abschn. 3.3). Patienten mit Hüft-TEP verbleiben im Fall einer Wechseloperation fast 9 Tage länger. Die Verweildauer bei Patienten mit Knie-TEP verlängert sich bei einem Wechseleingriff im Vergleich zur Primärimplantation um etwa 4 Tage. Generell gelten Wechseleingriffe als technisch aufwendiger und schwieriger durchzuführen.

6.2.3 Indikationstreue

Im Rahmen der externen, stationären Qualitätssicherung in Deutschland wird die Rate der Einhaltung von Indikationskriterien bei Erstimplantationen und Wechseleingriffen von Hüft- und Knie-TEP erfasst. Dabei werden die Indikationskriterien durch eine Bundesfachgruppe festgelegt (▶ Abschn. 3.5). Die auf dieser Basis erfasste Indikationstreue bei Erstimplantationen von Hüft-TEP steigt im Bundesergebnis in den letzten Jahren tendenziell und lag 2014 bei 95,8 %. Bezogen auf die einzelnen Bundesländer zeigen die veröffentlichten Daten deutliche Unterschiede bei der Einhaltung dieser Indikationskriterien. Bei Wechseleingriffen lag die Indikationstreue auf Bundesebene in 2014 bei 93,1 %, bezogen auf die Länderebene sind ähnliche

Unterschiede beobachtbar wie bei den Primärimplantationen.

Im Bereich der Knie-TEP sind die Ergebnisse vergleichbar. Bei den Knie-Erstimplantationen liegt das Bundesergebnis der Einhaltung der Indikationskriterien im Jahr 2014 bei 96,9 % und im Fall von Wechseleingriffen bei 92,3 %. Auf Ebene der Bundesländer finden sich auch hier deutliche Unterschiede zwischen den einzelnen Ländern (▶ Abschn. 3.5).

Aus Expertensicht werde die Indikationstreue grundsätzlich schlecht dokumentiert. Bei derzeit nicht verfügbaren Leitlinien zum angemessenen Zeitpunkt einer endoprothetischen Versorgung seien die erfassten Angaben im Rahmen der externen Qualitätssicherung (Arthrosegrad im Röntgenbild, Schmerzen und Beweglichkeit) fraglich geeignet zur Bewertung einer »angemessenen Indikation«. Einige Indikationen seien damit auf Basis der AQUA-Daten nicht abbildbar, denn sie gingen nicht zwingend mit arthrotischen Veränderungen im Röntgenbild einher (z. B. aseptische Nekrosen, gelenknahe Tumoren). Vor allem die mit einem Operationsanteil von etwa 3 % an endoprothetischen Eingriffen relativ häufige Hüftkopfnekrose werde durch diese Erfassung fehlerhaft bewertet, da sie nicht separat kodierbar sei. Für diese und andere Indikationen würden Daten generiert, die nicht der Versorgungsrealität entsprächen und fälschlicherweise die Nicht-Einhaltung einer adäquaten Indikation suggerierten. Auch seien mit dem bisherigen Verfahren weitere Faktoren, die nachgewiesenen Einfluss auf die Indikationsstellung hätten (z. B. Vorbehandlung, Komorbidität, Probleme anderer Gelenke, Lebensqualität, präoperative Erwartung), nicht abbildbar. Derzeit arbeite deshalb eine Expertengruppe unter Beteiligung der Fachgesellschaften an einer Empfehlung für die Indikationsstellung zum künstlichen Gelenkersatz. Unabhängig von diesen inhaltlichen Problemen sei bislang die Zuverlässigkeit der Kodierung bei den Leistungserbringern selbst nicht überprüft, weswegen die Datenqualität insgesamt nicht valide einschätzbar sei.

Unabhängig von der gesamthaft problematischen Situation bei der Dokumentation »angemessener Indikationen« könne jedoch nicht davon ausgegangen werden, dass sich die regionalen Unterschiede in den Versorgungshäufigkeiten damit erklären ließen.

Daten aus Registern seien in Hinblick auf eine verbesserte Qualitätssicherung eine geeignete Lösung. Register würden dazu beitragen, Informationen und Daten nach einheitlichen Kriterien zu sammeln. Voraussetzung sei jedoch, dass Informationen zu allen Patienten in das Register einflössen. Daher sollten aus Sicht der Experten auch private Kostenträger ihre Daten an das Register weiterleiten. Diese würden bisher nicht am Meldeverfahren teilnehmen. Es solle zudem eine Meldeverpflichtung eingeführt werden, die allerdings vergütet werden müsse. Die verpflichtende Meldung sei Voraussetzung für eine Verbesserung der Versorgung insbesondere bei multimorbiden Patienten. Weiterhin müssten auch ausreichende finanzielle Mittel verfügbar gemacht werden, um die im Rahmen des Registers erhobenen Daten auch auswerten zu können.

6.2.4 Mindestmengenregelung und Fallzahlsteigerung

Für Knie-TEP-Erstimplantationen wurden ab 2006 Mindestmengen auf Klinikebene eingeführt. Danach darf eine Klinik ihre Leistung nur dann zulasten der GKV abrechnen, wenn mindestens 50 Knie-TEP-Operationen pro Jahr durchgeführt werden. Analysen des Instituts für Qualität und Wirtschaftlichkeit im Gesundheitswesen (IQWiG) legen nahe, dass die Einführung von Mindestmengen zu einer Erhöhung der Fallzahlen geführt hat (▶ Abschn. 3.5).

Nach Ansicht der Experten könne die Mindestmengenregelung in einer Übergangsphase eine Erhöhung der Eingriffsraten mit sich bringen, da möglicherweise einige Leistungserbringer unter entsprechenden Schwellenwerten versuchten, diese noch zu erreichen. Nach erfolgter Einführung sei eine Steigerung aufgrund der Mindestmengenregelung jedoch kaum mehr zu erwarten, da größere Zentren ohnehin unabhängig davon seien und andere Krankenhäuser wegfielen, die bislang kleine Fallzahlen unterhalb entsprechender Schwellenwerte versorgten.

Jedoch kämen für eine Erhöhung der Fallzahlen auch andere Faktoren in Betracht. Zum Beispiel sei gleichzeitig mit Einführung der Mindestmengenregelung die Vergütung für konservative Therapien reduziert worden. Dies könnte mit einer Therapieentscheidung zugunsten von Gelenkersatz einhergehen.

Die Regelung der Mindestmenge wird von den Experten aufgrund eines in vielen Bereichen mittlerweile nachgewiesenen positiven Zusammenhangs zwischen Menge und Qualität der Leistungserbringung grundsätzlich als positives Signal gesehen. Dennoch gäbe es Probleme in der konkreten Umsetzung solcher Regelungen im Bereich der endoprothetischen Versorgung. So existierten zwar hinreichende Belege für eine niedrigere Morbidität bzw. auch Mortalität in Einrichtungen mit Zentrumscharakter und auch eine Abnahme von Komplikationsraten bei Operateuren mit zunehmender Erfahrung. Aber bislang gäbe es keine mit zuverlässigen Daten abgesicherten Schwellenwerte für den einzelnen Operateur bzw. Einrichtungen, in denen mehrere Operateure Gelenkersatz durchführen. Die im Endocert©-Verfahren festgelegten Schwellenwerte hätten deshalb ausdrücklich Entwicklungscharakter. Einige Experten schätzen den derzeit gewählten Schwellenwert von 50 Endoprothesen pro Jahr und Operateur als zu gering ein. Die Gefahr, dass die Mindestmengenregelung die flächendeckende Versorgung in der Endoprothetik gefährden könnte, sehen die Experten nicht. Jedoch sei der gesundheitspolitische Anspruch einer wohnortnahen Versorgung grundsätzlich immer auch im Spannungsfeld mit dem Wunsch nach spezialisierten Behandlungszentren zu sehen.

Handlungsbedarf und Lösungsansätze
- Optimierung der sektorübergreifenden Versorgungskonzepte.
- Konsequenter Auf- und Ausbau einer relevanten Datensammlung über das Endoprothesenregister unter Einbeziehung sämtlicher Patienten. Dies beinhaltet eine verpflichtende Teilnahme am Register wie auch die Einbeziehung der Versicherten der PKV. Zugleich ist eine angemessene finanzielle Ausstattung für die Datenerhebung wie auch für die Auswertung der Daten vonnöten.
- Entwicklung geeigneter Kriterien zur Indikationsstellung und Verbesserung der Erhebung dieser Daten, um reliable Erkenntnisse zur Bedarfsgerechtigkeit der Versorgung zu erhalten.
- Entwicklung geeigneter Kriterien zur Festlegung ambulanter und stationärer Rehabilitationsnotwendigkeiten sowie der Zuordnung zu neu einzurichtenden orthopädischen Rehabilitationsphasen, die Pflegeunterstützung und Komorbiditätsgrad abbilden.
- Betonung des Bedarfs und der Bedeutung der fachspezifischen Rehabilitation auch beim Älteren.
- Beschleunigung der Prozesse bei Antragsstellung und Organisation der Anschlussheilbehandlung.
- Entwicklung und Erhebung geeigneter Qualitätskriterien, die die Komplexität der Beeinflussung der Qualität durch Arzt, Patienten und Implantat berücksichtigen und sinnvoll abbilden.
- Verbesserung der Erkenntnisse zu Patientenpräferenzen und Erwartungshaltung verbunden mit stärkerer Einbindung der Patienten in den Entscheidungsprozess.
- Konzentrierung der Versorgung auf erfahrene Operateure in zertifizierten endoprothetischen Versorgungszentren.
- Intensivierung der Versorgungsforschung, um regional und überregional verlässliche Erkenntnisse zu Versorgungsbedarf und Angebot zu erhalten.
- Förderung einer trägerunabhängigen Rehabilitationsforschung zur Entwicklung bedarfsorientierter und versorgungsoptimierter Interventionen.

6.3 Gesundheitsökonomische Aspekte der Endoprothetik

Unter gesundheitsökonomischen Aspekten sind insbesondere die direkten Kosten zu beachten, die im Rahmen der endoprothetischen Versorgung entstehen. Für Gonarthrose-Patienten, die in Deutschland eine Knie-TEP erhalten, wurden dazu Analyseergebnisse auf der Basis von AOK-Daten publiziert. Danach zeigen sich jenseits der Kosten für die eigentliche Implantation einer Knieendoprothese in den 12 Monaten nach der Operation höhere Kosten (z. B. für Heilmittel, Arzneimittel, vertragsärztliche Versorgung) als in den 12 Monaten vor der Operation. Die Kosten für jüngere Patienten liegen dabei deutlich höher als bei älteren Patienten (▶ Kap. 5). Dennoch zeigen verschiedene Untersuchungen die definitive Kosteneffizienz der endoprothetischen Versorgung sowie unterschiedlicher Rehabilitationsverfahren in Deutschland (▶ Kap. 5).

Ein Kosten- und Vergütungsvergleich von stationären Fällen mit primärer Hüft-TEP-Implantation (d. h. der Krankenhausfall) in neun EU-Ländern aus dem Jahr 2005 zeigt auch nach Adjustierung der Kaufkraftparität die höchsten anfallenden Kosten für Italien, gefolgt von Deutschland. Ohne Adjustierung der Kosten nach der Kaufkraftparität einzelner Länder sind die Vergleiche schwierig. Dies zeigt beispielsweise die Betrachtung von nicht adjustierten, durchschnittlichen Kosten von Hüft- und Kniegelenkersatz in der Schweiz. Dort sind die Kosten bei den am häufigsten auftretenden DRGs nach einfacher Währungsumrechnung mehr als doppelt so hoch wie in Deutschland (▶ Abschn. 5.2).

Werden die Kalkulationen der am häufigsten relevanten DRG-Fallpauschalen für Hüft- und Kniegelenkersatz in Deutschland betrachtet, zeigt sich, dass die Gesamtkosten in den letzten Jahren gestiegen sind. Dabei stellen die Kosten für die ärztliche Behandlung den größten Anteil dar. Die durchschnittlichen Kosten der Implantate sind entweder konstant geblieben (Hüfte) oder gesunken (Knie). Ihr Kostenanteil an den Gesamtkosten je Fall beträgt mittlerweile deutlich weniger als 25 %.

Insbesondere die Versorgung von infizierten Hüftendoprothesen ist für Krankenhäuser eine ökonomische Herausforderung. Publiziert wurden hierdurch entstandene Fehlbeträge (höhere Kosten im Vergleich zur Vergütung) von im Durchschnitt über 12.000 Euro pro stationärem Fall.

Die Arthrose hat eine besondere gesamtwirtschaftliche Bedeutung. Im Jahr 2011 waren etwa 7,6 Mio. Arbeitsunfähigkeitstage durch Knie- und Hüftarthrose verursacht (Gonarthrose: ca. 5 Mio., Koxarthrose: ca. 2,6 Mio.) (▶ Abschn. 5.1). Ebenfalls im Jahr 2011 waren fast 80 % aller arthrosebedingten Rentenzugänge auf eine Kox- oder Gonarthrose zurückzuführen.

Die Experten erläutern, dass die höheren Kosten bei jüngeren Patienten durch andere Indikationsstellungen in diesen Altersgruppen zu begründen seien. Bei diesen seien »normale« Patienten mit Gonarthrosen eher unüblich. Vielmehr handele es sich um Patienten mit einem komplexeren und damit kostenintensiveren Gesamterkrankungsbild (z. B. Gelenkschädigungen in Folge einer Hämophilie).

> **Handlungsbedarf und Lösungsansätze**
> — Eine sachliche Diskussion um Krankheitskosten sollte aus gesellschaftlicher Perspektive geführt werden, unabhängig von Kostenträgern, Leistungsart oder einzelnen Bestandteilen der Versorgungsleistung.
> — Die denkbare finanzielle Einbeziehung von Patienten, z. B. über befundabhängige Festzuschüsse, die eine Grundversorgung sicherstellen, sollte aufrichtig diskutiert werden. Sie bedarf zugleich einer verbesserten Aufklärung und einer stärkeren Einbindung der Patienten.

Open Access Dieses Kapitel wird unter der Creative Commons Namensnennung-Nicht kommerziell 4.0 International Lizenz (http://creativecommons.org/licenses/by-nc/4.0/deed.de) veröffentlicht, welche für nicht kommerzielle Zwecke die Nutzung, Vervielfältigung, Bearbeitung, Verbreitung und Wiedergabe in jeglichem Medium und Format erlaubt, sofern Sie den/die ursprünglichen Autor(en) und die Quelle ordnungsgemäß nennen, ein Link zur Creative Commons Lizenz beifügen und angeben, ob Änderungen vorgenommen wurden.
Etwaige Abbildungen oder sonstiges Drittmaterial unterliegen ebenfalls der genannten Creative Commons Lizenz, sofern sich aus der Abbildungslegende oder der Quellreferenz nichts anderes ergibt. Sofern solches Drittmaterial nicht unter der genannten Creative Commons Lizenz steht, ist eine Vervielfältigung, Bearbeitung oder öffentliche Wiedergabe nur mit vorheriger Zustimmung des betreffenden Rechteinhabers oder auf der Grundlage einschlägiger gesetzlicher Erlaubnisvorschriften zulässig.

Serviceteil

Stichwortverzeichnis – 140

H.-H. Bleß, M. Kip (Hrsg.), *Weißbuch Gelenkersatz*,
DOI 10.1007/978-3-662-53260-7, © Der/die Autor(en) 2017

Stichwortverzeichnis

A

Allergie 13
Allgemeinanästhesie 11
Anästhesieverfahren 11
Angstzustände 119
Anschlussheilbehandlung (AHB) 68, 134
Anschlussrehabilitation 118
Antikoagulation, Blutungsrisiko 64
Arbeitsunfähigkeit 112, 118
Arbeitsunfähigkeitstage 103
Arthrose 2, 103
– dekompensierte 4
– ökonomische Aspekte 138
– Lebenszeitprävalenz 4
Audits 97
Ausgaben, patientenindividuelle 113
Ausnahmetatbestände 98

B

Begleiterkrankungen 11
Behandlungspfade 112
Behandlungsqualität 100
Behinderungen 120
Belegarztsystem 46
Benchmarkingprozesse 101
Berufsverband für Orthopädie und Unfallchirurgie (BVOU) 104
Bewertungsmaßstab, einheitlicher (EBM) 121
Bundesinstitut für Arzneimittel und Medizinprodukte (BfArM) 97
Bundesverband Medizintechnologie (BVMed) 99

C

CE-Kennzeichen 96
Compliance 11

D

Deutsche Arthrose-Hilfe e.V. 104
Deutsche Gesellschaft für Endoprothetik e. V. (AE) 104
Deutsche Gesellschaft für Orthopädie und Orthopädische Chirurgie (DGOOC) 104
Deutsche Gesellschaft für Orthopädie und Unfallchirurgie (DGOU) 104
Deutsche Gesellschaft für Unfallchirurgie (DGU) 104
Deutsche Rentenversicherung 102, 119
Deutsche Rheuma-Liga 105
DRG-Fallpauschalen 115

E

Einjahreszeitraum, endoprothetische Versorgung 113
Embolie 12
EndoCert 96
Endoprothese
– bikondyläre 116
– Passgenauigkeit 9
Endoprothesenhersteller 99
Endoprothesenregister 8, 96, 100
Endoprothesenregister Deutschland (EPRD) 135
Endoprothesenwechsel 8
Endoprothetikbehandlungen
– elektive 100
Entgeltsystem im Krankenhaus (InEK) 116
Ergebnisqualität 100, 103
Erkrankungen, muskuloskelettale 102
Ersteingriff
– Indikation 49
– Komorbidität 49
– Krankenhausentlassung 53
– Krankenhausverweildauer 53
– Operationsverfahren 52
– perioperatives Risiko 49
– Versorgungskapazitäten 47
– Wartezeiten 47
– Wohnortnähe 47
Erstimplantation 117
Erstoperationen 2
Erstzertifizierung 97
Erwerbsfähigkeit, verminderte 118

F

Fallpauschalen 112
Fallpauschalensystem, deutsches (G-DRG) 121
Fallschweregrade 124
Fallzahlsteigerung 136
Femurkomponente 10
Femurkopfnekrose 6
– ideopathische 7
Finanzierung 112
Fortbildungsmaßnahmen 106
Forum Schmerz 105

G

Gelenkerkrankungen, chronische 120
Gelenkersatz 2
Gesetzliche Krankenversicherung (GKV) 97
Gesundheitsausgaben 112
Gesundheitsfonds 124
Gesundheitszustand 119
Gonarthrose 112
– primär, sekundär 7

H

Heilmittel 113
Heilverfahren (HV) 68
Hemiendoprothese 9
Honorararztsystem 46
Hüftarthrose 120
Hüfteingriff, endoprothetisch, internationaler Vergleich 34
Hüftendoprothese, infizierte 122
Hüftersatz, Indikation 7
Hüftgelenk
– Anzahl Ersteingriffe 29, 30
– Anzahl Wechseleingriffe 31
Hüftgelenkersatz
– Eingriffsraten im internationalen Vergleich 131
– Häufigkeit 128
– Inanspruchnahme Ersteingriffe 21
– Inanspruchnahme Wechseleingriffe 24
– Kosten- und Vergütungsvergleich 138

Stichwortverzeichnis

- Krankenhausverweildauer 133
- regionale Verteilung 25, 127
- Standzeiten 135
- Verankerungstechnik 130
- Versorgungssituation 132

Hüftgelenkersatzoperationen 99

Hüft-TEP
- Krankenhausverweildauer 53
- Patientenzufriedenheit 83
- postoperative Komplikationen 66, 67
- postoperative Wundinfektionen 66

Hüfttotalendoprothese 116
Hybrid-Verankerungen 9

I

Implantatdesign 11
Implantatkosten 112, 116
Implantatwechsel 13
Indikationstreue 135
Infektion, periprothetische 12
Infektionen 100
Institut für Qualitätssicherung und Transparenz im Gesundheitswesen (IQTiG) 97
Investitionskosten 124
Ischämie 6

K

Kalkbildung 13
Kiefergelenkendoprothese 121
Kniearthrose 120
Knieeingriff, endoprothetisch, internationaler Vergleich 34
Kniegelenk
- Anzahl Ersteingriffe 29, 30
- Anzahl Wechseleingriffe 31

Kniegelenkersatz
- Eingriffsraten im internationalen Vergleich 131
- Häufigkeit 128
- Inanspruchnahme Ersteingriffe 21
- Inanspruchnahme Wechseleingriffe 24
- Indikation 7
- Kosten 137
- Krankenhausverweildauer 133
- regionale Verteilung 25
- Regionalverteilung 131
- Standzeiten 135
- Verankerungstechnik 130
- Versorgungssituation 132

Kniegelenkersatzoperationen 99
Knie-TEP
- Krankenhausverweildauer 54
- Patientenzufriedenheit 84
- postoperative Komplikationen 66, 67
- postoperative Wundinfektionen 66
- Schmerztherapie 62

Knietotalendoprothesen 118
Knochenbruch 13
Knochenerkrankungen, pathologische 7
Knorpeldegeneration 3
Komplikationsrate 101
Konformitätsbewertungsverfahren 96
Kosten
- Endoprothetik 114
- intangible 112, 119
- Krankenhäuser 117

Koxarthrose 6
Krankenhausleistungen 113
Krankenhausverweildauer 133
Krankenkassen, gesetzliche 120
Krankenversicherung, private 119
Krankheitskosten 137
Krankheitskostenzuschläge 124
Kurzschaft-Femurkopfprothesen 9

L

Langzeitqualität 103
Leistungserbringer 112

M

Materialauswahl, Prothesen 8
Materialverschleiß 13
Medizinproduktegesetz 97
Medizintechnologie 105
Mehraufwand, ökonomischer 117
Mengenentwicklung
- Ersteingriffe 29
- Wechseleingriffe und Revisionen 31

Mindestfallzahlen 101
Mindestmengenregelung 98, 136

N

Nachhaltigkeit 103
Nervenschäden 12
Normalliegerfälle 121
NUB-Prozess 121

O

Operationen- und Prozedurenschlüssel (OPS) 18
Operationskosten 117
Osteonekrose 6
- nichttraumatische 6
- posttraumatische 6

Osteophyten 4
Osteoporose 5
Osteosyntheseverfahren 5

P

Patellaersatz 10
Patientenkrankenhausaufenthalt 115
Patientenzufriedenheit 102
Personaleinsatz 116
Physiotherapie 64
Produktanforderungen, gesetzliche 8
Produktdatenbank 99
Prothesenwechsel 100
Prozessqualität 100

Q

Qualitätsindikatoren 97
Qualitätsmerkmale 97
Qualitätssicherung 96
Qualitätssiegel 99

R

Rasanztraumen 5
Regionalanästhesie 11
Rehabilitation 102, 134
- Inanspruchnahme 71
- Nachsorge 74
- Therapieempfehlungen 70
- Therapiestandards 70
- Versorgungsangebot 70
- Wirksamkeit 74

Rehabilitationsbedürftigkeit 69
Rehabilitationseinrichtungen 102
Rehabilitationsfähigkeit 69
Rehabilitationsmaßnahme 11
Rehabilitationsprognose 69
Revisionseingriffe 122
Risikofaktoren, Arthrose 3
Risikostrukturausgleich
- morbiditätsorientierter (Morbi-RSA) 124

Routineabrechnungsdaten 99
Routinedaten 101

S

Sachkosten 112
Schenkelhalsfraktur 5
– Inzidenz 5
Schleimbeutelentzündung 13
Schlittenprothese, unikondyläre 10, 98
Schmerztherapie 62
Sehnenreizung 13
Sklerosierung 4
Standzeiten 135
Strukturqualität 100

T

Tagessätze 124
Teilersatz 2
Therapiestandards 102
Thrombose 12
Thromboseprophylaxe 62
– medikamentöse 63
Tibiakomponente 10
Totalendoprothese (TEP) 9, 10, 98
Totalersatz 2
TraumaNetzwerk DGU 104
TraumaRegister 96

U

Überwachungsaudit 101

V

Versichertendaten 102
Versichertenpopulation 100
Versorgungsbedarf, endoprothetischer 4
Versorgungsqualität 99, 103
– Behandlungsergebnis 82
– Indikationsstellung 85
– Klinik 80
– Materialien 76
– Operateur 79
– Operation 77
– patientenbezogene Faktoren 80
– regionale Unterschiede 86
Versorgungssituation
– ambulante 45
– Qualitätsaspekte 76
– Rehabilitation 68
– stationäre 47
– Studienbasis 44

W

Wachstumsendoprothese 121
Wechseleingriff
– Krankenhausentlassung 61
– Krankenhausverweildauer 59
– Operationsverfahren 59
– perioperatives Risiko 59
– Versorgungskapazitäten 56
Wechseleingriffe 117
– Mengenentwicklung 130
Wechseloperation 7
Weiterbildungsordnung 106
Wirkmechanismen, physiologische, biologische, biomechanische 103

Z

Zahlungsbereitschaft 119
Zertifikate 99
Zusatzentgelte 121

Printed by Printforce, the Netherlands